## 増刊 レジデントノート
Vol.15-No.17

早川克己／編

# 見逃さない!
# 救急CTの読み方

急性腹症や頭部疾患などで誰もが悩む症例から学ぶ

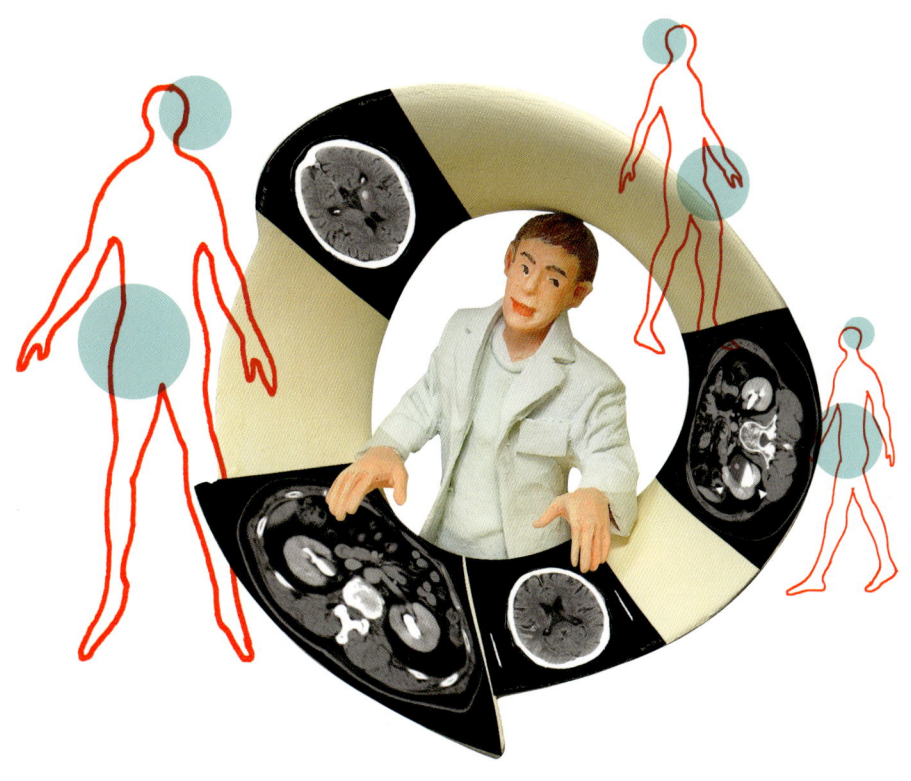

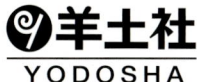
羊土社
YODOSHA

**謹告**

　本書に記載されている診断法・治療法に関しては，発行時点における最新の情報に基づき，正確を期するよう，著者ならびに出版社はそれぞれ最善の努力を払っております．しかし，医学，医療の進歩により，記載された内容が正確かつ完全ではなくなる場合もございます．

　したがって，実際の診断法・治療法で，熟知していない，あるいは汎用されていない新薬をはじめとする医薬品の使用，検査の実施および判読にあたっては，まず医薬品添付文書や機器および試薬の説明書で確認され，また診療技術に関しては十分考慮されたうえで，常に細心の注意を払われるようお願いいたします．

　本書記載の診断法・治療法・医薬品・検査法・疾患への適応などが，その後の医学研究ならびに医療の進歩により本書発行後に変更された場合，その診断法・治療法・医薬品・検査法・疾患への適応などによる不測の事故に対して，著者ならびに出版社はその責を負いかねますのでご了承ください．

# 推薦の言葉

　救急の画像診断でCTは簡便，短時間に術者の技量に左右されず行われる診断法であり，現在もっとも救急で活用されている．

　救急画像診断は単に診断に収まらず，緊急外科的治療が必要であるか否か，治療法の決定に重要である．ときに初期の画像で異常なく，経過を追って初めて異常所見が認められるため，follow-upの画像まで必要とされる．出血，虚血や血管性の救急疾患は単純CTでは診断が出来ないことが多く，多くの救急疾患で造影CTが行われる．本書は，永年，放射線診断の指導者として活躍し，造影剤の副作用にも詳しい早川克己先生が編集された研修医に向けての企画だけあって，造影剤の適応と制限を理解し，また見逃しを防ぐために造影剤投与後どの時期に撮影されるべきか基本的な造影剤の使い方を学ぶことができる．

　本書は必修の救急疾患，最近注目されている救急疾患，見逃されやすい所見を示す救急疾患を選び，救急の初期像，見落としてはいけないあるいは見逃しやすい変化を取り上げ，その読影法を身につけるために書かれている．典型像であればだれでも診断できる．しかし救急は典型的なものばかりでない．救急画像上，わずかな異常に気づかず，だれでも気がつく典型的な所見が出そろってからの画像診断では予後を左右する．早期診断が重要であることは言うまでもない．本書は救急で特に重要な疾患と重篤な経過をとる疾患を取り上げ，簡明なわかり易い解説をし，見逃されやすい画像を大きな図で示し，その所見と読影の方法を丁寧に説明している．この読影の方法は各執筆者が救急画像のみならず日常，画像を見たときに肝に銘じている基本的なもので，見逃しを防ぐための読影姿勢，つまり解剖と病態まで掘り下げ画像所見の成り立ちを理解することが，柔軟な診断力を身につけるのに大切である．読者はぜひ丁寧に読みとり，救急のみならず臨床の画像診断に役立ててほしい．また，実際に救急画像に携わるなかで，ためになる最新の知識も簡明に記述されている．

　繰り返しになるがCT画像の基本的な読影法を丁寧に解説し，最近注目されている疾患をとりあげた本書は研修医，救急医に役立つものと確信している．

2013年12月

公立甲賀病院顧問
坂本　力

# 序

　救急疾患にて病院救急部を受診する患者は増加する一方であり，また，救急搬送される症例も増加の一途にある．しかし，救急症例に対する対応はまず初期臨床研修医によってなされる場合が多く，診察後，血液や尿検査といった臨床検査に続き，超音波検査やX線単純写真とともに，CTがオーダーされることが多くなってきている．CTは多列化による検査時間の短縮とその情報量の多さにより，臨床診断に不可欠なモダリティになってきている．

　本書では，CTが臨床診断に欠かせない貴重な情報をもたらす救急疾患として頭部，腹部疾患を中心にとりあげた．頭部画像では，見逃しやすい疾患として，くも膜下出血，硬膜下血腫，急性期脳梗塞，小児虐待，顔面外傷の5項目を取りあげた．また最も見逃しが多い救急腹部疾患については，18項目にわたって，胆・肝，腸管，腎，婦人科救急まで広範囲にカバーした．

　基本コンセプトは「痛恨の教訓症例や，見直し陽性例などのヒヤリハットなど，教訓に富む臨床経験をみんなの財産として共有して，若い世代に伝えることは，自慢症例や稀な症例を診断した経験を報告するよりも重要である．」ということにある．このコンセプトに基づき，関西では，1997年から始まった救急放射線画像研究会の分科会の一環としてヒヤリハット研究会を立ち上げ，2004年からは，放射線診療安全向上研究会として年3回の研究会を行ってきており，現在28回を行うに至っている．その成果の一端として放射線診療安全向上研究会から2010年に書籍を発行した[※]．本書では研究会の症例の蓄積を生かして研修医の間違えやすいポイントを中心に解説を試みた．

　今日，急性腹症の診断はきわめて重要である．多列検出器によるMD-CT技術の発達により，急性腹症の多くの症例において，特にCT診断が重要な決定的役割を示しており，ただ単に診断をつける（病名を決める）というだけではなくて，部位診断やviabilityの診断も可能になってきている．これは，すなわち，急性腹症の治療方針を決定するうえでの最も重要な鍵を握っている情報をCTがもっているということにほかならない．例えば，消化管穿孔をとっても，現在のCTでは，微量の遊離ガスが検出できるだけではなく，穿孔部位の同定がかなりの割合にて可能になってきた．以前であれば，遊離ガスの分布から上部消化管穿孔か下部消化管穿孔かと判断したのであるが，現在では，胃穿孔や十二指腸穿孔だけでなく，小腸穿孔や大腸穿孔においても穿孔部位の同定が可能になってきている．

　また，これと関連して重要な事項は造影CTの重要性である．急性腹症の多くは時間外に来院することが多く，しかも新患でありこれまでの臨床データが全くないという最悪のシナリオで登場する．こういう状況にて，急性腹症に対して造影CTを行うかどう

かは決定的に重要なことである．確かに，すべての急性腹症が造影を必要としているわけではない．尿管結石による尿路閉塞が原因の急性腹症などがその例である．しかし，多くの急性腹症において造影CTは必須である．造影の同意書をもらい，腎機能のチェックを行い，必要に応じて，検査前補液を開始する．推定GFRが45 mL/分/1.73m$^2$以下であれば，造影剤量を減量するなどの準備を行い，また検査後の補液の指示を出すなどのことも必要になってくる．急性胆嚢炎の症例に対して造影を省略して壊死性胆嚢炎を誤診することは治療の遅れに直結する．

　本書においては，1）初期臨床研修医が見逃しやすいCT画像・判断の難しいCT画像を示して，見落とさないためのCT画像の見かた，見るべきポイントを示し，2）放射線科医から見て，少なくともこれは判断できてほしいという箇所を解説する．

　執筆は，比較的，初期臨床研修医の頃の苦い経験がまだかなり残っている若い放射線科医諸君にたくさん，お願いした．この場をお借りして，快く執筆を引き受けていただいたことに感謝を表明する次第である．

※「画像診断　ヒヤリ・ハット　―記憶に残る画像たち―」（放射線診療安全向上研究会/編），南江堂，2010

2013年12月

京都市立病院　診療部長
早川克己

増刊 レジデントノート
Vol.15-No.17

# 見逃さない！
# 救急CTの読み方
## 急性腹症や頭部疾患などで誰もが悩む症例から学ぶ

推薦の言葉 ……………………………………………………坂本　力　3（3021）
序 ………………………………………………………………早川克己　5（3023）
Color Atlas ……………………………………………………………10（3028）

## 第1章　救急におけるCT検査の基本

**1. 救急疾患におけるCT検査のあり方とプロトコル作成の考え方**
………………………………………………………………尾関裕彦　14（3032）
1. 現状のCT検査環境を把握する　2. 造影プロトコル作成時の検討点（当院を例に）　3. プロトコルを運用する注意点

**2. 救急疾患における造影CTの重要性と腎機能低下症例に対する造影の考え方**
………………………………………………………………早川克己　19（3037）
1. 救急疾患における造影CTの重要性　2. 造影CTを行うにあたっての必要事項

## 第2章　頭部画像で見逃しやすい

**1. くも膜下出血**
〜正常と間違えやすい ………………………………………立元将太　24（3042）
1. くも膜下出血の典型的な画像所見の特徴　2. 見逃し注意！ 症例と画像診断のポイント（HOP）　3. 見逃し注意！ 症例と画像診断のポイント（STEP）　4. 見逃し注意！ 症例と画像診断のポイント（JUMP）　● Advanced Lecture：くも膜下出血はカメレオン !?

**2. 硬膜下血腫**
  〜正常と間違えやすい ……………………………………………立元将太　33（3051）
    1. 急性硬膜下血腫の典型的な画像所見の特徴　2. 見逃し注意！ 症例と画像診断のポイント
    （HOP）　3. 見逃し注意！ 症例と画像診断のポイント（STEP）　4. 見逃し注意！ 画像診断
    のポイント（JUMP）

**3. 急性期〜亜急性期脳梗塞** ………………………………………立元将太　41（3059）
    1. 急性期脳梗塞の典型的な画像所見の特徴　2. 見逃し注意！ 症例と画像診断のポイント
    （HOP）　3. 見逃し注意！ 症例と画像診断のポイント（STEP）　4. 見逃し注意！ 画像診断
    のポイント（JUMP）　● Advanced Lecture：脳梗塞がありました！ で終わらないために

**4. 小児虐待，揺さぶられっ子症候群** ……………………………赤澤健太郎　50（3068）
    1. 小児虐待の典型的な画像所見の特徴　2. 見逃し注意！ 症例と画像診断のポイント　3. 揺さぶら
    れっ子症候群（shaken baby syndrome：SBS）　● Advanced Lecture：網膜出血も揺さぶら
    れっ子症候群診断の手がかりになる

**5. 顔面外傷：眼窩壁骨折・吹き抜け骨折** ………………………赤澤健太郎　58（3076）
    1. 眼窩内側壁骨折の典型的な画像所見の特徴　2. 見逃し注意！ 症例と画像診断のポイント
    3. こんなこともある　● Advanced Lecture：鼻をかまないように指導

## 第3章　腹部画像で見逃しやすい

**1. 肝周囲炎：Fitz-Hugh-Curtis syndrome を中心に** ……山内哲司　65（3083）
    1. Fitz-Hugh-Curtis syndrome（FHCS）　2. 見逃し注意！ 症例と画像診断のポイント

**2. 急性胆管炎・総胆管結石症** ……………………………山内哲司，谷掛雅人　70（3088）
    1. CT撮像と画像診断のポイント　2. 見逃し注意！ 症例と画像診断のポイント　● Advanced
    Lecture：結石以外が原因の急性胆管炎

**3. 壊疽性胆嚢炎** ……………………………………………………井本勝治　76（3094）
    1. 正常胆嚢の構造と特徴　2. 急性胆嚢炎の画像診断　3. 見逃し注意！ 症例と画像診断のポイン
    ト　4. こんな所見のこともある　● Advanced Lecture：偽胆石

**4. 胆嚢捻転症** ………………………………………………………井本勝治　84（3102）
    1. 胆嚢捻転症の典型的な画像所見の特徴　2. 胆嚢捻転症の典型的画像　3. 見逃し注意！ 症例と画
    像診断のポイント　● Advanced Lecture：胆嚢捻転症の治療に注意

**5. SMA塞栓症，見落とされやすい遠位の塞栓** …………………伊藤誠明　91（3109）
    1. SMA塞栓症の典型的な画像所見の特徴　2. 見逃し注意！ 症例と画像診断のポイント

**6. 非閉塞性腸管虚血（NOMI）** ……………………………………増井浩二　97（3115）
    1. 非閉塞性腸管虚血（NOMI）ってな〜に？？　2. 見逃し注意！ 症例と画像診断のポイント
    3. まとめ

**7. 絞扼性小腸閉塞症** ………………………………………越野幸子，森下博之　105（3123）
    1. 小腸閉塞症とは　2. 見逃し注意！ 症例と画像診断のポイント

8. 外ヘルニアによる小腸閉塞症，閉鎖孔ヘルニア ……………………小林清和 117 (3135)
    1. 外ヘルニアの典型的な画像所見の特徴　2. 見逃し注意！ 症例と画像診断のポイント　3. こんな所見のこともある

9. 小腸閉塞症と間違われやすい麻痺性イレウス ……………………下山恵司 127 (3145)
    1. 麻痺性イレウスの典型的な画像所見の特徴　2. 見逃し注意！ 症例と画像診断のポイント
    ● Advanced Lecture：類皮嚢胞腫破裂に注意

10. 孤立性SMA解離 ………………………………………………………大田信一 135 (3153)
    1. 孤立性SMA解離の典型的な画像所見の特徴　2. 見逃し注意！ 症例と画像診断のポイント
    3. こんな所見のこともある　● Advanced Lecture：孤立性SMA解離の治療方針

11. 血性腹水 ………………………………………………………………加藤彩子 142 (3160)
    1. 血性腹水の典型的な画像所見の特徴　2. 見逃し注意！ 症例と画像診断のポイント　3. こんな所見のこともある　● Advanced Lecture：子宮外妊娠中絶（卵管破裂）

12. 卵巣茎捻転 ……………………………………………………………加藤彩子 154 (3172)
    1. 卵巣茎捻転の典型的な画像所見の特徴　2. 見逃し注意！ 症例と画像診断のポイント　3. こんな所見のこともある　● Advanced Lecture：卵巣不全捻転と鑑別を要した卵巣膿瘍／MRIの意義について

13. 骨盤内尿管結石 ………………………………………………………加藤彩子 165 (3183)
    1. 尿管結石の典型的な画像所見の特徴　2. 見逃し注意！ 症例と画像診断のポイント　3. こんな所見のこともある

14. O-157腸炎のCT診断 …………………………………………………三品淳資 176 (3194)
    1. O-157腸炎の典型的な画像所見の特徴　2. 見逃し注意！ 症例と画像診断のポイント　3. こんな所見のこともある

15. Crohn病 …………………………………………………佐藤滋高，井上明星，古川　顕 182 (3200)
    1. Crohn病の典型的な画像所見　2. 見逃し注意！ 症例と画像診断のポイント

16. 気腫性腎盂腎炎 ………………………………………………佐藤滋高，古川　顕 188 (3206)
    1. 気腫性腎盂腎炎の典型的な画像所見　2. 見逃し注意！ 症例と画像診断のポイント
    ● Advanced Lecture：治療方針決定のために

17. 急性巣状細菌性腎炎 …………………………………………………井上明星 194 (3212)
    1. 急性腎盂腎炎，急性巣状細菌性腎炎，腎膿瘍の典型的な画像所見の特徴　2. 見逃し注意！ 症例と画像診断のポイント　● Advanced Lecture：急性腎盂腎炎とAFBN

18. 水腎症と間違いやすい腎盂病変 ………………………………………井上明星 204 (3222)
    1. 水腎症の典型的な画像所見の特徴　2. 見逃し注意！ 症例と画像診断のポイント　● Advanced Lecture：腎臓のダイナミックCT／妊娠による生理的水腎症／流れを読む

● 索引 …………………………………………………………………………………… 214 (3232)

● 執筆者一覧 ……………………………………………………………………………… 217 (3235)

# Color Atlas

第3章4 ❶

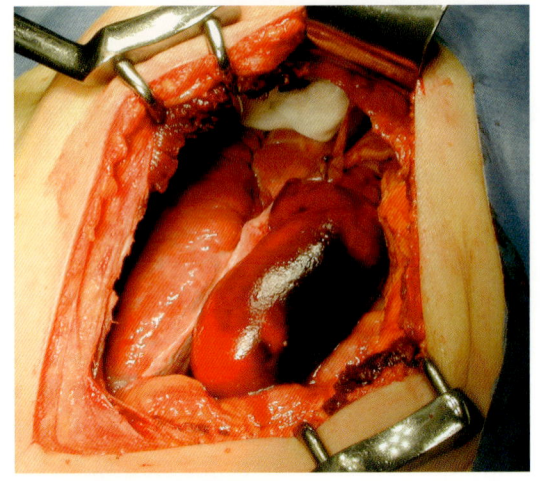

❶ 胆嚢捻転症の開腹時所見
胆嚢は頸部で270°捻転し，頸部〜体部は暗赤色を示し壊死していた．（p. 87, 図2C参照）

第3章6 ❷

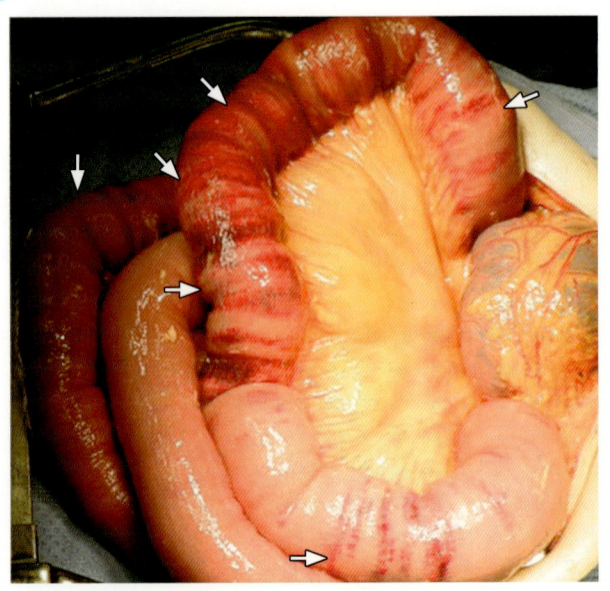

❷ NOMIの術中所見
⇨：虚血・壊死部（p. 102, 図8参照）
（京都市立病院　早川克己先生のご厚意による）

# 第3章7（❸, ❹）

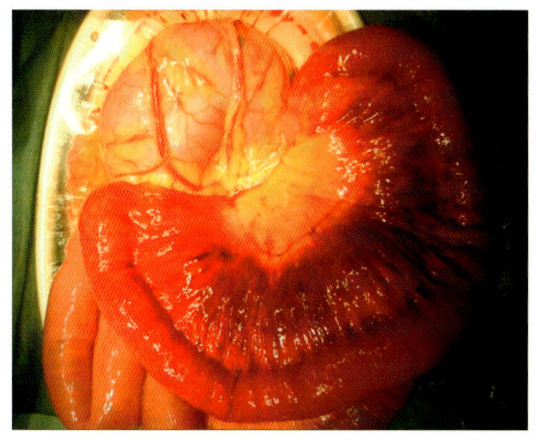

❸ 絞扼性腸閉塞の開腹時所見
腸管，間膜にうっ血，浮腫をきたしており，軽度の虚血にさらされていることがわかる．腸間膜は一部暗赤色で梗塞の疑いもあったが，しばらく観察すると色調は改善，良好な蠕動運動も確認されたため，腸管切除なく閉腹することができた
（p. 112，図7参照）

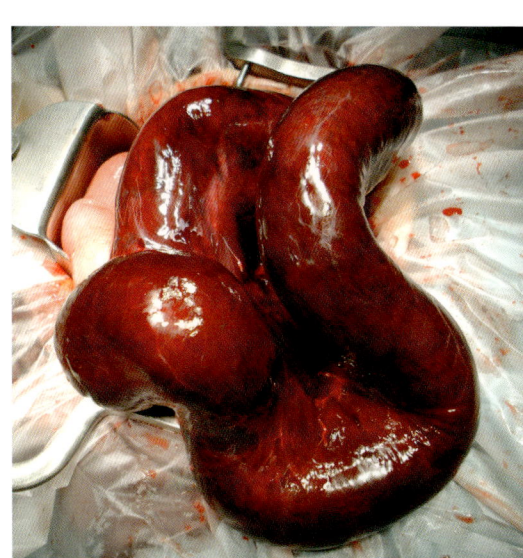
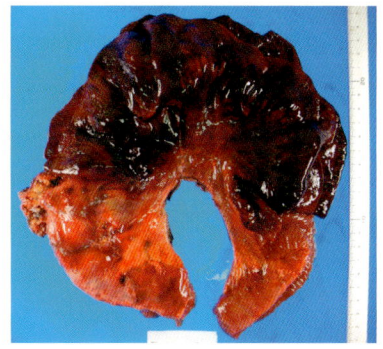

❹ 絞扼性腸閉塞の開腹時所見
腸管，間膜ともにうっ血が著しく色調も悪い．壊死と判断し腸切除を行った
（京都第一赤十字病院外科 池田 純先生のご厚意による）
（p. 115，図11参照）

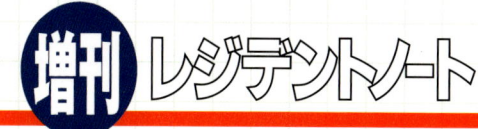

# 見逃さない！
# 救急CTの読み方

急性腹症や頭部疾患などで誰もが悩む症例から学ぶ

第1章　救急におけるCT検査の基本

# 1. 救急疾患におけるCT検査のあり方とプロトコル作成の考え方

尾関裕彦

### ●Point●

- CT装置の性能を十分に把握してプロトコルを考える
- 救急疾患に対するCT検査は検査のスループット向上を念頭におく
- プロトコルは万能ではない！ 逸脱する症例もあることを認識しておくこと

## はじめに

　救急疾患は非外傷性疾患と外傷性疾患に大別され，非外傷性疾患においても緊急性の高い疾患が多くなっている．われわれは各疾患に対して的確な撮影・造影プロトコルを使用し診断価値の高い画像を提供することが求められる．一方，外傷性疾患では「外傷初期診療ガイドラインJATEC」に基づき，急性期疾患発症早期の生命維持を基本とした処置や治療をprimary survey，解剖学的な全身損傷を検索する検査をsecondary surveyと分類されている．現在，救命救急疾患に対するCT検査は近年の装置の性能向上によりsecondary surveyの画像診断の中心的な役割を果たしている[1]．

　本稿では診療放射線技師の立場から，救急疾患に対するCT検査を正確かつ安全・円滑に進められる環境づくりができるよう当院（京都市立病院）のプロトコルから概説する．

## 1. 現状のCT検査環境を把握する

### 1 マルチスライスCTについて

#### 1）装置性能の把握

　近年，マルチスライスCTは飛躍的な発展を遂げている．多列化に伴うスキャン時間の短縮や装置コンピュータの性能向上による高速演算画像表示が可能となっている．しかし，CT装置にも各社装置の多種多様なスペックによりそれらの能力には差が生じる．各施設に導入されているCT装置の性能を把握・確認しておくことが重要と考える．

#### 2）画質の担保を考える

　効率のよい検査をめざしていくと，さまざまな機械的因子により画質の低下を考慮しなければならない．例えば，短時間撮影ができたとしても読影困難な画像では的確な診療が望めない．この画質低下の許容を見極めた撮影プロトコルの設定を考え，画質の担保を図らなければならない．

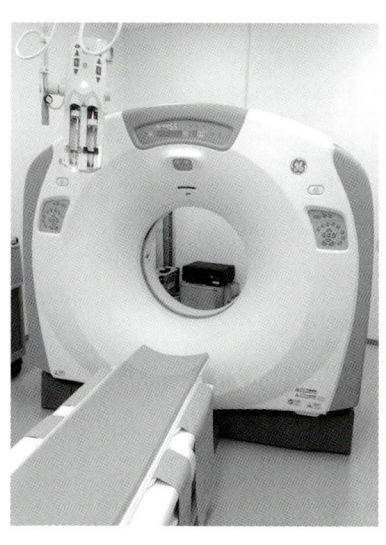
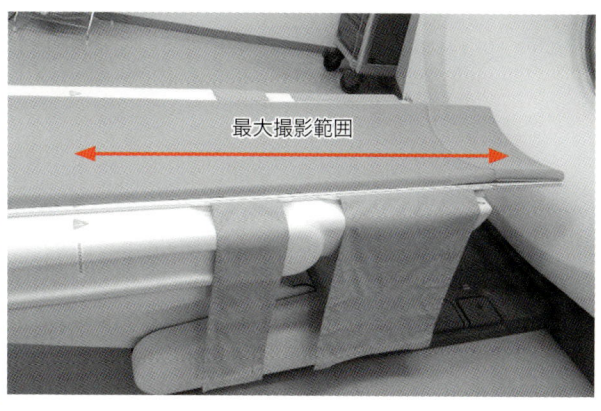

**図1　当院の救急CT装置**
最大撮影範囲を認識しておくことが検査スループット低下の抑止につながる
BrightSpeed Elight（GEヘルスケア・ジャパン）

### 2 造影プロトコルについて

造影剤を使用するにあたり，装置スペックから撮影時間や撮影範囲などを考慮して注入速度，注入量を決定するプロトコルが必要である．

### 3 急変時に対応できる環境の構築

緊急性の高い重篤な疾患は検査時の急変も考慮して対応しなければならない．このような状況における救急CT検査では，可及的リアルタイムに画像情報が得られるシステムであることが重要である[2]．各施設において急変時の対応訓練などを行い迅速な対処ができる状態で検査に臨まなければならない．

## 2. 造影プロトコル作成時の検討点（当院を例に）

### 1 該当装置の性能を把握

プロトコルを決定するために知っておくべき装置性能項目として以下の点に留意することが必要である．

#### 1）撮影時間
CT装置は機種ごとに1回転の撮影時間を数種類もっている．この時間を把握しておく．

#### 2）画質を考慮したビームピッチの設定
ビームピッチは値が増すほどに速く撮影できるが画質の低下につながる．
したがって診断可能な画質を担保できるビームピッチを検討して「1）撮影時間」と合わせた1回転の最短撮影時間を決定する．そして各撮影部位のスキャン範囲の撮影時間を確認する．この撮影時間に対して造影プロトコルを考える．

#### 3）最大撮影範囲
特に救急疾患は一検査の撮影範囲が広くなることがある．ポジションを決めてから撮影を開始して寝かせた位置が範囲外と判明するようでは検査に対するスループットの低下となる．したがって撮影ポジションには十分注意を要する（図1参照）．

### 4）被ばく線量軽減システムの利用

　CT検査における被ばくに対して，各社装置メーカーは被ばく低減のための工夫を行っている．最近の装置は，撮影部位の被写体のX線吸収量を考慮してX線管電流を自動的に調節できる管電流自動調節機能を搭載している．また，線量を減少させると画像ノイズが増加するが，逐次近似法をCTに応用し分解能を損なわず画像ノイズを大幅に軽減できる新しい画像再構成法がある．これらの機能は積極的に利用していかなければならない．

## 2 統一した院内のCT画像出力

　当院のCT検査画像はスライス厚が全症例5 mmと1.25 mmの2種類を出力している．これは救急CTだけでなく院内すべての診断CT装置から出力可能となっている．よって全装置の画像出力形態・出力順を統一して読影のストレスにならないように設定している．

## 3 症状別に分類した造影プロトコル

　救急診療ではすべての患者に放射線診断専門医が応対できればよいが，各施設の諸事情により当該科の医師ではない場合が多くある．したがって当院では専門以外の各科の医師が依頼を出しても適切な画像が得られるよう，症状別にプロトコルを分類している（表参照）．

# 3. プロトコルを運用する注意点

## 1 撮影直後の表示画像を注視すること

　プロトコルはあくまでも万人に通じるわけではない．患者の年齢や心機能などにより造影タイミングがはずれる場合があることを認識することが重要である．施設によってはプレップ（造影剤自動感知）機能を使用することにより上記の問題を解消していると思うが，当院ではプレップ機能のデメリットを考慮して使用していない．ここで重要なことは，CT検査前の胸部単純X線写真や位置決めスキャン像で見える心陰影で心疾患がありそうな画像であれば，プロトコルから数秒のタイミングを遅らせたりするのも一手段である．また，撮影するわれわれは撮影直後に表示される画像を注視して観察することである．タイミングが早いと判断した場合は，すみやかにくり返しの撮影を行うと最適タイミングの画像を得られることがある．再撮影は被ばく線量の上昇につながるが診断情報の向上との兼ね合いで検討すべき点と考える．図2と図3では撮影直後に表示される画像で造影タイミングがずれた場合の望ましい判断を示す．

> ●ここがピットフォール
> 年齢や心疾患などによりプロトコル通りのタイミングで撮影できない場合がある

## 2 冠状断・矢状断画像出力

　救急診療では迅速な画像提供が求められる．CTは横断像を基本とするが診断効率・精度の向上に冠状断・矢状断画像が必要となることが多い．当院ではスライス厚1.25 mmをもとに全例に対して冠状断・矢状断画像を作成し提供している．

# 第1章 救急におけるCT検査の基本

表 当院の造影プロトコル

| プロトコル | 対象疾患例 | 撮影範囲 | 撮影体位・体位 | 単純CT 撮影範囲 | 撮影開始時間 早期相 | 撮影開始時間 後期相 | 造影剤注入速度 80 mL 使用時 | 造影剤注入速度 100 mL 使用時 | 造影剤注入速度 150 mL 使用時 |
|---|---|---|---|---|---|---|---|---|---|
| 急性腹症ルーチン | イレウス，肝臓，胆のう，膵臓の炎症，急性腹症全般 | 横隔膜〜坐骨結節（上腹部〜骨盤） | feet first 上肢挙上 | 上腹部〜骨盤 | 35秒 | 80秒 | 2.5 mL/秒 | 3 mL/秒 | 3.5 mL/秒 |
| 腹部炎症（造影1相のみ）若年 | 虫垂炎，憩室炎，PIDなどの疑い被ばくを減らしたい若年者 | 横隔膜〜坐骨結節（上腹部〜骨盤） | feet first 上肢挙上 | なし | なし | 80秒 | 2.5 mL/秒 | 3 mL/秒 | 3.5 mL/秒 |
| 不明熱，炎症性疾患 | 不明熱，全身スクリーニング | 鎖骨上窩〜坐骨結節（胸腹部骨盤）または横隔膜〜坐骨結節（上腹部〜骨盤） | feet first 上肢挙上 | 上腹部〜骨盤 | なし | 100秒 | 2.5 mL/秒 | 3 mL/秒 | 3.5 mL/秒 |
| 肺塞栓（胸部＋上腹部骨盤下肢） | 肺塞栓深部静脈血栓疑い | 早期相 胸部 後期相 横隔膜〜膝窩を含んだところ | head first 早期相 上肢下垂 後期相 上肢挙上 | なし | 25秒 | 150秒 | 2.5 mL/秒 | 3 mL/秒 | 3.5 mL/秒 |
| 大動脈（全身ダイナミック） | 大動脈解離胸腔出血疑い | 眼窩下〜坐骨結節（頭部〜骨盤） | head first 早期相 上肢下垂 後期相 上肢挙上 | 全範囲 | 25秒 | 90秒 | 3 mL/秒 | 3 mL/秒 | 3.5 mL/秒 |
| 外傷ダイナミック (trauma panscan) | 高エネルギー外傷 | 単純 頭部のみ 早期相 頭蓋底〜坐骨結節 後期相 横隔膜〜坐骨結節 | head first 早期相 上肢下垂 後期相 上肢挙上 | 頭部のみ | 25秒 | 90秒 | 3 mL/秒 | 3 mL/秒 | 3.5 mL/秒 |
| 腹部出血検索（全腹ダイナミック） | 腹腔内，後腹膜，消化管出血疑い | 横隔膜〜坐骨結節（上腹部〜骨盤） | feet first 上肢挙上 | 上腹部〜骨盤 | 25秒 | 80秒 | 2.5 mL/秒 | 3 mL/秒 | 3.5 mL/秒 |
| 頸部造影CT | 扁桃周囲膿瘍など | 上咽頭を含む弓部まで | head first | 適宜 | なし | 80秒 | 4.0 mL/秒 | 使用せず | 使用せず |
| 脳血管造影CT | SAH，脳出血など | 頭部必要範囲 | head first | 頭部 | 18秒 | なし | | | |
| 小児造影 | 24Gで血管確保した小児 | 目的に応じて設定 | 目的に応じる | 可能な限り造影のみ必要な場合適宜 | 注入直後に1相撮影 | | 300 mg I造影剤を体重×2 mL用手注入 | | |

※使用CT装置：16列CT BrightSpeed Elite（GEヘルスケアジャパン）
※撮影位置：head firstはガントリに頭部から入る．feet firstは足から入る
※造影剤は300 mg I造影剤を使用

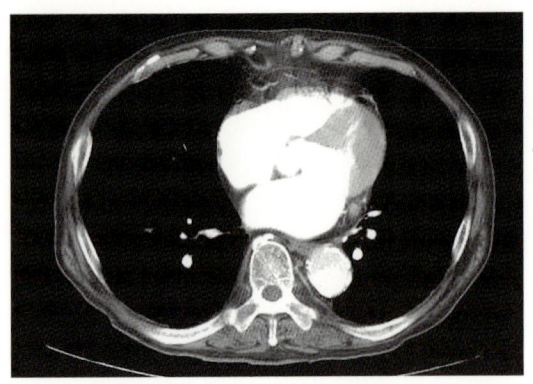

図2　腹部造影CT画像：血液循環遅延
73歳，男性．下血．搬送後も下血は続いており上腹部～骨盤CT検査を依頼．
画像は切り出しのレベルであり心房内のCT値が下行大動脈よりも高く表示されている．このような画像が表示された場合は血液循環の遅延によるスキャンのタイミングが早すぎたと即座に判断しプロトコルにはないくり返し撮影を行うと最適画像を得られる場合がある

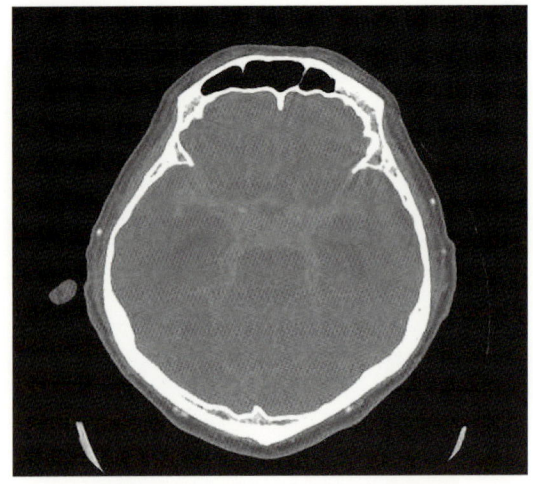

図3　脳血管造影CT画像：頭蓋内圧亢進
57歳，男性．クモ膜下血腫．脳血管造影CTを依頼．外頸動脈の造影効果は良好であるが内頸動脈の造影効果が乏しい．これは図2に示したスキャンタイミングのずれによるものではなく頭蓋内圧亢進に伴う変化と考えられる．この場合はくり返し撮影を行っても最適画像を得られない場合がある

## おわりに

　現在，各施設に導入されているCT装置は必ずしも最新鋭の装置ばかりではないが，性能を十分に理解し最大限に装置を生かせることが重要である．また，われわれはプロトコルに従って撮影するだけではなく，常に診断価値の高い画像を提供することが使命であると考える．本稿より今一度，貴院の救急CTにおける環境を見直す機会をもっていただくと幸いである．

　謝辞
　本稿を執筆するにあたり京都市立病院放射線診断科　谷掛雅人先生にご教示いただいたことをここに深謝いたします．

### 文献・参考文献

1) 高橋俊行 ほか：救命救急診療で必要なCT装置，MRI装置について．映像情報メディカル，1月号：78-81, 2013
2) 「放射線医療技術学叢書（20）救急撮影法：第2章2-1-2救急医療検査装置と設備と特性」，pp. 4-5,（社団法人日本放射線技術学会／編），2001

### プロフィール

尾関裕彦（Hirohiko Ozeki）
京都市立病院放射線技術科
主席診療放射線技師
最新のCTをとりまく装置は格段に進歩しています．しかし，いずれもAxial画像が良くなければ十分に生かせません．これからも1枚のAxial画像にこだわって撮影していきたいと思います．

第1章　救急におけるCT検査の基本

# 2. 救急疾患における造影CTの重要性と腎機能低下症例に対する造影の考え方

早川克己

### Point

- 救急疾患の多くにおいては，造影CTが，診断のみならず，治療方針決定に大きな役割を果たす
- 造影CTを行うにあたっての必要事項として，前準備，造影中，造影後の注意をマスターしよう
- 造影剤使用が可能な腎機能とは，CTの場合には，推定糸球体濾過量（eGFR）45 mL/分/1.73 m$^2$ 以上を用いる

## はじめに

　救急現場においてCTは必須の検査となっており，特に造影CTは肺塞栓症や急性腹症の診断や治療方針の決定に大きな役割を果たすようになってきている．しかし，救急患者の多くはそれまでの臨床情報が極めて少ない状態で，緊急状態で登場するので，造影を行うべきかどうか，の判断は困難なことも少なくない．多くの救急病院では，単純ＣＴしか撮られていないのが現状である．その理由として，腎機能が不明であること，および，アナフィラキシーの危険性があることの2つが大きな原因である．本稿では，造影CTの重要性，腎機能の見方，造影剤が使用できる腎機能とは，また腎機能低下症例に対する造影剤投与の仕方や注意点などについて述べる．

## 1. 救急疾患における造影CTの重要性

　救急領域においては，CT診断の重要なポイントは以下の4点である．
① その疾患が循環障害を有するかどうかの診断：これは診断をつけるのに有用なだけではなく，治療方針の決定に欠かせない情報を提供する．例えば，急性胆嚢炎における壊死性胆嚢炎の診断，小腸閉塞症における絞扼性小腸閉塞症の診断，急性膵炎における重症度判定の診断など，上腸間膜動脈塞栓・血栓症の診断などの救急疾患においてその例をあげればきりがない．
② 血管病変の有無の判定：これは，大動脈解離や肺塞栓症の診断について必須であることは論を待たない．
③ 出血の有無，その部位診断，出血の活動性の評価：消化管出血や外傷性実質性臓器損傷，腹腔内・後腹膜出血や胸腔内出血などについて，造影剤の漏出の有無は決定的である．出血の評価

**表1　造影前準備の必要事項**

| ①造影剤使用の同意の獲得 |
|---|
| ②患者の既往歴やアレルギー歴，喘息の有無，禁忌や慎重投与のチェック |
| ③血液検査による腎機能の把握，造影剤使用が可能かどうかの判断 |
| ④造影ルートの確保，耐圧チューブへの接続 |
| ⑤脱水や腎機能低下の場合には，必要に応じて検査前の水分補給の開始 |
| ⑥慎重投与や副作用歴などがある場合における静脈ルートからのステロイドの前処置の開始 |

文献1より引用

も保存的か，手術か，IVR（Interventional Radiology）治療かなど，治療方針を決めるうえで欠かせない情報を提供する．

④ **臓器や壁の造影効果を利用し診断能を向上させる**：これは，虫垂炎や憩室炎，消化管穿孔における穿孔部位の同定，実質臓器においては，膿瘍や血腫などの同定やSOL（space occupied lesion）の質の評価など，正確に診断にするうえで欠かせない．特に被曝の問題となる小児や若年者の急性腹症においては，循環障害を合併する頻度が相対的に低いことから，単純CTを省略して造影CTのみで十分である場合が多い．また造影により横断像のみではなく，MPRにおいて得られる矢状断像や冠状断像からも，単純CTと比べて明らかな解剖学的構造の描出の向上が得られ，診断の向上に役立つことは日常的に経験することである．空間的分解能の向上における造影剤の使用は，いかなる腹部・胸部救急疾患にも必須である．例外としては，尿路結石の診断くらいであろうか？

## 2. 造影CTを行うにあたっての必要事項

### 1 前準備の必要事項

救急の現場において，造影CTを行ううえでの必要事項を，**表1**に示した．①造影剤使用の同意の獲得（インフォームドコンセント），②患者の既往歴やアレルギー歴，喘息の有無，禁忌や原則禁忌，慎重投与に該当しないかどうかの把握，③血液検査による腎機能の把握，造影剤使用が可能かどうかの判断，④造影ルートの確保，耐圧チューブへの接続，⑤脱水や腎機能低下の場合には，必要に応じて検査前の水分補給（経口投与あるいは補液の開始），⑥慎重投与や副作用歴などがある場合における静脈ルートからのステロイドの前処置の開始，がある．

### 2 禁忌・要注意症例とは？

禁忌・原則禁忌と記載されている項目は多々あるが（**表2**），日常臨床において問題となるのは，過去のヨード造影剤に対する過敏症の既往歴と現症としての喘息（既往歴としての喘息ではなく）への対応であろう．禁忌とされているのは，重篤な甲状腺疾患と造影剤に対する過敏症の既往歴であるが，重篤な甲状腺疾患とは，実質はコントロールされていない甲状腺機能亢進症のことである．

ヨード造影剤に対する過敏症の既往歴の解釈については，**表3**を参照されたい．このような病歴聴取のうえで，過敏症の既往歴に該当するものは，非イオン性造影剤の時代におけるCTや，尿

表2 造影剤の禁忌と原則禁忌

| 造影剤添付文書での禁忌 |
| --- |
| ・ヨードまたはヨード造影剤に過敏症の既往歴のある患者 |
| ・重篤な甲状腺疾患のある患者 |
| **造影剤添付文書での原則禁忌** |
| ・一般状態の極度に悪い患者* |
| ・気管支喘息の患者 |
| ・重篤な心障害のある患者* |
| ・重篤な肝障害のある患者* |
| ・重篤な腎障害(無尿など)のある患者 |
| ・マクログロブリン血症の患者* |
| ・多発性骨髄腫の患者* |
| ・テタニーのある患者* |
| ・褐色細胞腫の患者およびその疑いのある患者 |

注:*印のある項目については,現在の非イオン性低浸透圧性造影剤でのエビデンスが十分ではない,と考えられる
文献1より改変して転載

表3 造影剤の副作用歴のある症例に対する病歴聴取事項

| ①いつごろその検査を受けたか? |
| --- |
| ②どのような検査において,副作用が出たか?(CT,消化管造影,血管造影,心臓カテーテル) |
| ③副作用の具体的な症状(皮膚,呼吸困難,意識消失など) |
| ④副作用発症後の処置(処置なし,酸素や薬剤投与,入院) |
| ⑤使用した造影剤名 |

文献1より引用

路系の静脈からの造影検査における(皮膚反応を含む)急性副作用であり,投薬や注射,入院などの何らかの処置を必要としたものを"過敏症の既往歴あり"と判定するとわかりやすくなる.

　喘息については,やはり副作用が多くなることは実証されており,代替検査が望まれるが,その判断については,病歴聴取が重要である.喘息が現在,活動性の場合には,造影CTを行うことは禁忌とするべきである.喘息の既往歴がある場合には,無治療にて5年以上経過していれば造影OKであろう.メリットとデメリットのバランスによって,必要な場合には,前投薬のうえにするべきである[2].

## 3 造影可能な腎機能とは,推定糸球体濾過量(eGFR)45 mL/分/1.73 m² 以上

　「造影剤使用が可能な腎機能」とは,一般的には(経動脈投与でも経静脈投与でも安全とするのは),血清クレアチニンから計算される推定糸球体濾過量(eGFR)にして,60 mL/分/1.73 m² 以上ということになるが,最近の文献においては,経動脈投与(心臓インターベンション)に比べて経静脈投与の造影剤腎症の頻度がかなり低いことが明らかになってきた背景をもとに,腎障害患者に対する造影剤ガイドラインでは,静脈投与における閾値をeGFR 45 mL/分/1.73 m² 以上としている[3].しかし,注意するべきことは,この45 mL/分/1.73 m² 以下のeGFRの症例に対しては造影を無条件に行わないということではなくて,造影する場合には,いろいろな前処置が必要になることである.

### 4 腎機能低下症例に対する前処置

腎機能低下症例の場合には，造影剤投与に対する同意の取得とともに造影剤腎症を予防する処置としてCT検査前補液やCT検査後の補液による脱水の補正がある．臨床検査後，腎機能低下がわかった場合においては，同意取得と同時に検査前補液を開始する必要がある．特に，救急患者の場合には，脱水になっていることが多く，脱水自体が，造影剤腎症の危険因子であるので，即時に補液による脱水補正が必要である．造影剤投与後の補液は必須であり，通常は，患者の体重あたり，生理食塩水を1 mL/kg/時を12〜24時間あるいは，生理食塩水100 mL/時を12〜24時間という数字などが使われている[3]．

### 5 慎重投与や副作用歴などがある場合における造影の注意

第1に，ハイリスクの同意獲得．副作用が起きる頻度が高いということを前提に副作用の説明を行い，同意を得る必要がある．

第2には，静脈ルートからのステロイドの前処置をすぐに開始する．具体的方法として，通常の場合では，プレドニゾロン（プレドニン®）50 mgをそれぞれ造影剤投与前12時間と2時間前に経口投与[4〜7]．救急などの緊急の場合には，同意獲得後，すみやかに静脈ルートからのメチルプレドニゾロンコハク酸エステルナトリウム（ソル・メドロール®）40〜125 mgの静注を開始し，その後も1時間ごとに静注を行い，直前に抗ヒスタミン剤の静注を造影剤投与の1時間前に追加する方法が推奨されている[7]．

第3には，副作用が生じた前回の造影剤と異なる種類の造影剤を使用すること．

第4には，ハイリスク症例の造影中には，救急カートの準備をしつつ，担当の医師・看護師が付き添って副作用の有無を確かめながら行うこと．終了後も静脈ルートをすぐに抜去せずに，生理食塩水などの点滴を継続して造影剤の排泄を促すことが必要である．

第5としては，腎機能低下症例に対する造影における注意点がある．検査前・検査後の給水・補液とともに重要なことは，造影剤の減量である．減量に基準はなく，腎機能によって一律には言えないが，eGFR 30〜45 mL/分/1.73 m$^2$ではある程度の減量を考える．この減量により造影能を損なわないためには，注入速度を5〜6 mL/秒程度に上げる必要がある．このスピードであれば，血管内の造影は良好で大動脈解離や肺塞栓症の診断も可能と考えるが，静脈内の造影は劣る可能性もある．詳しくは，文献1を参照のこと．

## おわりに

造影剤による腎機能障害について，必要以上に恐れる必要はなく，腎機能を正しく把握して，適正に使用することで，造影CT検査が非常に多くの情報を与えてくれる．したがって，救急医療における迅速な診断，治療に貢献して，最終的には患者の幸せに直結することを銘記して欲しい．

**文献・参考文献**

1) 「すぐ役立つ救急のCT・MRI」（井田正博，高木 亮，藤田安彦/編著），学研メディカル秀潤社，pp. 280-287, 2012
2) 早川克己 ほか：造影剤の適正使用推進ガイド-FAQ，臨床画像，23：96-102, 2007
3) 「腎障害患者におけるヨード造影剤使用に関するガイドライン2012」（日本腎臓学会，日本医学放射線学会，日本循環器学会/編），東京医学社，2012

4) Thomsen, H. S. : Guidelines for contrast media from the European Society of Urogenital Radiology. AJR Am J Roentgenol, 181 : 1463-1471, 2003
5) Lasser, E. C., et al. : Pretreatment with corticosteroids to prevent adverse reactions to nonionic contrast media. AJR Am J Roentgenol, 162 : 523-526, 1994
6) Morcos, S. K., et al. : Prevention of generalized reactions to contrast media : a consensus report and guidelines. Eur Radiol, 11 : 1720-1728, 2001
7) ACR Manual on Contrast Media Version 7. ACR Committee on Drugs and Contrast Media, pp. 8-9, 2010

### プロフィール

#### 早川克己（Katsumi Hayakawa）
京都市立病院診療部
第一線の市中病院にて26年間臨床を行ってきた．救急画像診断はこの間，長足の進歩を遂げて救急医療において果たす役割が以前には考えられなかったほど大きくなっている．若いレジデントの先生方にぜひ，救急画像診断の面白さを知っていただき，当直に際して，すこしでも役に立てたら幸いである．

第2章　頭部画像で見逃しやすい

# 1. くも膜下出血
～正常と間違えやすい

立元将太

### ● Point ●

- ペンタゴン，脳幹周囲脳槽，シルビウス裂の観察ができることが第1段階（HOP）である
- 一見正常に見えるような「白くない」くも膜下出血を指摘できる，CTで偽陰性のくも膜下出血に対して適切な次の検査を組立てることができることが第2段階（STEP）である
- くも膜下出血の原因を考え，検索できることが第3段階（JUMP）である

## はじめに

　くも膜下出血の診断は頭部救急画像において最も重要な画像診断であり，その診断の第一選択は単純CTである．破裂脳動脈瘤は24時間以内に再破裂することが多く，**CTによる見逃しは重篤な予後をきたす可能性が高い**．CTでのくも膜下出血の検出能は発症当日で90〜95％程度とされ，日時が経過するごとに**血液が低吸収化するために検出が困難となる**（1週間後では50％程度）．本稿では「くも膜下出血の見逃しを防ぐ」をテーマに，くも膜下出血の典型像，非典型像，原因検索まで実際の症例をもとに3ステップで解説する．

## 1. くも膜下出血の典型的な画像所見の特徴

### 1）脳動脈瘤破裂による場合
　脳底槽，シルビウス裂，大脳縦裂に出血を表す高吸収がみられる．瘤径の大きな動脈瘤破裂症例では，高吸収を示すくも膜下出血のなかに動脈瘤が相対的な低吸収域として認められることがあり，出血局在と併せて破裂動脈瘤を推定できる場合がある．

### 2）重度の貧血または時間の経過したくも膜下出血の場合
　また重度の貧血症例では脳槽が高吸収域ではなく低〜等吸収を示し「白くない」くも膜下出血となる（CTの読影に際しては発症からの経過時間が重要である）．

# 2. 見逃し注意！ 症例と画像診断のポイント（HOP）

## ■ 第1段階（HOP）：くも膜下出血の典型例1

### 症例1

50歳代，男性．主訴：頭痛，意識障害．

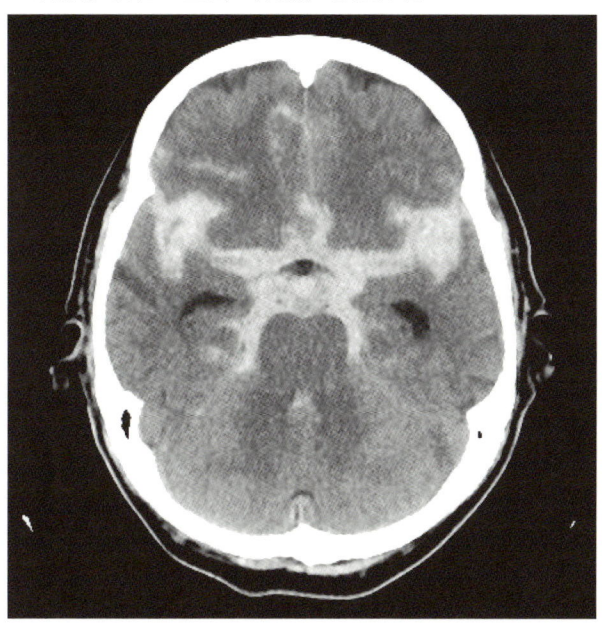

図1　症例1：初診時の頭部単純CT画像

初診担当医の診断：くも膜下出血．
本当の診断は　　　：くも膜下出血（前交通動脈瘤，水頭症）．

## ■ どこを見逃しやすいのか？ 見逃さないためには？
## 　～CTでここまでわかる！（症例1）

### ●読影のプロセスと所見

　鞍上槽からシルビウス裂，大脳縦裂，両側迂回槽に連続性に高吸収域が認められ，くも膜下出血と診断される．前交通動脈に一致して低吸収域が認められ破裂動脈瘤と考えられる．両側の側脳室下角が拡大しており，水頭症を呈している．

　脳底槽に存在する出血は容易に指摘できると思われる．ほかの付随所見も確実に指摘することが重要で，CTによる水頭症の診断には，側脳室下角の拡大が最も役立つ〔ニコニコサイン（図2 ⇨）〕．また，くも膜下出血の場合，派手な脳槽の高吸収域ばかりに目がいきがちであるが，そのなかに埋もれる低吸収域〔filling defect sign（図2 →）〕にも注意を払うべきである．

### ●見逃さないためのポイント

　脳槽の高吸収域以外に脳室拡大（特に側脳室下角）や血腫内の低吸収域（動脈瘤そのもの）を注意深く観察することが大切である．

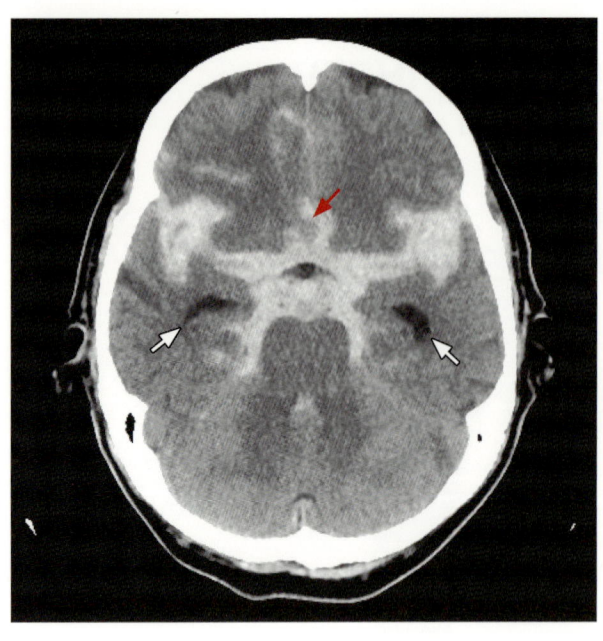

図2 くも膜下出血（図1再掲）
50歳代，男性．頭部単純CT．
鞍上槽，両側シルビウス裂，迂回槽にほぼ対称性に分布するくも膜下出血を認める．血腫内部に，破裂動脈瘤自体が相対的な低吸収（filling defect sign）として描出される（➡）．両側側脳室下角が対称性に拡大しており，水頭症を呈している（笑っている目のように見えるためニコニコサインとも言われる：⇨）

## ■ 第1段階（HOP）：くも膜下出血の典型例2

### 症例2

50歳代，男性．主訴：突然の頭痛．

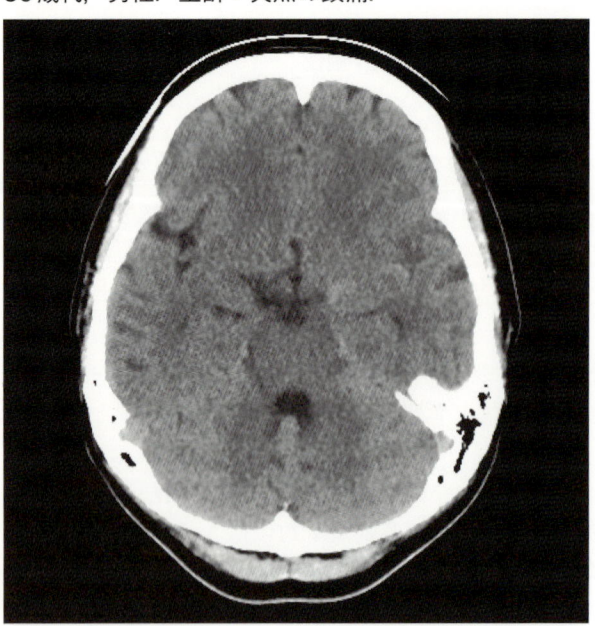

図3 症例2：初診時の頭部単純CT画像

初診担当医の診断：異常所見なし．
本当の診断は　　：くも膜下出血．

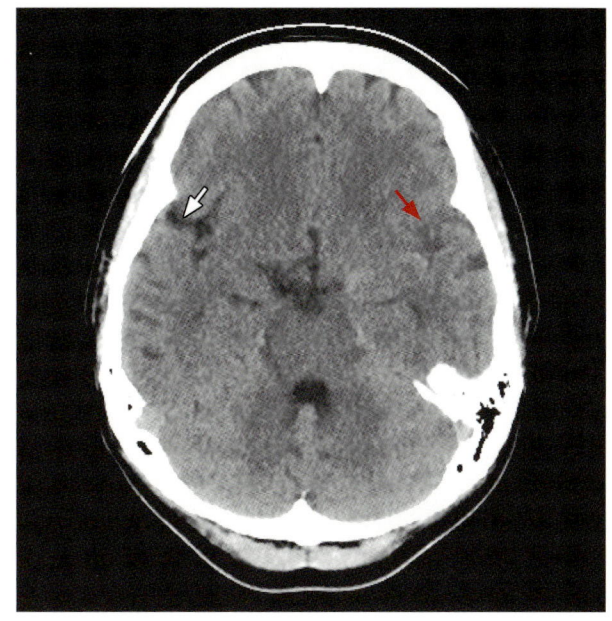

**図4　くも膜下出血（図3再掲）**
50歳代，男性．頭部単純CT．
左側のシルビウス裂が不明瞭化している（➡）．右側の
シルビウス裂は正常である（⇨）

## ■ どこを見逃しやすいのか？ 見逃さないためには？
　〜CTでここまでわかる！（症例2）

### ●読影のプロセスと所見

　右側シルビウス裂（図4 ⇨）は正常の低吸収を呈しているが，左側シルビウス裂（図4 ➡）では脳脊髄液の濃度が上昇し，周囲脳実質と比較し低〜等吸収を示している．少量のくも膜下出血が考えられる所見である．

　よく言われることであるが，くも膜下出血を見つけるにはくも膜下腔の高吸収のみを探すのではなく，シルビウス裂，鞍上槽，迂回槽，橋前槽などの**正常の脳槽，脳溝の低吸収域が消失していないかを丁寧にチェック**することが必要である．これらの所見が連続する複数のスライスで確認できることも重要で，画像診断の基本であるが1スライスのみの所見は偽所見であることが多い（所見として再現性がないということ）．

### ●見逃さないためのポイント

正常の脳槽，脳溝が消失していないか注意深く観察することが大切である．

# 3. 見逃し注意！ 症例と画像診断のポイント（STEP）

## ■ 第2段階（STEP）：くも膜下出血の非典型例

### 症例3

50歳代，男性．主訴：突然の頭痛．

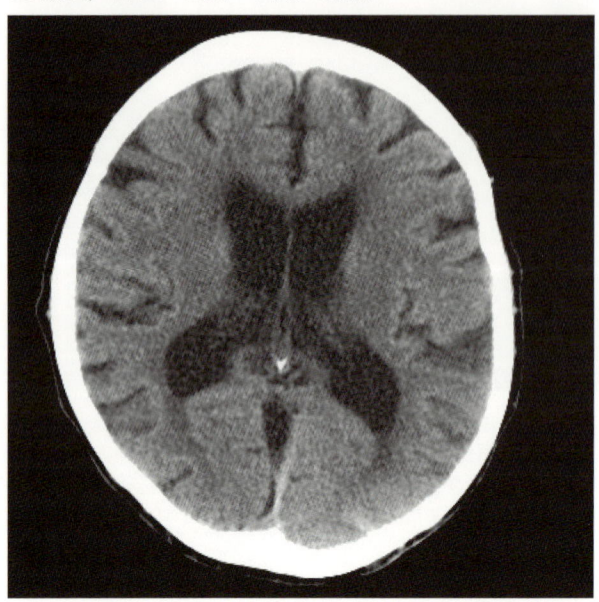

図5　症例3：初診時の頭部単純CT画像

初診担当医の診断：異常所見なし．
本当の診断は　　　：くも膜下出血．

## ■ どこを見逃しやすいのか？ 見逃さないためには？
　〜CTでここまでわかる！（症例3）

### ● 読影のプロセスと所見

　左後頭葉脳溝内の低吸収域が消失しており脳溝内の髄液濃度が上昇している（図6B）．
　脳底槽には明らかな血腫を認めない（図6A）にもかかわらず，**脳溝のみに血腫**が認められる場合があることを知っておく必要がある．また，単純CTにてくも膜下出血が除外困難な場合はMRIのFLAIR画像が有用で，さらなる検査として腰椎穿刺による髄液検査がある．

### ● 見逃さないためのポイント

脳溝のみに血腫があることを知り，単純CTにてくも膜下出血が除外困難な場合はMRIのFLAIR画像にて再評価する．

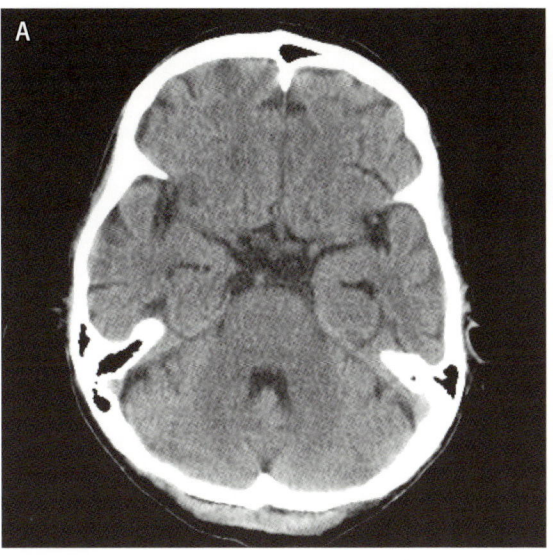 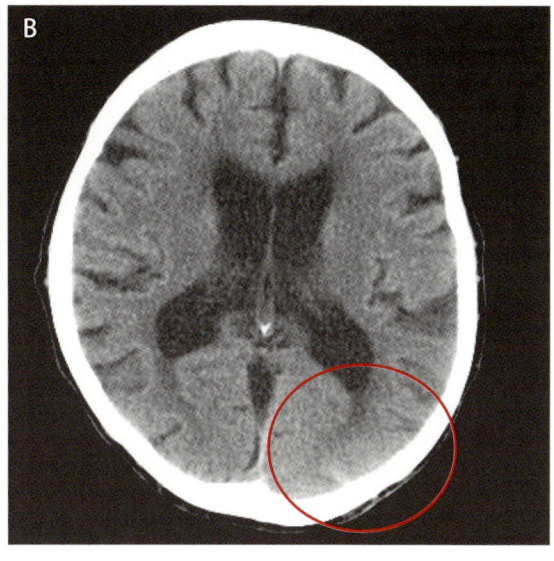

**図6　くも膜下出血（Bは図5再掲）**
50歳代，男性．頭部単純CT．A）脳底槽レベル，B）側脳室体部レベル．
脳底槽に血腫は認められないが（A），左後頭葉の脳溝が不明瞭化している（B○）．対側と比較して欲しい

## 4. 見逃し注意！ 症例と画像診断のポイント（JUMP）

### ■ 第3段階（JUMP）：くも膜下出血の原因を知る

#### 症例4

70歳代，男性．主訴：発熱，意識障害．

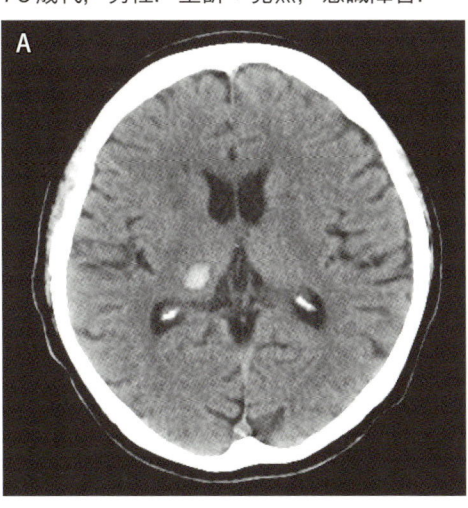 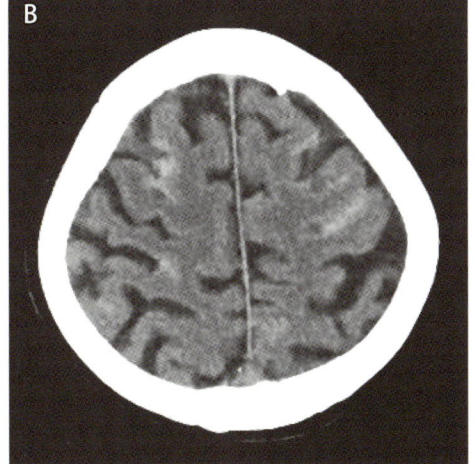

**図7　症例4：初診時の頭部単純CT画像**
　　A）視床レベル，B）高位円蓋部レベル

初診担当医の診断：右視床出血.
本当の診断は　　　：感染性脳動脈瘤破裂に伴う右視床出血，くも膜下出血.

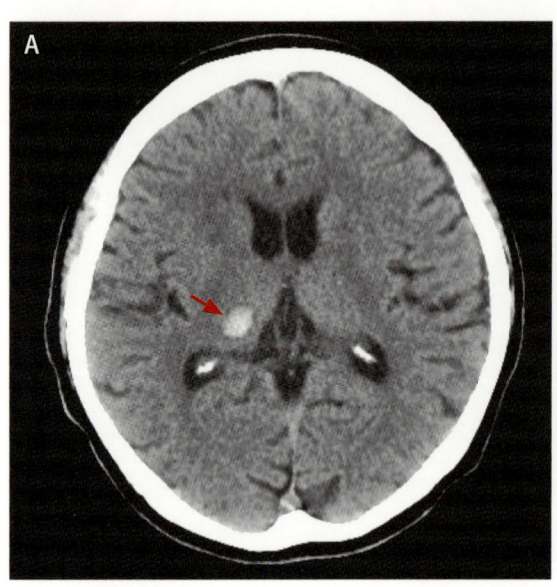
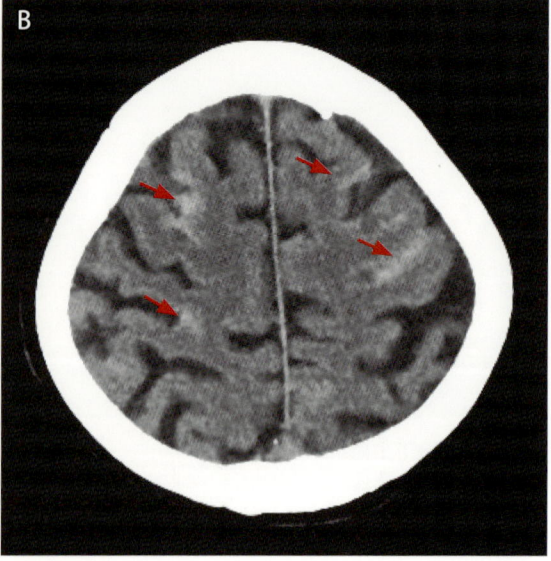

図8　右視床出血，くも膜下出血（図7再掲）
　　70歳代，男性．頭部単純CT．A）視床レベル，B）高位円蓋部レベル
　　右視床に類円形の高吸収域を認め（A➡），視床出血の所見である．また，両側高位円蓋部の脳溝に沿う高吸収を認め（B➡），くも膜下出血の所見である

## ■ どこを見逃しやすいのか？　見逃さないためには？  〜CTでここまでわかる！（症例4，5）

### ●読影のプロセスと所見

　症例4，5ともに高位円蓋部にくも膜下出血を認めるが原因は異なる．その後の精査により，症例4（図7，8）は感染性心内膜炎に合併した感染性動脈瘤の破裂，症例5（図9）は可逆性脳血管攣縮症候群（reversible cerebral vasoconstriction syndrome：RCVS）と診断された．

　非外傷性くも膜下出血の原因は，ほとんどが脳動脈瘤であるが，それ以外にもいくつかの疾患がくも膜下出血を呈する（表）．それらの治療方針は大きく異なるため，くも膜下出血の診断にとどまらず臨床情報や出血の部位などから，くも膜下出血の原因にまで思いを巡らすことができれば素晴らしい．例えば，円蓋部くも膜下出血の症例で60歳以下であれば可逆性脳血管攣縮症候群（RCVS），60歳以上であればアミロイドアンギオパチーが多いとされている．

### ●見逃さないためのポイント

外傷，脳動脈瘤以外にくも膜下出血の原因となる疾患があることを知る．

## ●ピットフォール

### pseudo SAH

単純CTにて脳底槽やシルビウス裂に相対的な高吸収域を認め，くも膜下出血と紛らわしい場合があり，これをpseudo SAHと呼ぶ．原因となる病態は以下のようなものがあげられる．びまん性の脳浮腫，蘇生後・低酸素脳症，両側硬膜下血腫，低髄圧症候群，髄膜炎，静脈洞血栓症，造影剤投与後など．文献[5]などでぜひ一度pseudo SAHの画像を見ておいてほしい．今後騙されないために．

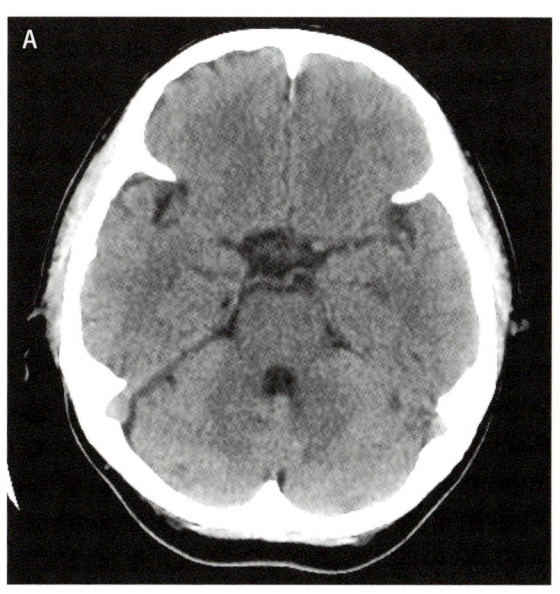
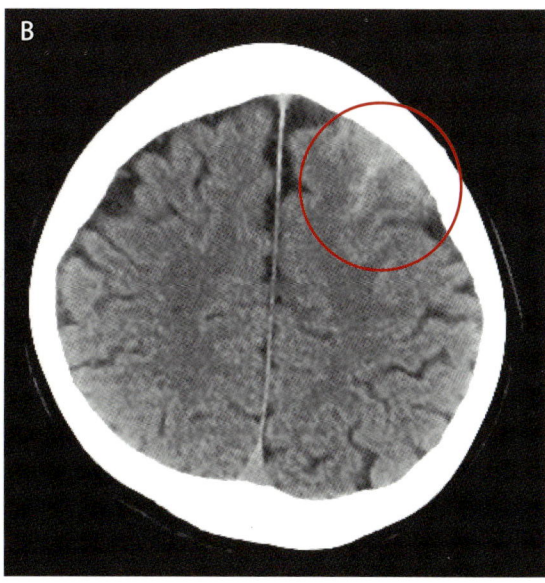

**図9 症例5：くも膜下出血 （参考症例）**
50歳代，女性．突然の頭痛を主訴に頭部単純CTを試行．
左高位円蓋部の脳溝に沿う高吸収域を認め（B○），くも膜下出血の所見である．出血部位はこの一カ所のみであった

**表 非外傷性くも膜下出血の原因**

| |
|---|
| ・脳動脈瘤破裂 |
| ・脳動静脈奇形 |
| ・脳動脈解離破裂 |
| ・もやもや病 |
| ・硬膜動静脈奇形 |
| ・静脈洞血栓症による静脈うっ滞 |
| ・脳血管炎 |
| ・感染性の脳動脈瘤破裂 |
| ・脳アミロイドアンギオパチー |
| ・可逆性脳血管攣縮症候群 |
| ・脳腫瘍 |
| ・凝固異常症 |
| ・出血性素因 |

文献1を参考に作成

# Advanced Lecture

### ■ くも膜下出血はカメレオン!?

　くも膜下出血は一般的には巣症状を呈さないとされるが、実際の臨床では精神症状や片麻痺などの巣症状がしばしば認められ診断に苦慮することもある。このような臨床症状の多彩さと同様に、くも膜下出血の画像もくも膜下腔の高吸収が目立たず脳内血腫や硬膜下血腫、脳梗塞、脳室内血腫、脳室拡大が前面に出ることがあり動脈瘤破裂によるくも膜下出血と診断するのに難渋したというようなケースもある。こうした場合に見落としを防ぐには、非典型的な病歴や画像を呈した場合、病歴と画像に矛盾がある場合などに敏感になり、常にくも膜下出血の可能性を考慮する姿勢を崩さないことであると思う。

## おわりに

　「くも膜下出血の見逃しを防ぐ」をテーマに今回書かせていただいたが、放射線科医でもくも膜下出血の除外は非常に神経を使うものです（自分が初期研修医の頃にどのように読影していたかを考えるとゾッとします）。研修医の皆さんも特別な緊張感をもって頭部CTを読影してほしい。少しでも迷うことがあれば、上級医に相談しディスカッションすることが大切だと思います。

### 文献・参考文献

1) 「ここまでわかる頭部救急のCT・MRI」（井田正博／著）, pp. 112-218, メディカル・サイエンス・インターナショナル, 2013
2) Kumar, S., et al.: Atraumatic convexal subarachnoid hemorrhage: clinical presentation, imaging patterns, and etiologies. Neurology, 74: 893-899, 2010
3) Edlow, J. A. & Caplan, L.R.: Avoiding pitfalls in the diagnosis of subarachnoid hemorrhage. N Engl J Med, 342: 29-36, 2000
4) Perry, J.J., et al.: Sensitivity of computed tomography performed within six hours of onset of headache for diagnosis of subarachnoid haemorrhage: prospective cohort study. BMJ, 343: d4277, 2011
5) Given, C. A. 2nd., et al.: Pseudo-Subarachnoid Hemorrhage: A Potential Imaging Pitfall Associated with Diffuse Cerebral Edema. AJMR, 254-256, 2003

### プロフィール

**立元将太（Shota Tatsumoto）**
京都市立病院放射線診断科
初期研修医時代を北海道（手稲渓仁会病院）で過ごし、それから京都にきて早2年が経とうとしています。貴重な症例を早川先生から毎日のように見せていただいて幸せな時間を過ごしながら画像診断、IVRの奥深さを知る毎日です。

第2章 頭部画像で見逃しやすい

# 2. 硬膜下血腫
## ～正常と間違えやすい

立元将太

### Point

- 少量または場所がやや非典型的な硬膜下血腫は容易に見逃されることを理解し，確実に硬膜下血腫を指摘できることが第1段階（HOP）である
- 出血の時期により硬膜下血腫はさまざまな濃度を呈する．ときには脳実質と等吸収となり見逃されることもあるため，血腫の経時変化を理解し指摘できることが第2段階（STEP）である
- 非外傷性の硬膜下血腫があることを知り，原因を考えることができることが第3段階（JUMP）である

## はじめに

　救急の現場で硬膜下血腫の診断に最も威力を発揮するのは単純CTである．外傷性の硬膜下血腫の場合，**外傷性くも膜下出血や脳挫傷，びまん性軸索損傷**を合併することも珍しくなく脳実質損傷をきたして重篤な後遺症を残す場合がある．脳実質損傷はCTでは指摘困難な場合もあるため，少量の硬膜下血腫でも確実に診断することは非常に重要である．また，慢性硬膜下血腫や非外傷性の硬膜下血腫を見つけることは適切な検査や治療につながる．典型的な硬膜下血腫の指摘は比較的容易であるため本稿では「硬膜下血腫の見逃しを防ぐ」をテーマに，やや非典型的な硬膜下血腫を呈した実際の症例をもとに3ステップで解説する．

## 1. 急性硬膜下血腫の典型的な画像所見の特徴

① 硬膜とくも膜の間に血液が貯留した状態で，硬膜外血腫と異なり血腫は骨縫合を超えて存在するが，硬膜の付着部を超えて反対側や小脳テント上下に広がることはない．
② 典型的には頭蓋内板にそって広がる三日月型の高吸収として描出されるが，時間が経過するにつれ低吸収化し，ときには再出血を起こしさまざまな濃度の血腫が混在したり隔壁ができたりする．

## 2. 見逃し注意！ 症例と画像診断のポイント（HOP）

### ■ 第1段階（HOP）

#### 症例1

50歳代，男性．主訴：頭部打撲後の意識レベル低下．

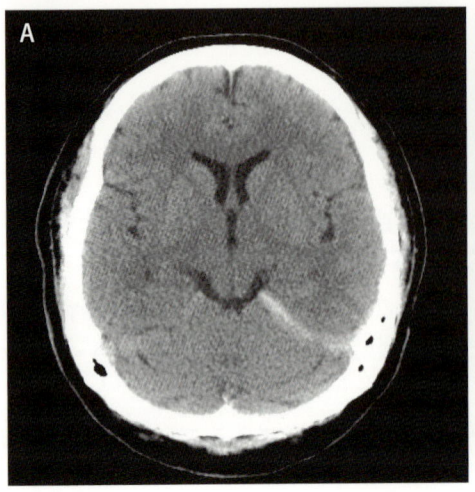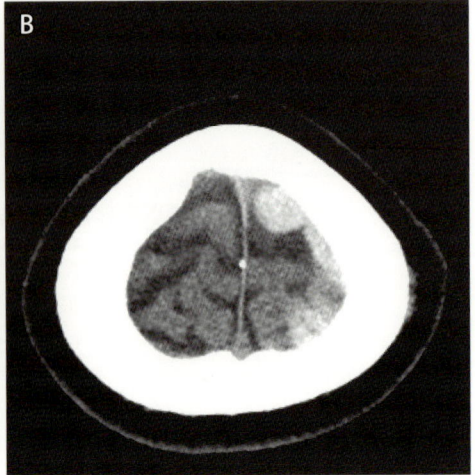

図1　症例1：初診時の頭部単純CT画像
　　A）小脳テントレベル，B）頭頂部レベル

初診担当医の診断：アーチファクト．
本当の診断は　　：急性硬膜下血腫．

### ■ どこを見逃しやすいのか？ 見逃さないためには？
　　〜CTでここまでわかる！（症例1）

● 読影のプロセスと所見

　症例1（図1，2）では左小脳テントに沿って帯状の高吸収を認め（図2A ➡），左頭頂部では頭蓋骨内板に沿って結節状の高吸収を認める（図2B ➡）．参考症例1（図3）では右小脳テント（図3A ➡），半球間裂右側に沿って帯状の高吸収（図3B ➡），参考症例2（図4）では半球間裂右側に沿って帯状の低吸収を認める（図4A，B ➡）．

　硬膜下血腫は硬膜外血腫に比し限局しにくく，大脳鎌，テント，前頭蓋窩・中頭蓋窩底に沿って容易に広がる．典型的な硬膜下血腫は三日月型をしているが，**大脳半球間裂や小脳テントに沿った硬膜下血腫は帯状または線上で見逃されやすいため**，左右差がないか確認し注意深く観察する必要がある．

● 見逃さないためのポイント

大脳半球間裂，小脳テントに沿った急性硬膜下血腫を意識し，左右を比較して読影する．

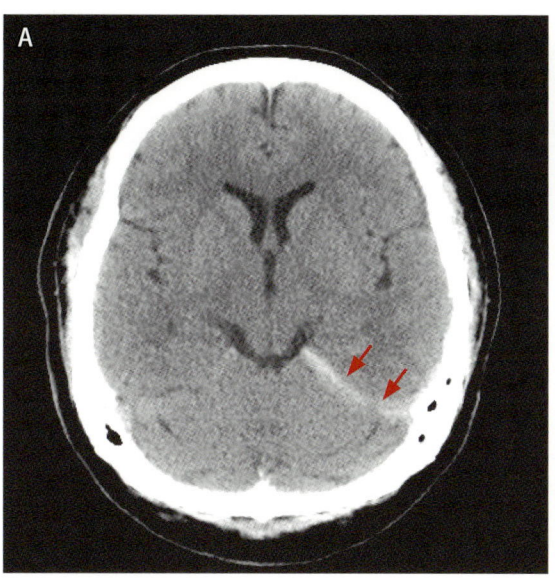 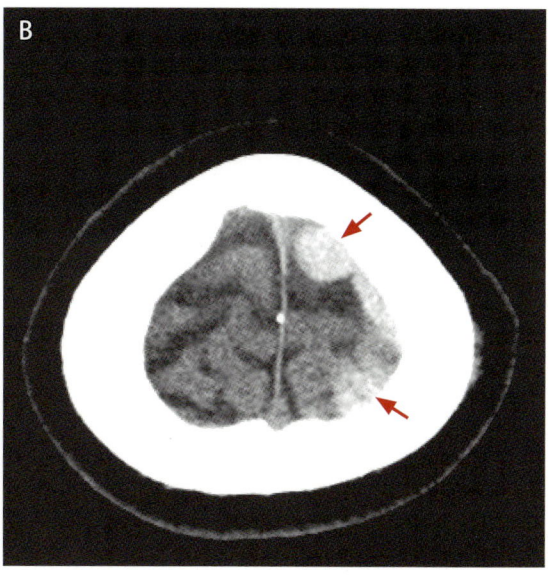

**図2 急性硬膜下血腫（図1再掲）**
50歳代，男性．頭部単純CT．
左小脳テントに沿って高吸収を認める（A➡）．左頭頂部に頭蓋骨内板にそって結節状の高吸収を認める（B➡）．
共に硬膜下血腫と考えられる

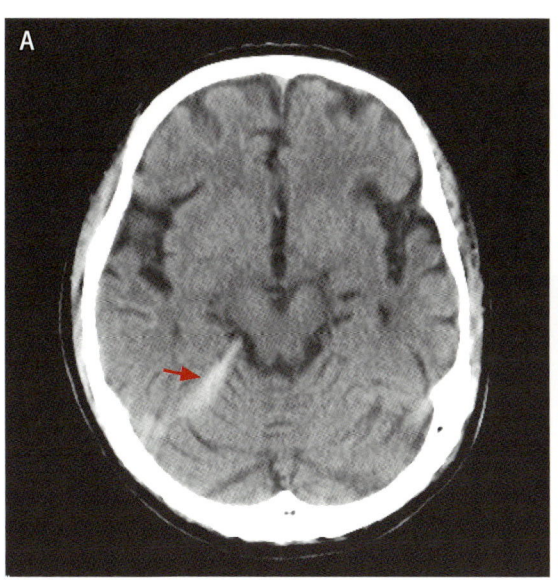 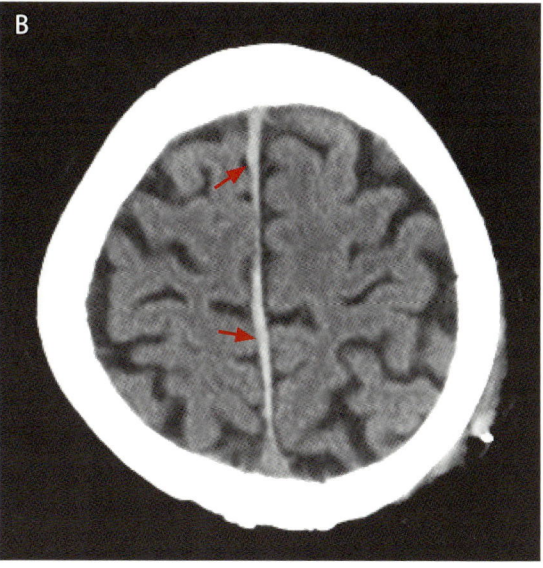

**図3 急性硬膜下血腫（参考症例1）**
70歳代，男性．頭部打撲後に意識レベルの低下あり，頭部単純CTを施行．
A）小脳テントレベル，B）高位円蓋部レベル．右小脳テント，半球間裂右側に沿って高吸収を認める（A，B➡）．
硬膜下血腫と考えられる．急性硬膜下血腫は硬膜付着部を超えることはなく，左側には同様の所見が見られない

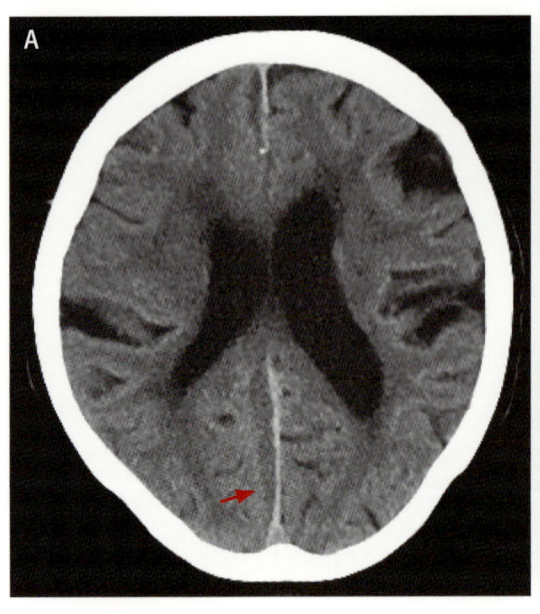
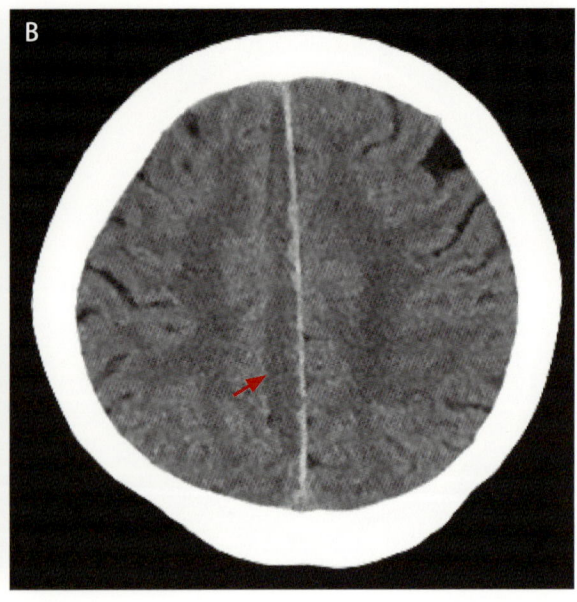

**図4　慢性硬膜下血腫　（参考症例2）**
80歳代，女性．片麻痺あり，頭部単純CT施行．A）側脳室体部レベル，B）高位円蓋部レベル．
半球間裂右側に沿って低吸収を認め（A，B➡），硬膜下血腫と考えられる．脳梗塞疑いにて撮像されたが，担当医により異常所見なしと判断された症例

# 3. 見逃し注意！ 症例と画像診断のポイント（STEP）

## ■ 第2段階（STEP）

### 症例2

70歳代，女性．主訴：意識障害．

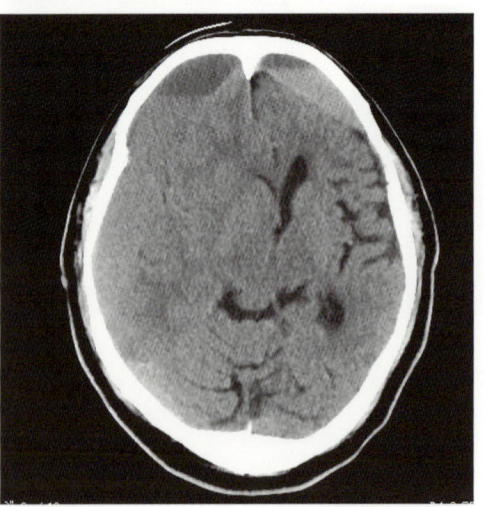

図5　症例2：初診時の頭部単純CT画像

初診担当医の診断：慢性硬膜下血腫．
本当の診断は　　：慢性硬膜下血腫と大脳鎌下ヘルニア．

## ■ どこを見逃しやすいのか？ 見逃さないためには？
## 〜 CTでここまでわかる！（症例2）

### ●読影のプロセスと所見

症例2（図5, 6）では右前頭部〜側頭部，左前頭部に時期の異なる硬膜下血腫がみられる（図6 ⇨）．右側血腫の重力側では血腫の濃度が皮質の濃度とほぼ等吸収域であるため，脳実質と血腫の境界が不明瞭である．右側血腫のmass effectにより大脳鎌下ヘルニアを生じている（図6 →）．

急性期血腫の濃度は日ごとに低下し，おおよそ7〜10日後に皮質と等吸収になると言われその後さらに低下する．症例2（図5, 6）ではヘマトクリット効果により大脳皮質と比較して高濃度，等濃度，低濃度の3種類の血腫が混在しているが，**見逃されやすいのは皮質と等濃度の血腫である**．特に，少量の血腫が両側に貯留している場合は，正中偏位が小さくmass effectも目立たないため見逃されやすい．また，脳ヘルニアの所見を確実に拾うことも大切である．

参考症例3（図7）では硬膜下水腫の症例を提示した．外傷後に特に見られる所見で単なる脳萎縮として見逃されることがあるが，数週間後〜数カ月後に慢性硬膜下血腫に移行することもあるため指摘することは重要である．脳萎縮との鑑別点は，脳萎縮の場合硬膜下水腫と異なり，くも膜下腔が拡大しその間隙を皮質静脈が走行するため，皮質静脈は脳表側に偏位しないとされる．

### ●見逃さないためのポイント

・血腫は出血の時期によりさまざまな濃度を呈し，特に大脳皮質と等吸収域の血腫は見逃されやすいためmass effectの評価（正中構造の偏位やヘルニアの有無）とともに注意深く観察する．
・外傷後の硬膜下水腫に注意を払う．

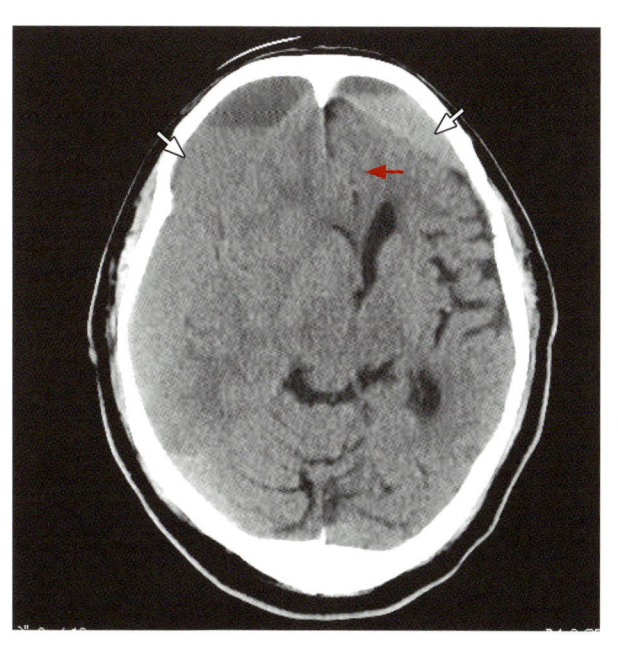

**図6　慢性硬膜下血腫（図5再掲）**
70歳代，女性．頭部単純CT．
右前頭部〜側頭部，左前頭部に新旧混在した硬膜下血腫を認める（⇨）．右硬膜下血腫のmass effectにより正中構造の左側への偏位（midline shift）が見られる．右側より帯状回が大脳鎌に陥入しており，大脳鎌下ヘルニアと考えられる（→）

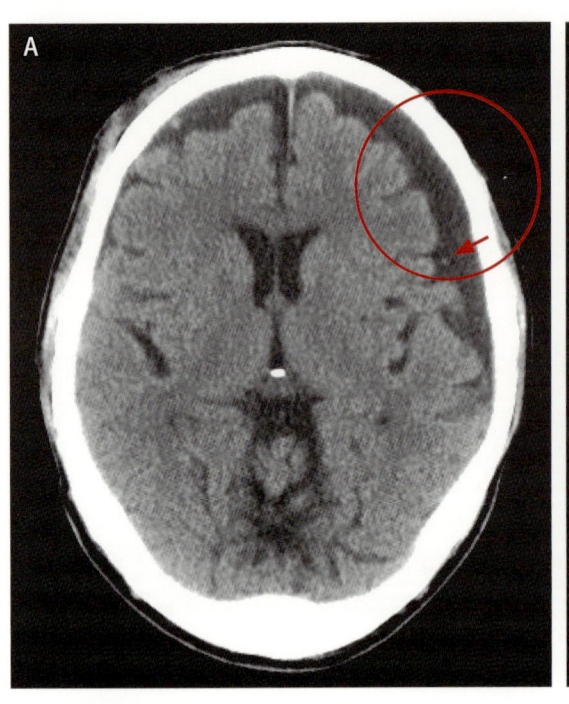

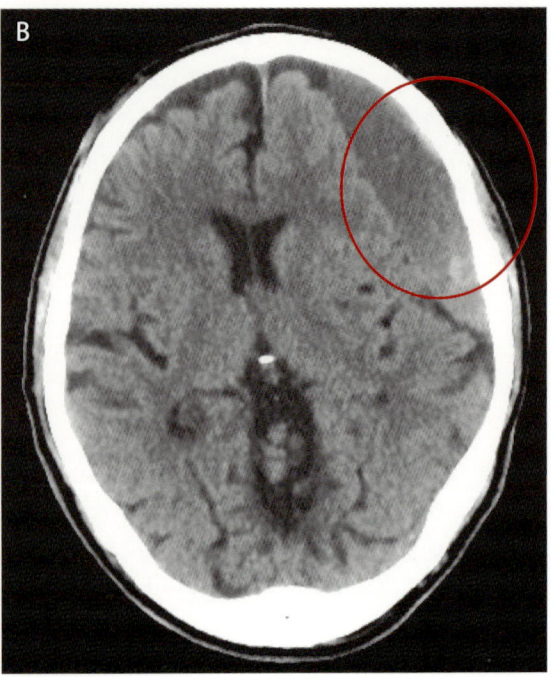

図7　硬膜下水腫．（参考症例3）
　　50歳代，男性．頭部単純CT．A，B：同一症例．
　　A) 外傷後9日．左前頭部〜側頭部にかけて脳脊髄液と等濃度の液貯留を認める（○）．くも膜下腔の血管が脳表側に偏位しており，硬膜下水腫と考えられる．➡は皮質静脈．B) 外傷後3カ月．Aで見られた硬膜下水腫の部位に高濃度の液貯留が見られ（○），慢性硬膜下血腫の状態と考えられる．正中構造の右側への偏位あり（midline shift陽性）

# 4. 見逃し注意！ 症例と画像診断のポイント（JUMP）

## ■ 第3段階（JUMP）

### 症例3

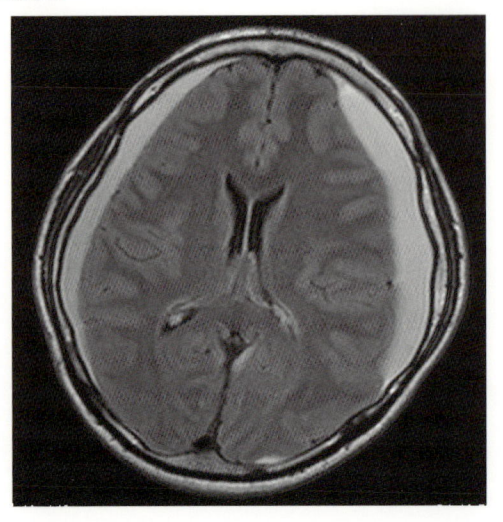

図8　症例3：初診時の頭部MRI画像

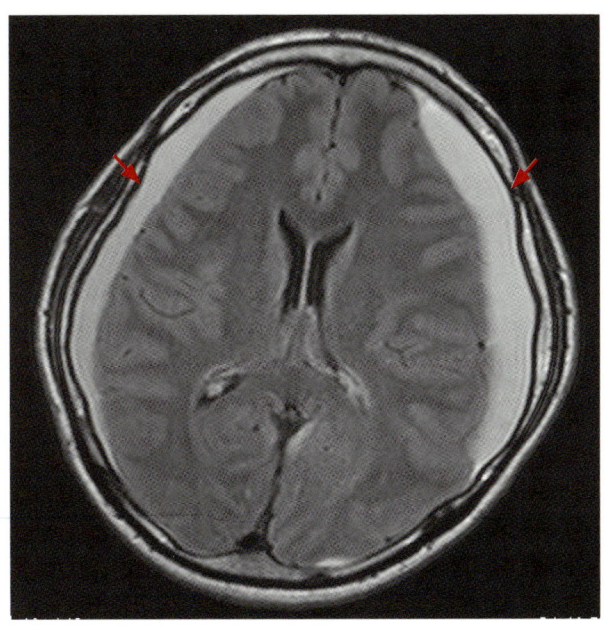

**図9　急性硬膜下血腫（図8再掲）**
30歳代，男性．頭部MRI：FLAIR．
両側側頭部に脳脊髄液とは異なる信号の液貯留を認め
（→），硬膜下血腫が考えられる

30歳代，男性．主訴：突然の頭痛．
初診担当医の診断：両側硬膜下血腫．
本当の診断は　　　：両側硬膜下血腫，低髄圧症候群．

## ■ どこを見逃しやすいのか？　見逃さないためには？～ CTでここまでわかる！

### ●読影のプロセスと所見

　症例3（図8，9）はMRIのFLAIR画像を提示したが，単純CTでもその所見や思考過程に大きな違いはない．両側側頭部の頭蓋骨内板に沿って液貯留を認め（図9 →），病歴も併せて両側硬膜下血腫と考えられる．

　さて，症例3（図8，9）は外傷の既往のない若年男性であった．病歴からも外傷が原因であることは否定的で，ほかの誘因を考えなければいけない．本症例ではMRIの所見より特発性低髄圧症候群が強く疑われたが，硬膜下血腫のほかの原因として表にあげたようなものが考えられる．非外傷性の硬膜下血腫を見た場合は，その原因検索も重要で稀ではあるが脳動脈瘤破裂のような"地雷"も潜んでいることを念頭に置くことが大切である．

### ●見逃さないためのポイント

　明らかな外傷歴のない急性硬膜下血腫は，病歴も参考にしてその原因を十分にwork-upすることが必要である．

表　硬膜下血腫の原因とリスクファクター

| 原因 |
|---|
| ・頭部外傷 |
| ・出血性素因，抗凝固療法 |
| ・脳動脈瘤 |
| ・脳動静脈奇形 |
| ・脳腫瘍（髄膜腫，転移性脳腫瘍など） |
| ・頭部術後 |
| ・低髄圧症候群 |
| ・小児虐待 |
| ・くも膜囊胞　（リスクファクターとなる） |

# おわりに

　硬膜下血腫の指摘は容易であると思われがちであるが，なかには見落としやすいものもある．頭蓋内というほぼ密閉された空間に貯留する血腫は死や重篤な後遺症につながる可能性があり，わずかな所見でも見逃さないよう呼吸を忘れるぐらいに集中して頭部CTを読影してみよう．

### 文献・参考文献

1 ) Osborn's Brain：Imaging, Pathology, and Anatomy.（Osborn, A. G.），pp. 1-72, Lippincott Williams & Wilkins, 2013

### プロフィール

**立元将太（Shota Tatsumoto）**
京都市立病院放射線診断科
プロフィールは第2章-1参照．

第2章　頭部画像で見逃しやすい

# 3. 急性期〜亜急性期脳梗塞

立元将太

### Point

- CTにおける早期虚血変化である"early CT sign"と虚血と関連のある"hyperdense MCA sign"を理解し，指摘できることが第1段階（HOP）である
- 後方循環系のhyperdense basilar artery signを理解し，指摘できることが第2段階（STEP）である
- 脳梗塞の経時変化，出血性脳梗塞を知ることが第3段階（JUMP）である

## はじめに

　脳梗塞の診断においてはCTよりも拡散強調画像を含めたMRIの方が有用であることは明らかである．しかし，さまざまな鑑別疾患が想起される救急の現場においては出血性病変除外のためCT firstで施行されることが多く，脳梗塞のCT所見を理解していることは迅速な診断や治療方針決定の際に必要不可欠である．また，CTの方がMRIよりも脳梗塞の病態を明瞭に反映する場合もあり，急性期脳梗塞CTを中心に実際の症例をもとに3ステップで解説する．

## *1.* 急性期脳梗塞の典型的な画像所見の特徴

### 1）early CT sign

　非可逆的組織障害を示す"early CT sign"は細胞性浮腫に伴う灰白質濃度の低吸収域化であり，典型的な画像所見は皮髄境界消失，レンズ核の不明瞭化，脳溝の消失である．early CT signが出現するのは発症3〜6時間以内であり，初回CTにて適切に調節された表示条件（ウインドウレベル，ウインドウ幅）の上でearly CT signが検出されるのは50〜60％程度である．

### 2）hyperdense sign

　動脈閉塞の原因となった凝血塊を示す"hyperdense sign"は発症直後より動脈内の高吸収域として認められ，典型的な画像所見は中大脳動脈閉塞時に認められる水平部（M1）の線状の高吸収域（hyperdense MCA sign）である（M1閉塞の30％程度でみられる所見である）．ほか，頻度は少ないが同様の機序で中大脳動脈島部（M2），頭蓋内の内頸動脈，脳底動脈に高吸収域が認められることがある．これらの"hyperdense sign"は石灰化によるものではないことを確認し，どの血管と比較しても高濃度であることが重要である．

## 2. 見逃し注意！ 症例と画像診断のポイント（HOP）

### ■ 第1段階（HOP）

#### 症例1

70歳代，男性．主訴：右片麻痺．3時間前発症．

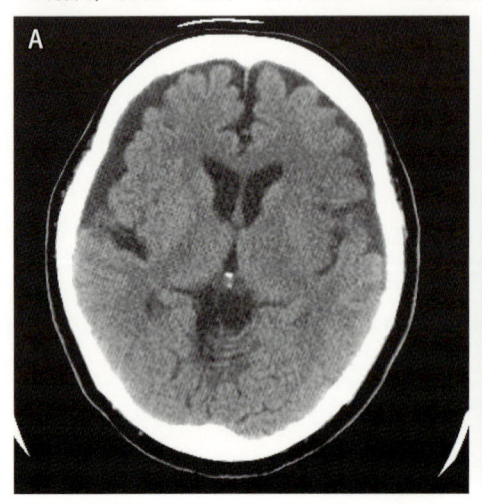

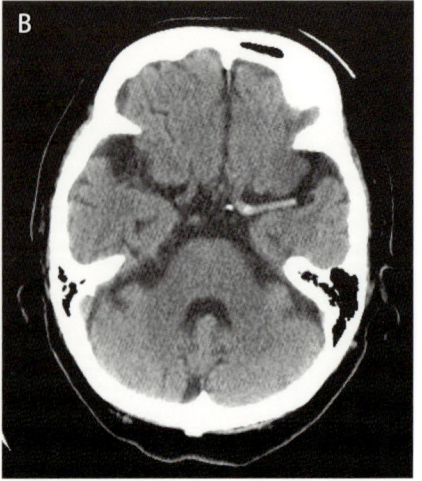

図1　症例1：初診時の頭部単純CT画像
　　A）シルビウス裂上部レベル，B）鞍上槽レベル

初診担当医の診断：頭蓋内に特記所見なし．
本当の診断は　　：左中大脳動脈領域の急性期脳梗塞．

### ■ どこを見逃しやすいのか？ 見逃さないためには？
### 〜CTでここまでわかる！（症例1）

#### ●読影のプロセスと所見

　左中大脳動脈の水平部（M1）内に線上の高吸収を認め（図2B→），同動脈内に塞栓子/血栓が存在することが考えられる．左レンズ核の不明瞭化，左島回，左前頭側頭弁蓋部の皮髄境界消失を同時に認め（図2A○），M1閉塞に伴い側副血行から最も遠い基底核，島皮質領域で虚血が最も強いことが示唆される．以上の所見は中大脳動脈（M1）閉塞に伴う急性期脳梗塞に矛盾ないものである．

　CTでの早期虚血変化は軽微なものであることから，**左右差を比較**し早期虚血変化の出現しやすい部位を丁寧に見ることが重要である．さらに，コントラストを上げるため画像表示条件についてはウインドウ幅を80HU以下と狭くすることが早期虚血変化を捉えるのに有効である．

　症例1（図1，2）では中大脳動脈水平部（M1）の塞栓子/血栓がある場合（hyperdense MCA sign）を提示したが，参考として中大脳動脈島部（M2）に塞栓子/血栓がある場合（MCA dot sign）を図3に示す．

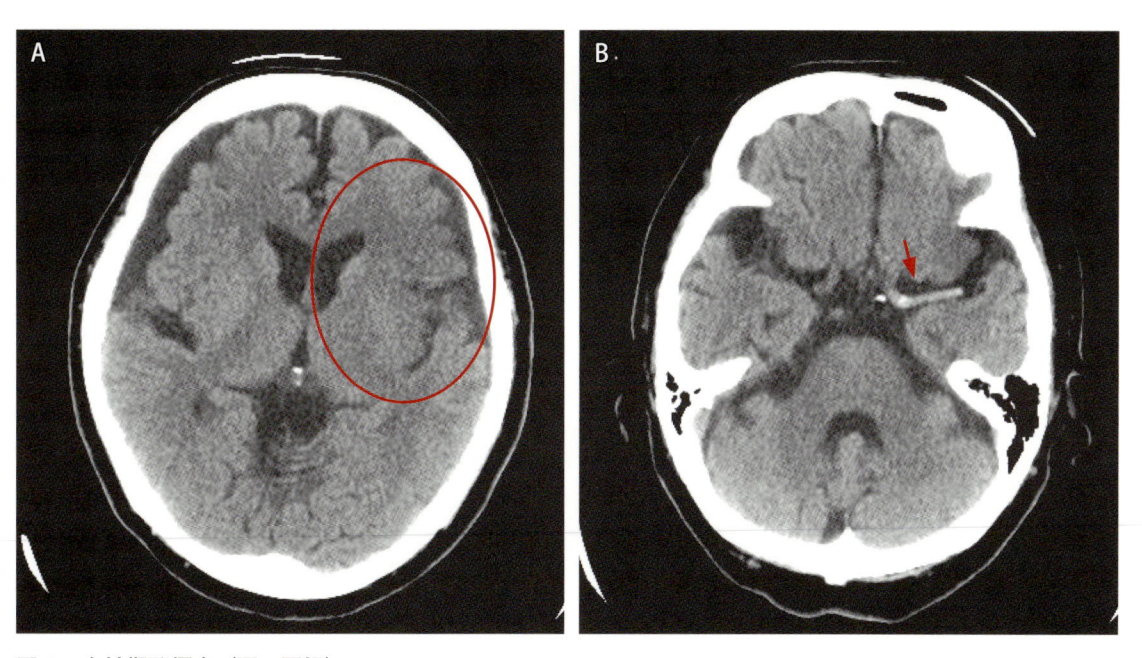

**図2 急性期脳梗塞（図1再掲）**
50歳代，男性．頭部単純CT．A）シルビウス裂上部レベル，B）鞍上槽レベル．
左レンズ核の不明瞭化，左島回，左前頭側頭弁蓋部の皮髄境界消失を認める（A○）．左中大脳動脈の水平部（M1）内に線上の高吸収を認める（➡）

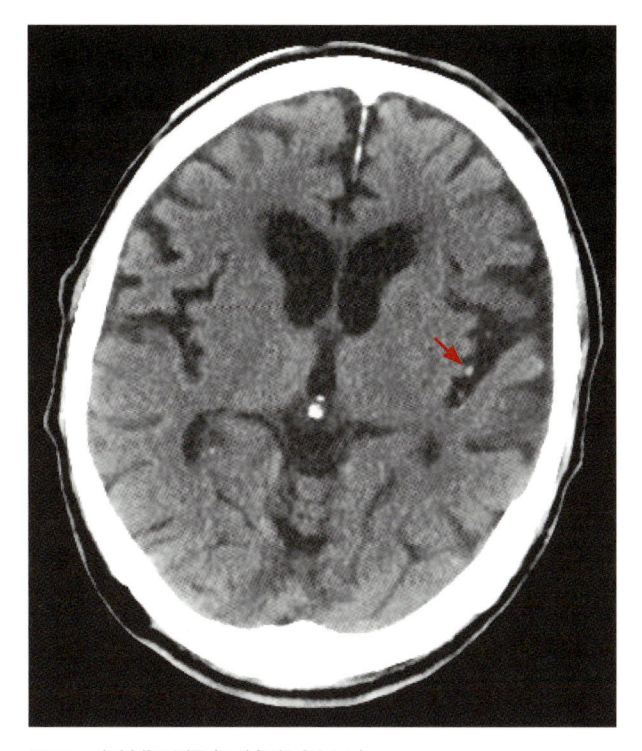

**図3 急性期脳梗塞（参考症例1）**
50歳代，男性．頭部単純CT．
左中大脳動脈島部（M2）内に点状の高吸収を認める
（MCA dot sign：➡）

●見逃さないためのポイント
・早期虚血変化は軽微であることを知り，レンズ核の輪郭の不明瞭化や皮髄境界の不明瞭化の有無を意識する．
・早期虚血変化を指摘するには，表示条件（ウインドウレベル，ウインドウ幅）を適切に調節する必要がある．

## ■ 第1段階（HOP）

### 症例2

60歳代，男性．主訴：左片麻痺．3時間前発症．

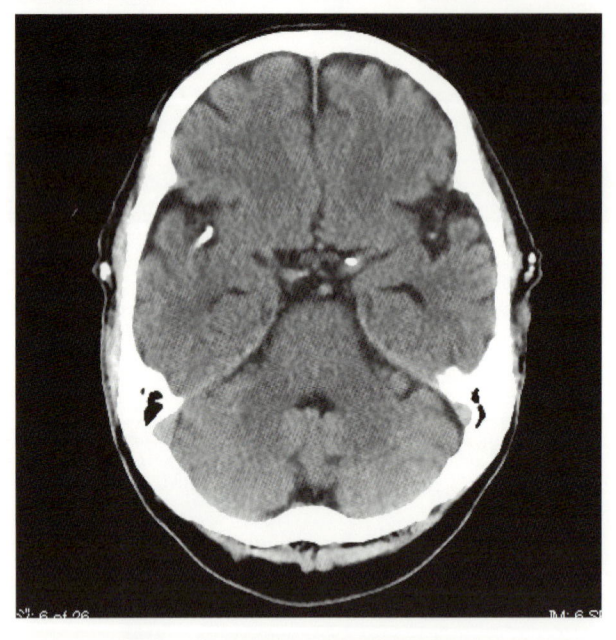

図4　症例2：初診時の頭部単純CT画像

初診担当医の診断：頭蓋内に特記所見なし．
本当の診断は　　：右中大脳動脈領域の急性期脳梗塞．

## ■ どこを見逃しやすいのか？ 見逃さないためには？
〜 CTでここまでわかる！（症例2）

　右中大脳動脈の水平部と島部の移行部内に石灰化と同程度の高吸収を認める（図5 ➡）．血栓よりも高濃度であり"石灰化"塞栓子（calcified embolus）が考えられる．
　頻度は少ない病態ではあるが，MRIでは小さな石灰化を指摘することは困難であり単純CTにて石灰化塞栓子を指摘することは非常に重要である．原因として頸動脈や胸部大動脈の石灰化，心臓の弁輪石灰化が考えられ，塞栓源の精査としてエコーやCTによる心臓および頸部〜胸部大血管の精査を施行すべきである．

●見逃さないためのポイント
hyperdense signを理解し，そのなかに特殊な石灰化塞栓子（calcified embolus）があることを知る．

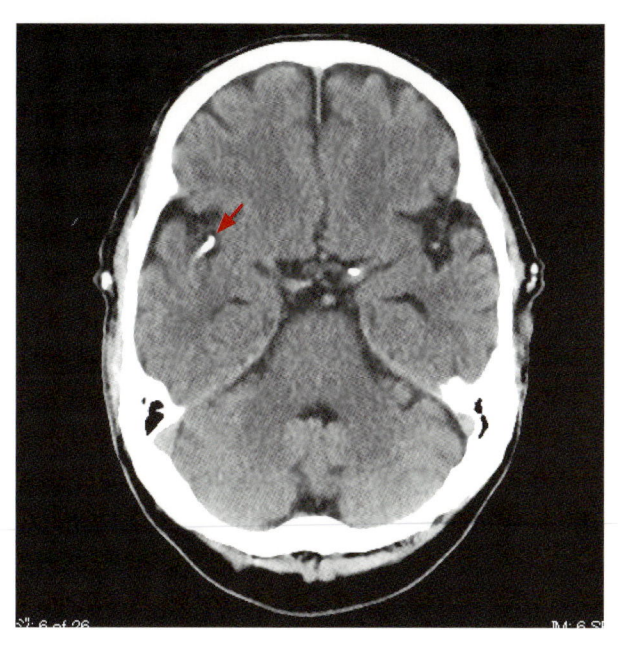

**図5　急性期脳梗塞（図4再掲）**
60歳代，男性．頭部単純CT．
右中大脳動脈水平部（M1）と島部（M2）の移行部に石灰化と同程度の高吸収を認める（→）．石灰化塞栓子が疑われる

## 3. 見逃し注意！ 症例と画像診断のポイント（STEP）

### ■ 第2段階（STEP）

#### 症例3

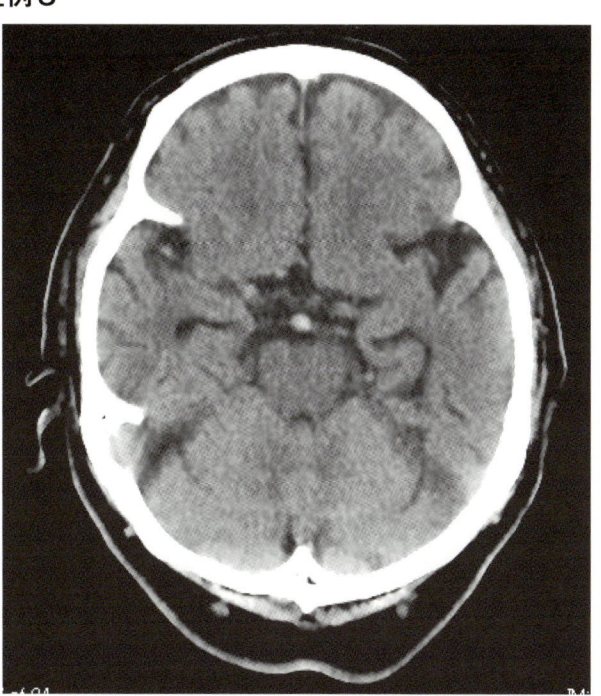

**図6　症例3：初診時の頭部単純CT画像**

70歳代，男性．主訴：意識障害．
初診担当医の診断：頭蓋内に特記所見なし．
本当の診断は　　　：脳底動脈閉塞症．

## ■ どこを見逃しやすいのか？ 見逃さないためには？
### 〜 CT でここまでわかる！（症例3）

　頭蓋内に出血を認めず，脳底動脈尖端部に高吸収（hyperdense basilar artery sign）を認める（図7 ➡）．動脈壁との石灰化が鑑別となるが，症状とも対比すると脳底動脈尖端部の塞栓症が疑われる．発症早期であるため脳実質には異常所見を認めない．

　椎骨脳底動脈の塞栓・血栓症は前方循環系の塞栓・血栓症と比較して頻度が低く，CTでは所見があったとしても1または2スライスの僅かなものであること多い．さらに，椎骨動脈壁の石灰化はしばしばみられ，紛らわしい．見逃さないためには常に椎骨脳底動脈にも気を配って読影し，症状と対比して後方循環系の脳梗塞を疑うことが重要である．

> ●**見逃さないためのポイント**
> ・日々の読影時に椎骨脳底動脈までしっかり見る癖をつける．
> ・臨床症状との対比を常に心がける．

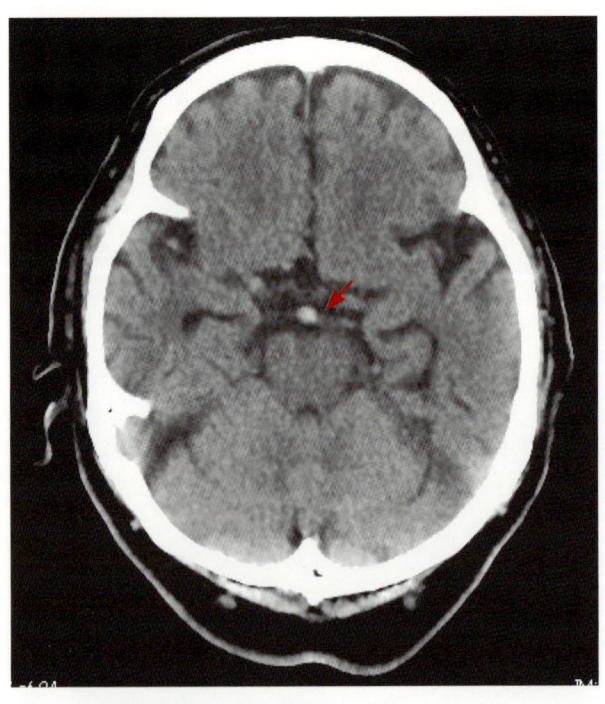

**図7　急性期脳梗塞（図6再掲）**
70歳代，男性．頭部単純CT．
脳底動脈尖端部に高吸収を認め（➡），血栓/塞栓子を見ているものと考えられる

# 4. 見逃し注意！ 症例と画像診断のポイント（JUMP）

## ■ 第3段階（JUMP）

### 症例4

60歳代，男性．2週間前に脳梗塞発症．

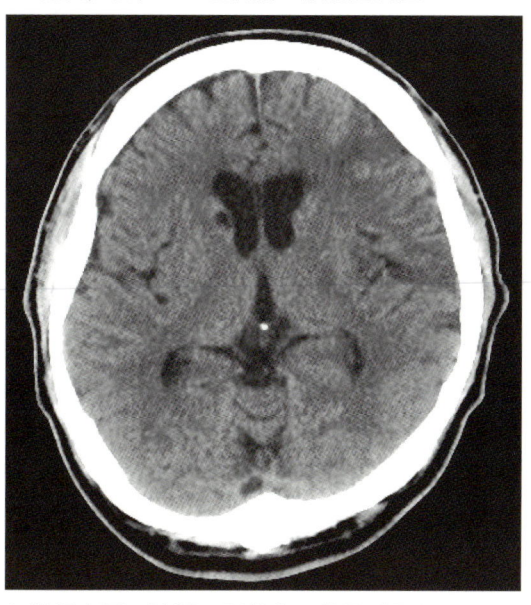

図8　症例4：脳梗塞発症2週間後の
　　　フォローCT画像（頭部単純CT）

初診担当医の診断：頭蓋内に特記所見なし．
本当の診断は　　：亜急性期脳梗塞．

## ■ どこを見逃しやすいのか？ 見逃さないためには？
## 〜CTでここまでわかる！（症例4）

　症例4（図9）では左前頭葉の脳梗塞の経時変化を見ていく．単純CTにて，梗塞巣は発症日から数日の間に低吸収域化していきmass effectを伴うようになってくる（図9A，B）．その後発症日から2〜3週間程度経つと今度は逆に梗塞巣は正常皮質とほぼ等吸収域となり（図9C），これがfogging effectと言われる．fogging effectは50％程度でみられるとされているが，初回のCTが亜急性期脳梗塞であった場合に見逃されることがあるため病歴と併せて注意深く観察する必要がある．

　参考症例2（図10）では出血性脳梗塞の症例を2つ示した．出血性脳梗塞は亜急性期脳梗塞のうち20〜25％で生じ，発症後数日から1，2週間以内に起こる変化である．大きくは参考症例2の図10A ○のような皮質に沿った高吸収（出血）と図10B → のような皮質下の高吸収（出血）に分けられる．

### ●見逃さないためのポイント

亜急性期脳梗塞の画像はfogging effectや出血性変化（hemorrhagic transformation）の出現により診断が難しい場合があるため（時には脳腫瘍と間違われることもある），病歴も参考にして診断を進める．

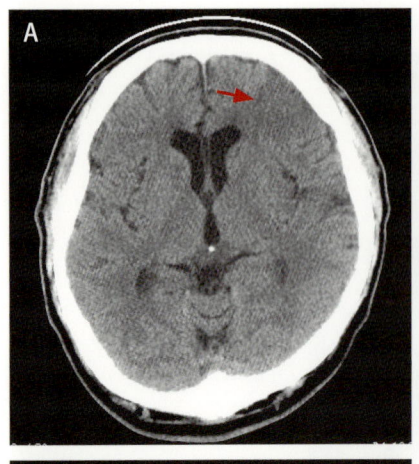

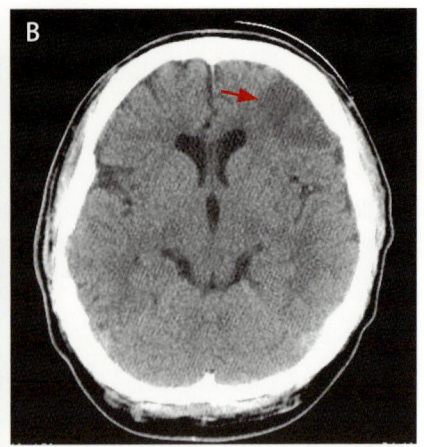

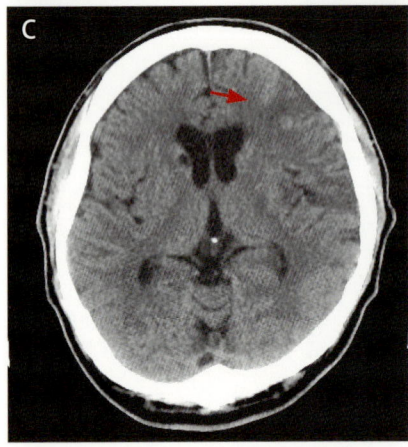

**図9 急性期〜亜急性期脳梗塞（Cは図8再掲）**
60歳代，男性．頭部単純CT．（A，B，Cは同一症例．A：発症当日，B：発症2日後，C：発症2週間後）
A）左前頭葉の皮髄境界は不明瞭となり，低吸収となっている（→）．軽度の腫脹がみられ，脳溝が消失している．B）低吸収域化がさらに進行している（→）．C）再び周囲脳実質との境界が不明瞭となっている（→）

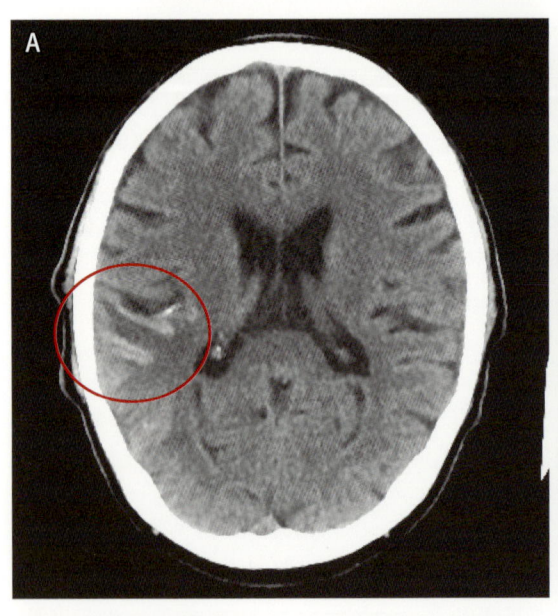

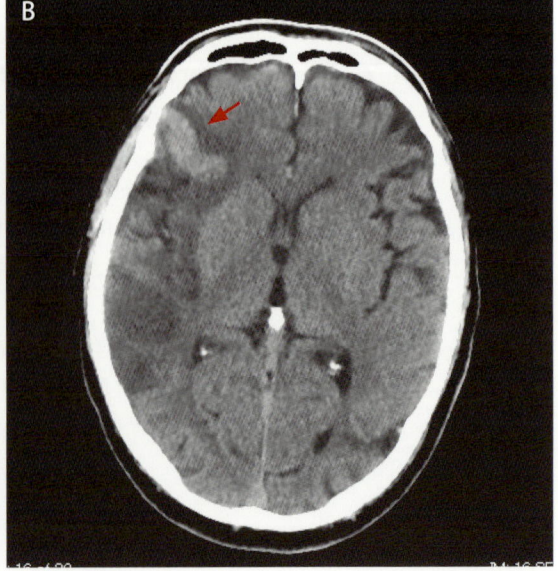

**図10 亜急性期脳梗塞（A，Bは別症例）（参考症例2）**
ともに70歳代，男性．頭部単純CT．
A）右側頭葉の皮質に沿って高吸収を認める（○）．
B）右中大脳動脈領域に広範な低吸収域を認め，そのなかに高吸収域（→）を認める

# Advanced Lecture

■ 脳梗塞がありました！で終わらないために

　脳梗塞の機序は主として血栓性，塞栓性，血行力学性に分類されるが，背景となり得る原因疾患はさまざまで，腫瘍，感染症，代謝性疾患，血液疾患，外傷など多数のものがある．脳梗塞の診断のみで思考停止を起こさず，適切にwork-upすることが必要である．また，脳梗塞の鑑別疾患を考えることも重要である．

# おわりに

　急性期脳梗塞のCT所見を実際の症例を交えて解説した．実際は，頭部CTのみで脳梗塞を診断するには限界があると言えるため，臨床的に疑われれば脳MRIを躊躇なく撮像することが大切であると思われる．また，Advanced Lectureでも少し触れたが，脳梗塞の画像診断で最も面白いところはその病態・原因を推察することであると思う．救急の現場ではなかなか難しいかもしれないが，脳梗塞を見つけるという作業だけに終わらず病歴や画像からその人の脳梗塞の病態を考え治療に結びつけよう．

### 文献・参考文献

1）「ここまでわかる頭部救急のCT・MRI」（井田正博/著），pp. 112-218，メディカル・サイエンス・インターナショナル，2013
2）Osborn's Brain：Imaging, Pathology, and Anatomy.（Osborn, A. G.），pp. 169-214, Lippincott Williams & Wilkins, 2013
3）Shetty, S. K.：The MCA Dot Sign. Radiology, 241（1）：315-318, 2006
4）Jakanani, G.C., et al.：Basilar artery：another anatomic blind spot at brain imaging. Radiographics, 30（5）：1431-1432, 2010

### プロフィール

立元将太（Shota Tatsumoto）
京都市立病院放射線診断科
プロフィールは第2章-1参照．

第2章 頭部画像で見逃しやすい

# 4. 小児虐待，揺さぶられっ子症候群

赤澤健太郎

### ● Point ●

- 小児医療において，虐待は常に直面する可能性がある
- 画像検査が虐待を見つけるきっかけにも，強い疑いをもつ根拠にもなりえ，見逃してはならない
- 虐待の可能性を考える画像所見の知識は医療従事者として必要不可欠である

## はじめに

　小児医療において，小児虐待は日常的な問題となっている．厚生労働省の発表の「児童相談所における児童虐待の相談対応件数」の報告では，1990年から60倍以上と増加の一途を辿り，2012年度には6万件を超えた[1]．2011年度の心中以外の虐待死は58人で，同年の0～14歳の死亡数5,099人の約1％を占める．

　虐待の場合は，痙攣，意識障害，呼吸不全，易刺激性，嘔吐など非特異的な臨床症状が受診理由となる[2]．神経症状が存在した場合には，頭部CTなどが撮像される場合もあり，頭蓋内出血が発見されたとしても養育者から明確な外傷機転が述べられることは少なく，損傷の重症度に合わない軽微な事故を述べる傾向にある．このためはじめから虐待を疑われて画像検査が行われることは少ない．

　画像診断が小児虐待の発見の契機となる可能性も高く，虐待がcommon diseaseとなった今，虐待がくり返されることによってより不幸な結果を招くことを防ぐためにも，虐待の可能性を示唆する頭部画像の特徴に精通しておくことは，必要不可欠な時代となっている．

## 1. 小児虐待の典型的な画像所見の特徴

　古典的な虐待による頭部外傷の画像所見としては，新旧の時相の異なる頭蓋骨骨折および硬膜下血腫があげられる．

## 2. 見逃し注意！ 症例と画像診断のポイント

### ■ 見逃し注意症例

**症例**

生後2カ月，女児．主訴：ぐったりしている．
前日より嘔吐が出現し，当日夜からぐったりしているため，救急外来を受診した．活気低下の原因検索として，頭部CTが施行された．

A）基底核レベル　　　B）側脳室体部上端レベル

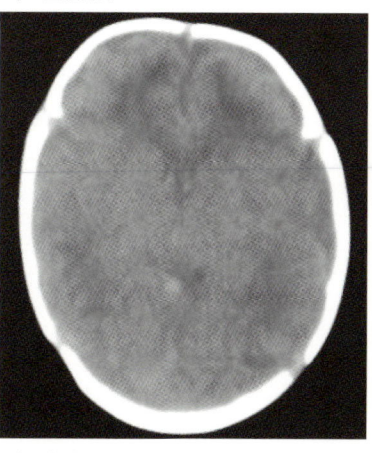

C）半卵円中心レベル　D）高位円蓋部レベル

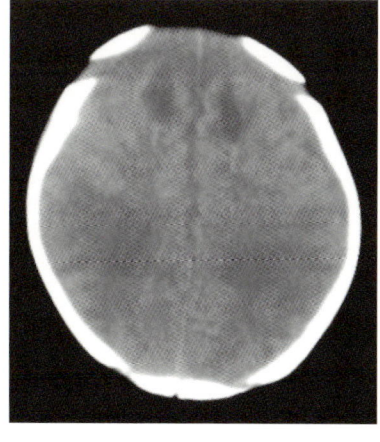

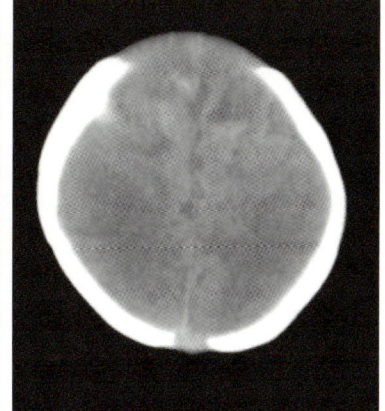

図1　症例：初診時の頭部単純CT画像

初診担当医の診断：明らかな出血なし．
本当の診断は　　　：頭蓋内出血および多発脳損傷が疑われ，原因として虐待による揺さぶられっ子症候群の可能性が考えられる．

### ■ どこを見逃しやすいのか？ 見逃さないためには？〜CTでここまでわかる！

新生児などは対象が小さく，また脳実質の水分含量が高いため，成人と灰白質・白質のコントラストも異なり，頭部CTの画像を普段から見慣れていないと異常を見つけることが難しい場合がある．

A) CT画像（図1Aと同じ）　　B) MRI FLAIR画像

C) MRI T1強調画像　　D) MRI T2強調画像

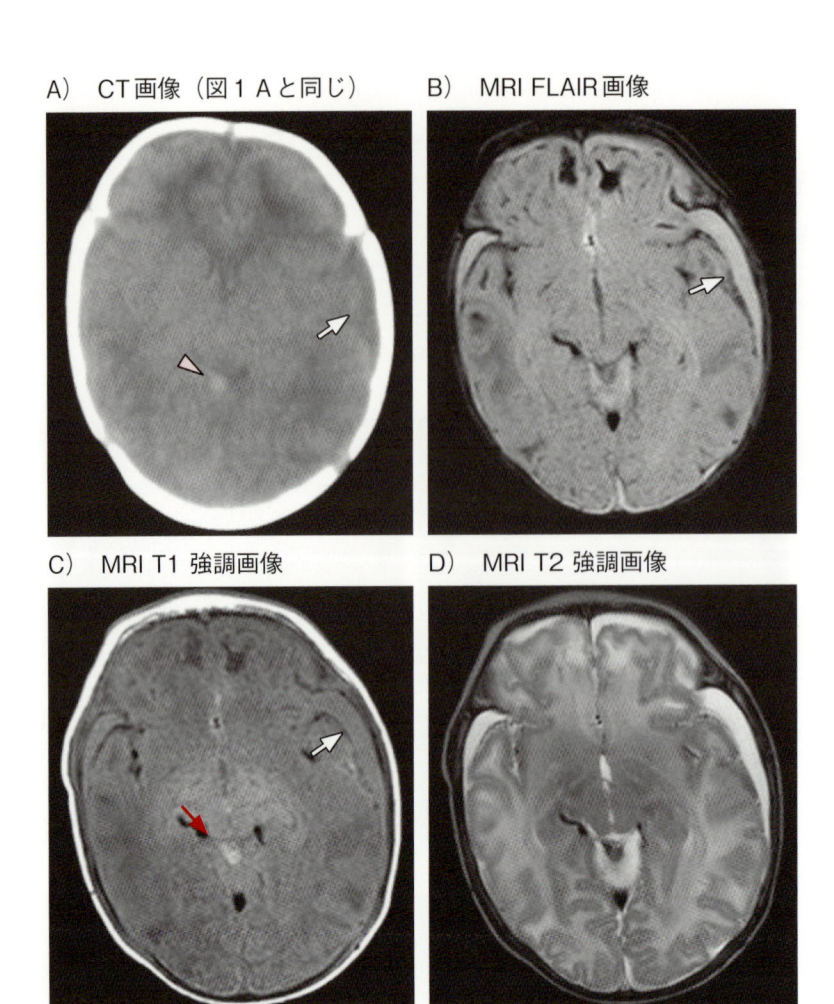

**図2　四丘体槽レベルの頭部CT，MRI**
頭部CT画像では，左側に脳脊髄液よりはやや高吸収を呈する液体貯留が認められ（A⇨），T1強調画像では脳実質とほぼ等信号（C⇨），FLAIR画像では高信号を呈しており（B⇨），慢性硬膜下血腫を呈している．また頭部CT画像にて，四丘体槽やや右側に高吸収を認め（A▷），T1強調画像では，同部は高信号を呈しており（C→），比較的新しい血腫の存在が考えられる

　本症例では，同日に施行された頭部MRIと併せて解説を行う．なお，頭部CTと頭部MRIは撮像の傾きが異なるため，見え方が若干異なっていることに注意されたい．

## 1）多発頭蓋内出血
### ・頭部単純CT
　左側優位に両側の前頭側頭部の硬膜下腔が開大し，脳室内の脳脊髄液よりもやや高吸収を呈する液体貯留が認められる（**図2A，3A，4A，5A** ⇨）．右側の高位円蓋部レベルの頭蓋骨直下には急性硬膜下血腫を疑う高吸収を認める（**図5A** →）．側脳室体部上端レベルでは大脳縦裂にも急性硬膜下血腫が疑われ（**図3A** ▷），四丘体槽レベルでは四丘体槽にも血腫が疑われる（**図2A** ▷）．右側の前頭葉には脳実質内出血を疑う淡い高吸収を認める（**図5A** ▶）．

A) CT画像（図1Bと同じ）　B) MRI FLAIR画像

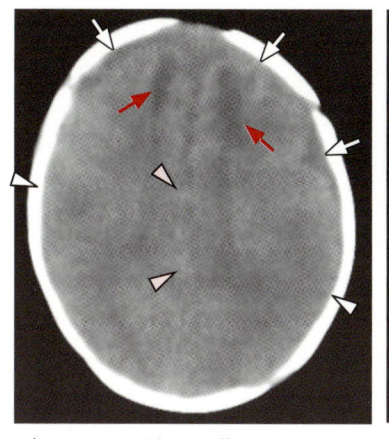

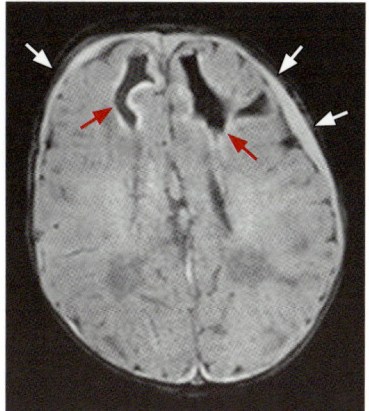

C) MRI T1強調画像　D) MRI T2強調画像　E) MRI 拡散強調画像

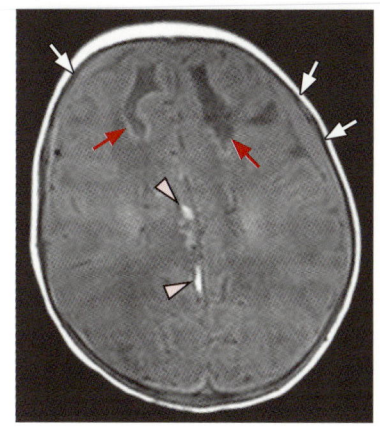

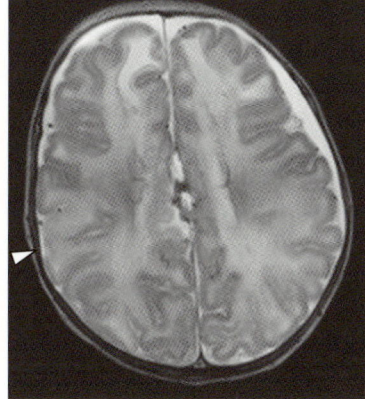

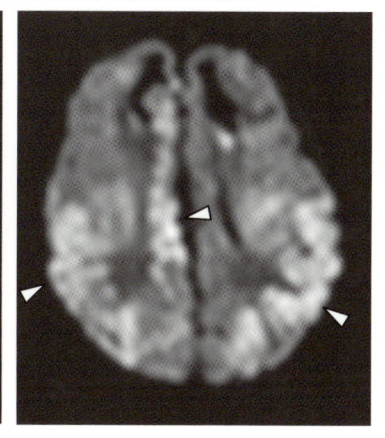

図3　側脳室体部上端レベルの頭部CT，MRI
やや左側優位の両側の前頭側頭頂部に慢性硬膜下血腫を認め（A，B，C⇨）．また頭部CT画像では，大脳縦裂に淡い小さな高吸収を認め（A▷），T1強調画像にて同部を含め高信号を呈している．比較的新しい硬膜下血腫が考えられる．頭蓋内に時相の異なる硬膜下血腫の存在が考えられる．
さらに頭部CTにて両側の前頭葉にほぼ左右対称性に帯状のやや辺縁不整で明瞭な低吸収が認められ（A➡），同領域はFLAIR画像（B➡）やT1強調画像（C➡）にて低信号を呈している．白質裂傷（contusional cleft）の所見で，乳幼児に特徴的な脳損傷である．
また両側の側頭頭頂葉に脳梗塞様所見が認められる（A，D，E▷）

・頭部MRI

　硬膜下腔はFLAIR画像において高信号の液体貯留を認め（図2B，3B，4B，5B⇨），硬膜下血腫を呈している．T1強調画像では脳実質とほぼ等信号を呈しているが（図2C，3C，4C，5C⇨），四丘体槽（図2C➡）や大脳縦裂（図3C，4C▷），右側の頭蓋骨直下（図5C➡）には高信号を呈する血腫が認められ，新旧さまざまな血腫の存在が示唆される．
　CTで認めた右前頭葉の淡い高吸収に一致してT2強調画像にて低信号が認められ（図5D▶），T2*強調画像においても低信号を呈しており（未掲載），脳実質内血腫を伴っている．

A) CT画像（図1Cと同じ）　B) MRI FLAIR画像

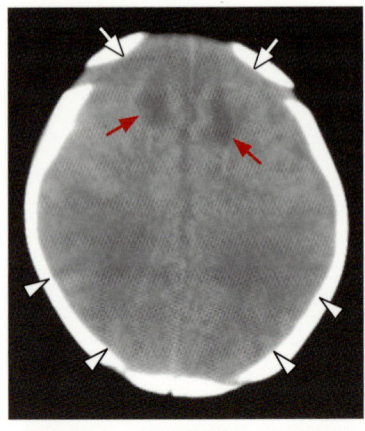

C) MRI T1強調画像　D) MRI T2強調画像　E) MRI 拡散強調画像

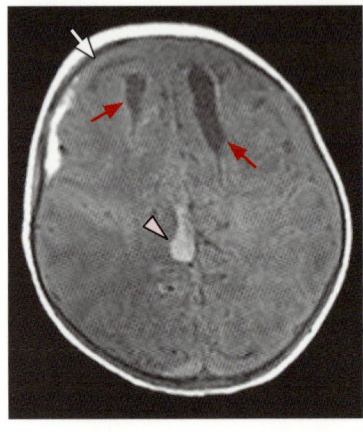

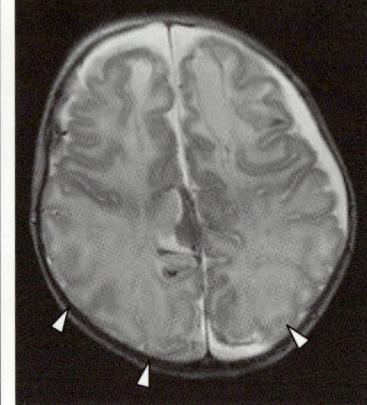

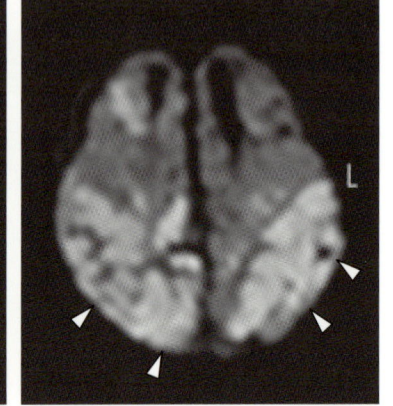

**図4　半卵円中心レベルの頭部CT, MRI**
頭部CT画像にて，両側の頭頂葉を中心にほぼ左右対称性に広範囲に皮髄境界がやや不明瞭化し，これらの領域は前頭葉に比し脳実質が腫脹しているように見える（A▷）．T2強調画像において皮質が部分的に高信号に変化し（D▷），拡散強調画像において異常範囲がより明瞭に描出されている（E▷）．その機序は明らかではないが，脳梗塞様所見を呈している．
また新旧の硬膜下血腫（A, B⇨，C⇨，▷）および白質裂傷（A, B, C→）も観察される

### 2）両側前頭葉の左右対称性の帯状低吸収域

CTにて両側前頭葉にほぼ左右対称性に帯状の周囲白質よりも低吸収が認められる（図3A, 4A→）．同部はMRIのFLAIR画像（図3B, 4B→）およびT1強調画像（図3C, 図4C→）にて明瞭な低信号を呈している．白質裂傷と呼ばれ，虐待に特異的な所見である．

### 3）側頭頭頂葉を中心とする左右対称性の皮髄境界の広範な不明瞭化

CT画像にて，両側の頭頂葉から側頭葉を中心にほぼ左右対称性に広範囲に皮髄境界がやや不明瞭化し，前頭葉に比し脳実質が腫脹しているように見える（図3A, 4A, 5A▷）．これらの領域はT2強調画像において部分的に皮質も高信号に変化し（図3D, 4D, 5D▷），拡散強調画像において異常範囲がより明瞭に描出されている（図3E, 4E, 5E▷）．脳梗塞様所見を呈している．

A)CT画像（図1Dと同じ）　B)MRI FLAIR画像

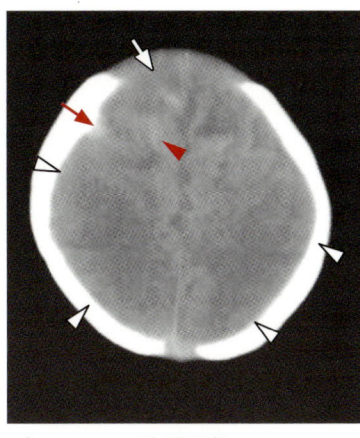

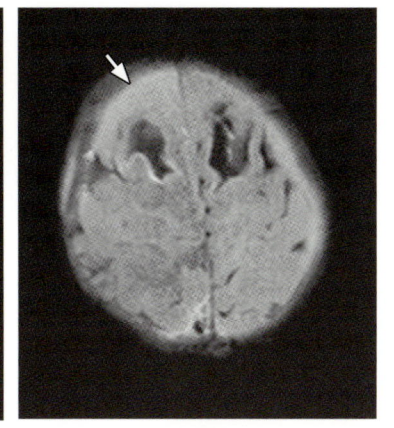

C)MRI T1強調画像　D)MRI T2強調画像　E)MRI 拡散強調画像

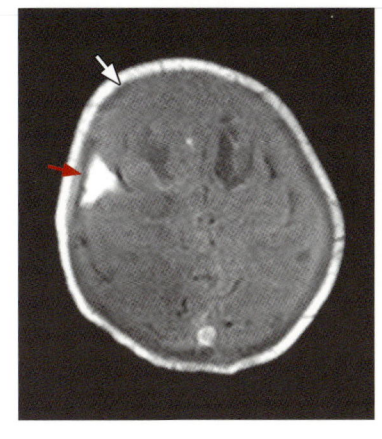

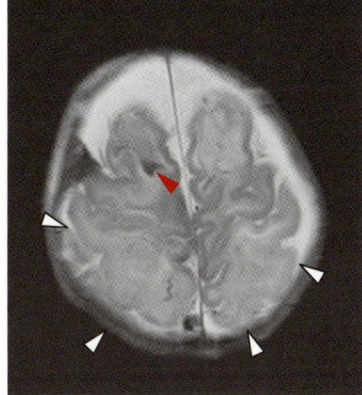

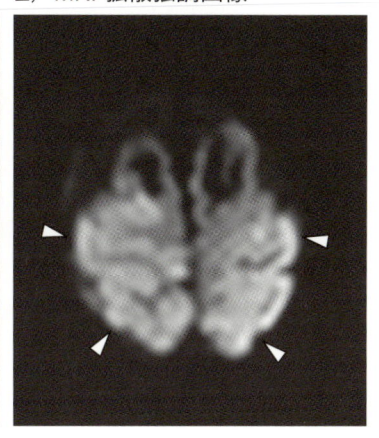

**図5　高位円蓋部レベルの頭部CT，MRI**
新旧の硬膜下血腫（A，B，C⇨，➡）のほかに，CTにて右前頭葉の皮質下に淡い高吸収を認め（A▶），同部はT2強調画像において低信号を呈している（D▶）．同部はT2*強調画像にて低信号を呈しており（未掲載），脳実質内出血の存在も示唆される．
両側の頭頂葉を中心に脳梗塞様所見も認められる（A，D，E▷）

## 3. 揺さぶられっ子症候群（shaken baby syndrome：SBS）[2]

　主に乳児が暴力的に揺さぶられることによって起こる虐待の形態で，加速度と剪断力に起因し，高頻度に重篤な脳障害を起こし，死亡の原因となる．画像所見を以下に列挙する．

### 1) 硬膜下血腫
　乳幼児は頭部が相対的に大きく，くも膜下腔が広いため脳が動きやすく，これにより架橋静脈が破綻し硬膜下血腫が生じやすいとされる．特に半球間裂の硬膜下血腫はshakingとの関連が非常に強いと言われている．両側性，特に時相の異なる血腫の存在も虐待を疑う根拠となる．

### 2) 白質裂傷（contusional cleft）（図3A～C➡，図4A～C➡）
　髄鞘化が未熟な乳幼児では，剪断応力が作用して"白質裂傷（contusional cleft）"が生じ，前頭葉や側頭葉の皮質下白質に出血を伴う線状～嚢胞状の裂隙が認められる．画像では，白質の神経線維の走行方向に沿った裂隙として認められ，病変が外傷によるものであることを示す重要な

所見である．

### 3）そのほかの脳実質損傷
窒息や絞扼による低酸素性虚血性脳症や，機序は明らかとなっていないものの脳梗塞様病変，あるいは脳挫傷も認められる．

### 4）骨折
単純性線状骨折ではなく，多発，両側，放射状などが特徴としてあげられる．

上記の病態は，それぞれに関してはいずれも非特異的であるが，外傷としてもそれに見合う病歴があるかどうかが診断の手がかりとなる．鑑別疾患としては，広範な脳実質の異常所見を呈するものとして，脳炎やミトコンドリア脳症，代謝性疾患などが，頭蓋内出血をきたすものとしては，血友病やプロテインC欠損症などに代表されるような凝固能異常が挙げられ，それらを除外する必要がある．しかしながら，これらは臨床所見，検査所見と詳細に対比することによって鑑別される．

> **●見逃さないためのポイント**
> ・虐待の場合は，痙攣，意識障害，呼吸不全，易刺激性，嘔吐など非特異的な臨床症状が受診も理由となる．
> ・硬膜下出血，特に半球間裂の血腫は，その存在自体が虐待を疑う手がかりとなる．
> ・脳実質損傷として，窒息による低酸素性虚血性脳症，白質裂傷，脳梗塞様病変，脳挫傷などあらゆる病態に注意する必要がある．

## Advanced Lecture[3,4]

### ■ 網膜出血も揺さぶられっ子症候群診断の手がかりになる

揺さぶられっ子症候群を診断するほかの手がかりとして，網膜出血があげられる．揺さぶりによって硝子体も動揺する結果，硝子体と網膜間の血管が断裂して網膜出血をきたす．これは，本症候群に高頻度でみられるため，この症候群が疑われた場合は，眼底検査を行う必要がある．また，身体的虐待の可能性もあるため，特に自ら痛みを訴えることが難しい2歳以下では，全身骨撮影を行い，骨折の有無を確認する．撮影は初診時のみではなく，初回検査で見逃されやすい微細な骨折を確認するため1～2週間後に再度行うことが推奨されている．

## おわりに

小児，特に乳幼児は自ら虐待の事実を訴えることができないからこそ，虐待に関する画像所見の知識をもち，救えるはずの尊い命が失われるような事態が起きることがないように肝に銘じて日々の診療にあたりたい．

### 文献・参考文献

1）「子ども虐待による死亡事例等の検証結果（第9次報告の概要）および児童虐待相談対応件数等」（厚生労働省），2013
2）King, W. J., et al.：Shaken baby syndrome in Canada：clinical characteristics and outcomes of hospital cases. CMAJ. 168：155-159, 2003
3）千田勝一：乳幼児のshaken baby症候群．ふたば，69，2005
4）「子ども虐待診療手引き」（日本小児科学会），2007：http://www.jpeds.or.jp/modules/guidelines/index.php?content_id=25

### プロフィール

**赤澤健太郎（Kentaro Akazawa）**
京都府立医科大学放射線診断治療学
2001年　京都府立医科大学医学部卒業．
「正しい診断」なくして，「正しい医療」を行うことはできません．その診断学において「画像診断」は非常に重要な役割を担っています．高度化，複雑化した医療のなかで，チーム医療を実践していくうえでの要の1つとして放射線科医がその役割を担い，画像診断を通じて医療の質全体を上げることができるよう日々精進しています．

第2章 頭部画像で見逃しやすい

# 5. 顔面外傷：眼窩壁骨折・吹き抜け骨折

赤澤健太郎

> **Point**
> - 初診時に，時に脳損傷と判断を誤る眼窩壁骨折の存在を知ろう
> - 眼窩壁骨折は，下壁のみならず内側壁，稀に上壁にも起きる
> - 骨折の形態により，開放型と閉鎖型があり，閉鎖型は時として画像診断は難しい
> - 画像診断を行う際には骨条件はもちろんであるが，軟部条件も注意して観察しよう

## はじめに

　近年自転車同士あるいは自転車対歩行者の事故が特に増加している．その場合の受傷部位としては頭部・顔面が多い．これに伴い救急医療においてこのような顔面外傷を診療する機会も増えていると思われる．

　眼窩壁骨折には，眼窩底骨折，内側壁骨折，眼窩上壁骨折，視神経管骨折などがある．これらのうち，吹き抜け骨折は拳や野球のボールなどが眼球に激突し，眼球経由で眼窩底に伝播する力で生じる眼窩縁骨折のない眼窩底の骨折を言う．

　これら眼窩壁の骨折のうち下方への骨折はよく知られているが，内側への骨折も生じることがあり，また下壁や内側壁に外眼筋が絞扼されると徐脈，嘔気や失神といった迷走神経反射と頭痛による症状が強く，頭部外傷として見落とされる疾患の1つである．外眼筋の骨折部への陥入が明らかな場合や，眼球心臓反射を伴う例などでは迅速な外科的治療が行われるので，その画像所見を知っておくことは必須である．

## 1. 眼窩内側壁骨折の典型的な画像所見の特徴（図1）

　骨条件の横断像と冠状断像の観察にて，眼窩内側壁の骨折による壁の不連続像，骨片の副鼻腔（篩骨洞）への偏位を認める．また軟部条件にて，眼窩内脂肪組織のみならず外眼筋（内側直筋）の副鼻腔への逸脱がみられることがあり，外眼筋の陥入や変形などの有無は非常に重要な所見である．

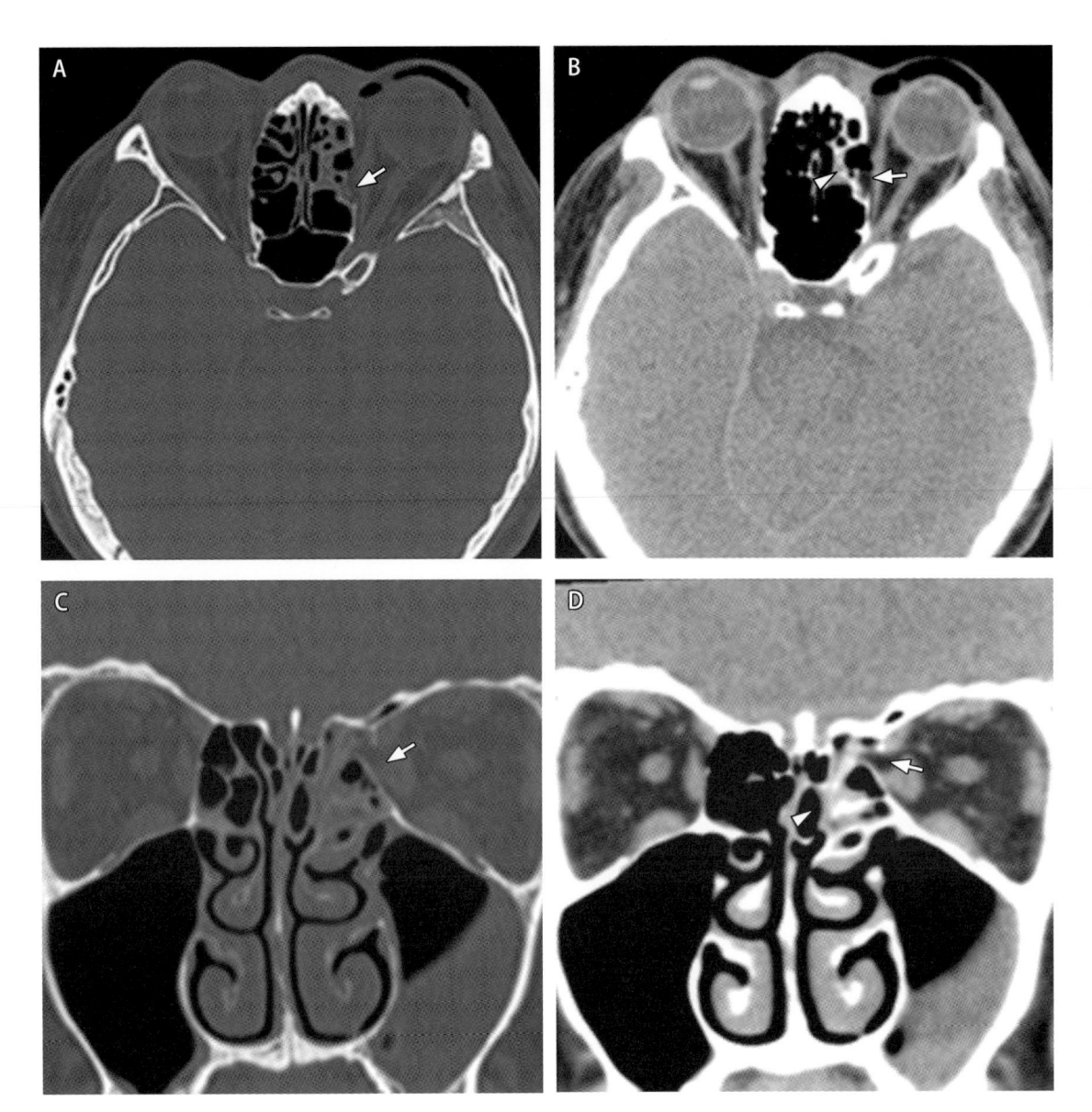

**図1 眼窩内側壁骨折**
30歳，男性．
A) 眼窩単純CT横断像(骨条件)，B) 眼窩単純CT横断像(軟部条件)，C) 眼窩単純CT冠状断像(骨条件)，D) 眼窩単純CT冠状断像(軟部条件)
路上で左眼球を殴られ受診．左眼窩内側壁の不連続および骨片の篩骨洞側への偏移が認められる（A⇨，C⇨）．眼窩脂肪組織もわずかに突出し（C⇨，D⇨），骨折部周囲の篩骨洞内には血腫を考えるようなわずかな軟部陰影が認められる（B▷，D▷）

## *2.* 見逃し注意！ 症例と画像診断のポイント

### ■ 見逃し注意症例

> **症例**
>
> 13歳，男児．主訴：複視．
> ラグビーの試合中に左眼球周囲の顔面を打撲した．帰宅後頭痛，嘔気があり，近医を受診し，精査のため当院を紹介受診した．当院にて眼窩吹き抜け骨折の評価に眼窩単純CTが施行された．

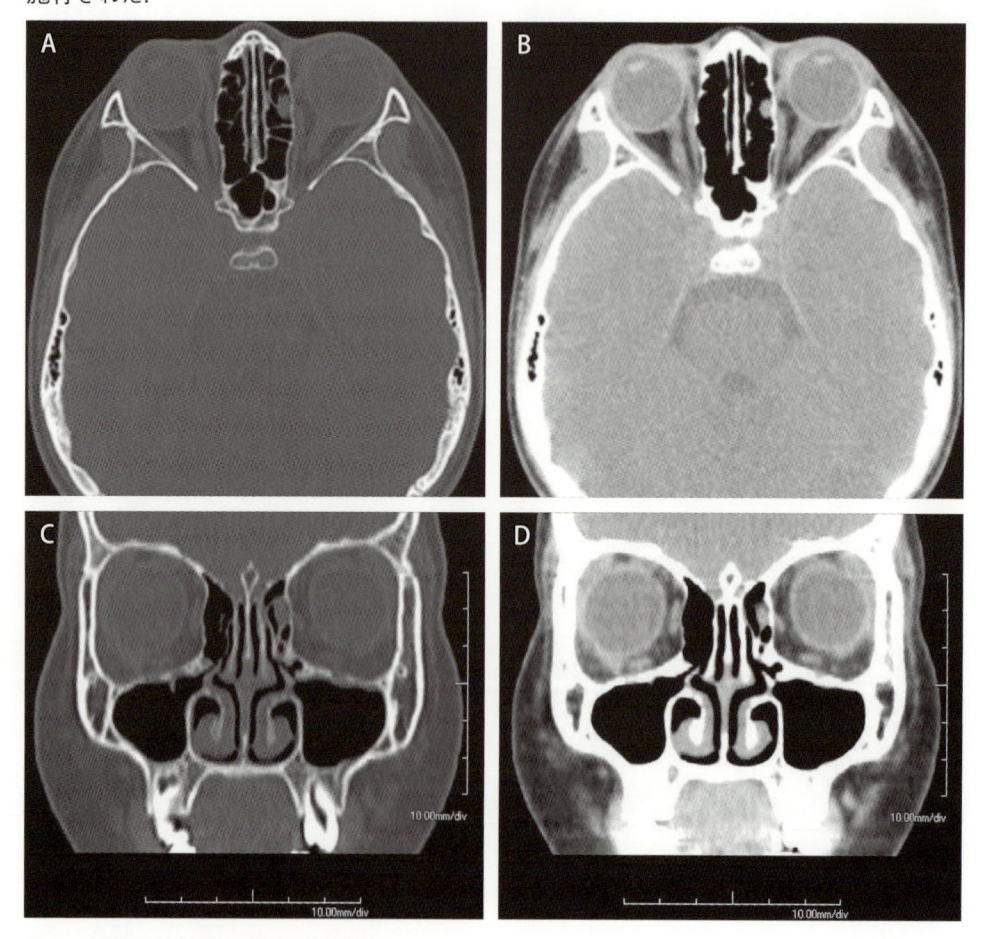

図2 症例：初診時の単純CT画像
　　A）横断像（骨条件），B）横断像（軟部条件），C）冠状断像（骨条件），D）冠状断像（軟部条件）

初診担当医の診断：明らかな眼窩壁骨折なし．
本当の診断は：左眼窩内側壁閉鎖型筋絞扼型骨折（white-eyed medial blowout fracture）．

### ■ どこを見逃しやすいのか？ 見逃さないためには？〜CTでここまでわかる！

#### 1）骨条件では骨折を指摘するのは難しい

内側壁の連続性は保たれており，骨折の存在を考えるような骨欠損や変形を指摘することはき

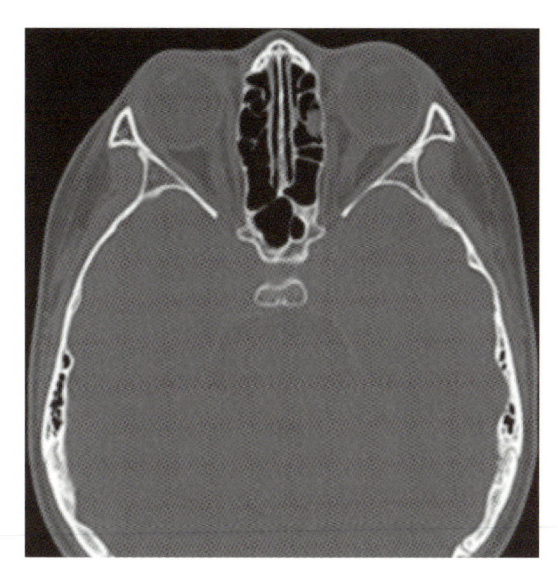

**図3　単純CT横断像（骨条件）（図2A再掲）**
眼窩内側壁に明らかな骨折線を指摘できない．眼窩周囲の軟部の腫脹も明らかではない

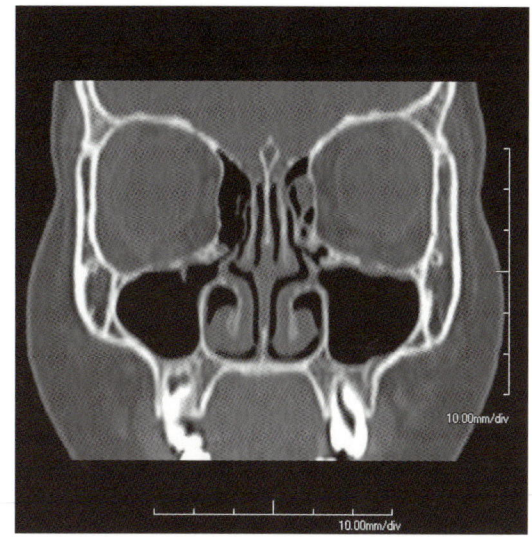

**図4　単純CT冠状断像（骨条件）（図2C再掲）**
眼窩内側壁および下壁などに明らかな骨折線を指摘できない

わめて難しい（図3，4）．これは線状に生じた骨片がトラップドア（跳ね上げ戸）状に整復しているためである．

### 2）軟部条件での内側直筋に注目（図5，6）

左側の内側直筋が眼窩内で連続性が途絶し，その消失した領域の近傍の左側の篩骨洞内に，正常位に整復した骨片に絞扼された外眼筋と考える軟部陰影が認められる（図5，6 ⇨）．この絞扼された外眼筋は，涙滴状の形態を呈し，tear drop signと呼ばれる．

### 3）眼窩壁閉鎖型筋絞扼型骨折（white-eyed medial blowout fracture）とは[1]

骨折部がトラップドア状に元の場所に整復されることによって，ひとたび篩骨洞内に脱出した外眼筋を含む軟部組織が整復した骨片に閉じ込められ，外眼筋に絞扼が生じる病態である．非常に稀ではあるが，偶然の外傷後に若年者に起きやすい．若年者の骨は，成人よりも厚く弾性があり，このことが成人よりも若年者の方にこのような骨折をきたしやすい原因と考えられている．

1998年にJordanらが提唱した病態で，最初は眼窩下壁骨折で報告された[2]．眼球への明らかな損傷や，眼球陥入を認めず，骨の転位のX線学的な所見はないか，きわめて軽微であるため，"white eye"と呼ばれた．

症状としては，突然の複視や絞扼された外眼筋による眼球障害が生じうる．絞扼された外眼筋は組織の虚血により壊死に陥ったり，眼球心臓反射が生じたりする危険がある．これは嘔気・嘔吐といった症状を伴い，このことが救急医を脳損傷といった誤診の方向に導き，その結果診断の遅れをもたらすことにつながる．したがって，初診医はこの外傷パターンを知っておく必要があり，眼球運動の確認は必須事項であるといえる．

診断の遅れは，絞扼に続発する外眼筋の虚血や壊死，筋収縮制限による複視，そして眼球心臓発作の合併症，すなわち徐脈や心臓ブロックを起こしうる．このため迅速な診断および治療が必要となる．

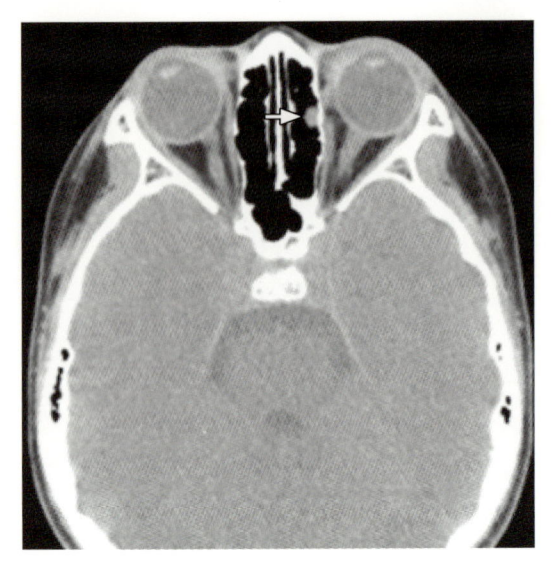

**図5 単純CT 横断像（軟部条件）（図2B再掲）**
左側の内側直筋の連続性はやや腹側よりで途絶し，その消失した領域の近傍の左側の篩骨洞内に，正常位に整復した骨片に絞扼された内側直筋を考える軟部陰影が認められる（⇨）．この絞扼された内側直筋は，涙滴状の形態を呈し，tear drop signと呼ばれる

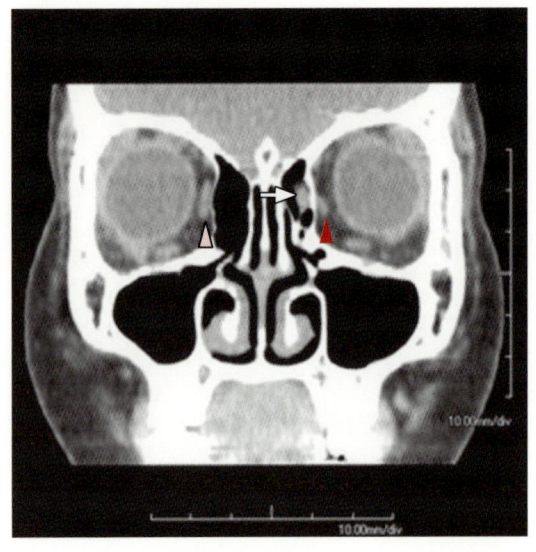

**図6 単純CT 冠状断像（軟部条件）（図2D再掲）**
左側の内側直筋（▶）は，正常の対側の内側直筋（▷）と比較しvolumeが明瞭に小さく描出されている．左側の篩骨洞内に，左眼窩内側壁を挟んで絞扼された内側直筋が認められる（⇨）

### ●見逃さないためのポイント

眼窩壁骨折は，下壁のみならず内側壁，時には上壁にも起きることを認識し，さらにその形態として開放型のみならず，閉鎖型も熟知しておく必要がある．特に閉鎖型の場合は，初診時に脳損傷と間違えられ診断が遅れることがないように，そして画像診断の際には骨条件に加え軟部条件にて外眼筋の絞扼を見落とさないようにする必要がある．

## 3. こんなこともある[3, 4]

　眼窩内側壁の紙様板は外傷の有無にかかわらず欠損し，眼窩内脂肪の篩骨洞への突出を偶発的に認められることがある（図7）．この所見は，外傷歴や副鼻腔の手術歴のない対象にて1％程度で認められたという報告がある．原因としては先天欠損のほか，無症候性の微小外傷などの後天的因子も考えられている．撮像時の外傷による骨折かどうかに関しては，近傍の血腫や眼窩内気腫などの間接所見を手掛かりに鑑別を行う．

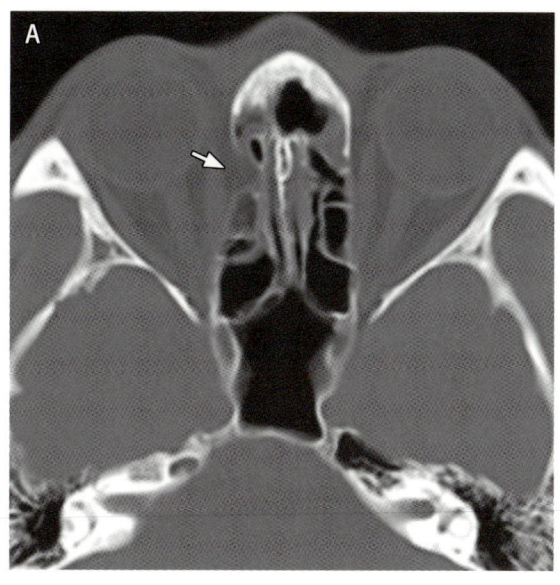

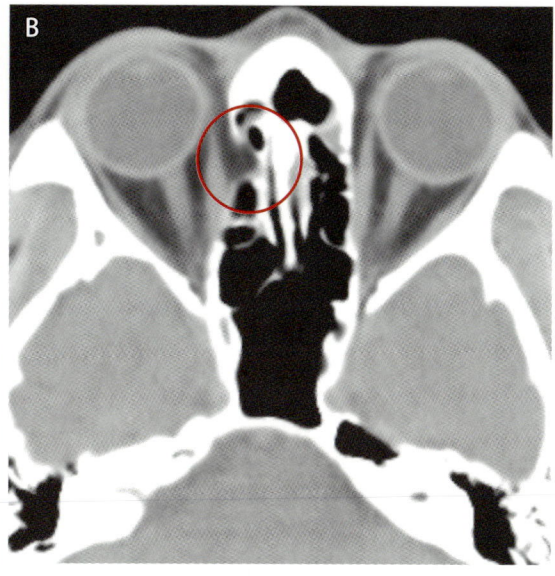

**図7　眼窩内側壁の不連続：偶発例**
31歳，男性．頭痛．
A）眼窩単純CT横断像（骨条件），B）眼窩単純CT横断像（軟部条件）
右眼窩内側壁の紙様板の連続性が部分的に欠損し（A⇨），眼窩脂肪組織が篩骨洞側に突出している（B○）．周囲に血腫を認めず，眼窩内気腫も認められない．明らかな外傷歴のない症例で，偶発的に認められた

# Advanced Lecture

## ■ 鼻をかまないように指導

　眼窩壁骨折がある場合は，鼻をかんだ際に押し出された空気が眼の周りの皮下組織に集積して軟部が腫脹することがあるため，鼻をかまないなど特別な指導を行う必要がある．

　眼窩壁骨折においては眼窩内，特に球後部に認められる気腫は臨床的に重要な所見であり，視神経虚血，網膜中心動脈閉塞との関連が深いと言われる．通常，2週間ほどで自然治癒するが，稀に眼窩内圧が上昇することによって，視神経への血流に障害が生じ，視神経の萎縮や視力障害，網脈中心動脈閉塞が引き起こるため，その存在を見た場合は注意深い経過観察が必要となる[5]．

# おわりに

　病歴および画像所見から，通常の眼窩壁骨折の診断はさほど難しくないが，時に初診時に脳損傷が疑われ，さらに画像診断も容易でない閉鎖型骨折も存在する．詳細な臨床情報の取得を心がけ，適切な画像検査を選択し，注意深い画像診断を行うことが重要である．

### 文献・参考文献

1) Jurdy, L., et al.：White-eyed medial wall blowout fracture mimicking head injury due to persistent oculocardiac reflex. J Craniofac Surg, 22：1977-1979, 2011

2) Jordan, D. R., et al.：Intervention within days for some orbital floor fractures：the white-eyed blowout. Ophthal Plast Reconstr Surg, 14：379-390, 1998
3) 伊藤隆志ほか：眼窩疾患　外傷. 臨床画像, 14：1198-1202, 1998
4) 阿部弘一ほか：篩骨眼窩板（紙様板）の篩骨洞内突出例の検討. 耳鼻咽喉科臨床, 96：225-230, 2003
5) Ababneh, O. H.：Orbital, subconjunctival, and subcutaneous emphysema after an orbital floor fracture. Clin Ophthalmol, 7：1077-1079, 2013

## もっと学びたい人のために

・外山芳弘：外傷性眼窩疾患の画像診断. 画像診断, 30：732-743, 2010
↑外傷性眼窩疾患の代表的疾患における画像診断のポイントが非常によくまとめられている．一読されたい．

### プロフィール

**赤澤健太郎（Kentaro Akazawa）**
京都府立医科大学放射線診断治療学
プロフィールは第2章-4参照．

第3章 腹部画像で見逃しやすい

# 1. 肝周囲炎：Fitz-Hugh-Curtis syndromeを中心に

山内哲司

### ● Point ●

- まずは本疾患を疑うことから始まる（詳細な病歴聴取と身体診察が大切）
- 被曝量の軽減も大切だが，まずは正しい診断を心がける
- 今後はCTを見る際には，肝表面の早期濃染という所見を意識する

## はじめに

　上腹部痛（特に右上腹部痛）を主訴に救急受診する若年患者はしばしばみられ，通常は急性胃炎，虫垂炎の初期症状，胆嚢炎，胆石発作，膵炎などを疑うが（中高年では心筋梗塞ももちろん重要！！），後述するいくつかの特徴から見逃されやすい疾患が肝周囲炎である．本稿では，つい最近まで初期研修医であった筆者が，自分の救急外来での経験も思い出しながら，本疾患の画像診断について概説する．

### 肝周囲炎とFitz-Hugh-Curtis syndromeについて

　「肝周囲炎」という言葉を聞いてどんな病気かピンと来るだろうか．筆者が研修医1年目のときもそうであったが，肝周囲炎よりもそのなかの1つであるFitz-Hugh-Curtis syndrome（以下FHCS）の方が馴染みのある響きだろう．UpToDateでperihepatitisと入力しても，内容はすべてFHCSについてである．したがって今回は便宜上，FHCSについて中心に記述することとする．

## *1.* Fitz-Hugh-Curtis syndrome（FHCS）

　FHCSは1920年にCurtisとFitz-Hughらが，淋菌性卵管炎を有する婦人に「肝周囲炎」を合併することがあるとの報告をして以来，このように呼ばれるようになった．その後，淋菌だけでなくクラミジア感染にも続発することがわかり，現在はこちらが主となっている．わが国の性感染症のなかではクラミジア感染症が最も多く，その10〜15％に本疾患を合併するとされ，日常診療でもしばしばみられるため，若年女性の急性腹症の鑑別疾患として本疾患は重要である．

　従来は確定診断として，腹腔鏡による肝表面と腹膜や周辺臓器との線維性癒着（violin string adhesion）の観察や，肝被膜からのクラミジア分離が行われてきたとのことだが，若年女性に多い疾患であることから，非侵襲的な方法が望まれ，血清学的クラミジア抗体価の上昇や頸管スワブのPCRなどで診断されることが増えている．

## 2. 見逃し注意！ 症例と画像診断のポイント

### ■ 見逃し注意症例

#### 症例

19歳，女性．
主訴：嘔気・心窩部痛．
現病歴：3時間前から心窩部が痛く，徐々に嘔気も伴ってきたため救急受診．受診時，腹部に力を入れたら右下腹部に痛みがあることにも気づいた．
既往歴：特になし．
現症：体温37.2℃．やや頻脈．心窩部から右に鈍痛およびtapping painあり，右下腹部に圧痛および反跳痛あり．

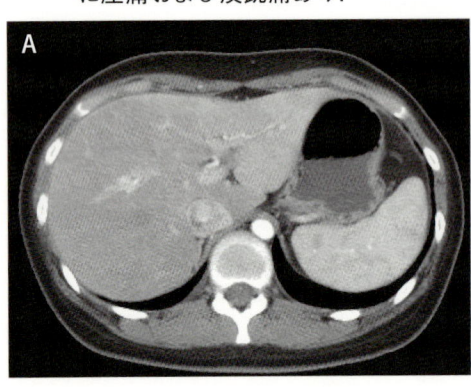

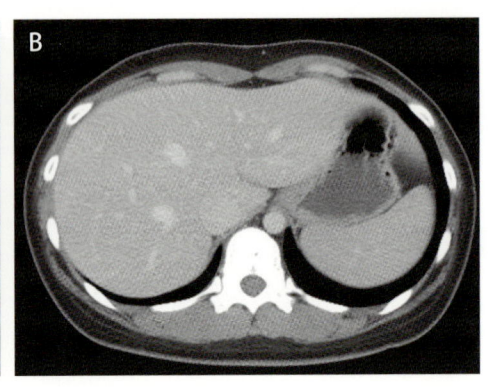

図1　症例：来院時の造影CT画像
　　A）造影CT（動脈相）：肝臓レベル，B）造影CT（平衡相）：肝臓レベル

初診担当医の診断：虫垂炎の初期症状の疑い．
実際の診断は　　：クラミジア感染によるFitz-Hugh-Curtis syndrome．

　さぁ，何を考えるか．この病歴を見ると，典型的な急性虫垂炎を疑って，まずは腹部エコー，もしくは妊娠の可能性を否定し，造影CTへという流れになるかと思われる．**自験例では約8割が，最初のCT依頼時点でFHCSを鑑別に入れていなかった**．一体なぜそういうことが起こるのだろうか．

### 1 落とし穴は最初に…

　教科書的には，FHCSの一般的な症状は下腹部痛とそれに続く上腹部痛（嘔気・胃痛などと表現されることもある）とされ，帯下増加や不正出血などの婦人科系症状を伴うとされている．しかし実際，救急外来や内科外来を受診された場合，**心窩部痛と嘔気を主訴に受診した患者本人が，若い研修医相手に自分からさらさらと婦人科系症状を訴えてくれることは稀だろう**．ここは頭の中で本疾患を鑑別にあげて，**性交歴や婦人科系症状などをclosed questionで，しっかりと病歴聴取することが重要**になる．また上記症例のように，**クラミジア感染症は痛みなどの症状が比較的現れにくいことも特徴である**ため，先に上腹部痛を感じる患者も多いと言われている．
　血液検査でも炎症所見はあるものの，非特異的である．また肝逸脱酵素の上昇は約半数の患者に認められるものの軽度なことが多く，やはり決め手には欠ける．

## ❷ どこを見逃しやすいのか？ 見逃さないためには？ 〜 CTでここまでわかる！

### 1）腹部エコー，それから…？

　若年女性であることから，まずは経腹壁腹部エコーをスクリーニング目的に使用する施設も多いだろう．腹部エコーでは胆嚢炎や胆石発作の除外が可能かもしれない．しかし急性虫垂炎の軽度腫大した虫垂を描出するには，それなりのスキルが必要となり，結局わからないからCTを撮影することも多いと思われる．

　ここで重要なのが，CTを**どう撮影するか**である．当院の時間外の緊急CTプロトコルでは，若年女性の腹痛で，急性虫垂炎，憩室炎，骨盤内炎症性疾患（pelvic inflammatory disease，以下PID）などを疑う場合，原則的にCT撮影での被曝軽減のために造影平衡相1相のみにすることになっている．しかし，FHCSの診断には造影動脈相の撮影が診断に不可欠なのである．

### 2）CTで見逃さないためには？

　**図2**を見てほしい．Aは動脈相，Bはほぼ同レベルの平衡相を示している．**図2A**⇨で示した，**肝表面を縁取るような線状の濃染**がわかるだろうか．これこそが，肝周囲炎（≒FHCS）の画像所見である．この所見は，意識していないと見逃すことも多い．また平衡相では門脈血流により肝実質がほぼ均一に造影され，肝表面と肝実質のコントラストがなくなり，この肝表面の線状高吸収を視認しづらくなる．つまり平衡相の画像を見てから判断，という訳にはいかないのだ．致死的な疾患ではないものの，クラミジア感染症を見逃し治療が遅れると不妊症の原因にもなるため，やはり正確に早期診断することは大切である．では念のため全例にダイナミック造影CT検査を実施するかというと，やはり若年女性の腹部には，可能な限り放射線照射を避けたいものである．**このジレンマこそが，この疾患を正しく診断することが難しい原因である**．そのためには詳細な読影も必要だが，それ以前に**適切な患者に適切なCT撮影を行うことが大切**になる．

　結局本症例は，PIDに伴うFHCS疑いとして同日より抗菌薬の治療が開始され，入院時の血液検査でクラミジア抗体価の上昇が確認された．

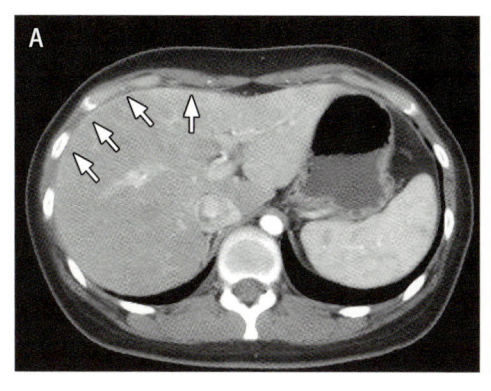

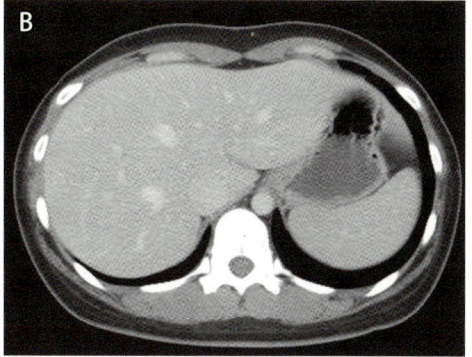

**図2　Fitz-Hugh-Curtis syndrome（図1再掲）**
　A）造影CT（動脈相）：肝臓レベル．⇨で示したように，肝表面には線状濃染像が認められる．肝周囲炎の所見である．
　B）造影CT（平衡相）：肝臓レベル．動脈相で認められた肝表面の線状濃染像は認められなくなった．門脈血流により肝実質が均一に造影されたことで，視認しづらくなったと考えられる

● **ここがピットフォール！**
・FHCSの肝表面の濃染像は，動脈相のみで見られる！
・CT撮影前に疑わない限りは，見逃されてしまう！

### 3）結局どうすればいいか？

　本疾患を鑑別に考え病歴聴取，診察し，疑った場合には全例にダイナミック造影CT検査を実施するのか．やはり，まずは経腹壁腹部エコーである．"女性を診たら妊娠を疑え"という有名な文句があるように，妊娠反応の結果や採血の結果を待つ間に，腹部の症状なのだから，**まずは低侵襲の検査からはじめることが原則**である．これで胆嚢炎や総胆管結石症，膵炎など上腹部痛を主訴として考えやすい疾患が否定的であるという陰性所見を集めることもできるし（完全な否定はできないが），運がよければ，PIDに関連した卵巣卵管膿瘍（tubo-ovarian abscess）を認め，積極的に動脈相を含む造影CT検査を選択することも可能となる．もし腸管ガスなどが重なるために，エコーでうまく骨盤内を観察できなかった場合は，**造影前に単純CTを撮影し，膿瘍を疑う構造物の有無を確認することは有用**と思われる（図3）．しかし，ここで強調しておきたいことは，**骨盤内に所見がないFHCSも多い**ということである．このことからも，FHCSの診断には，やはり画像だけではなく病歴聴取や身体診察が鍵となると言える．

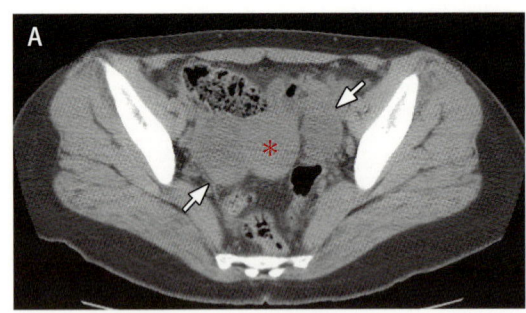

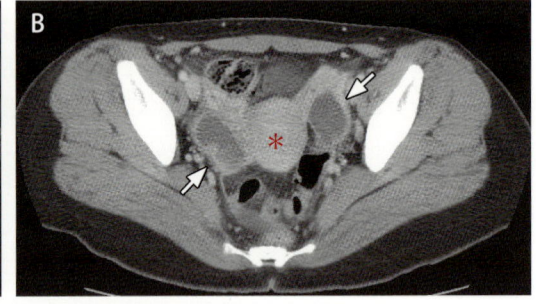

**図3　子宮卵巣レベルのCT画像**
　A）子宮卵巣レベルの単純CT．
　＊：子宮，⇨：両側付属器を表す（Bも同様）．両側の付属器は生理周期を考慮してもやや大きく，内部は水濃度を疑うやや低信号を呈している．
　B）子宮卵巣レベルの造影CT．
　やはり両側付属器に囊胞性病変を認め，辺縁に造影効果を有する大きな低吸収域は，機能性囊胞などよりは卵巣卵管膿瘍と思われる

## 3 こんな疾患・病態のこともある

　PID以外で肝周囲炎や肝周囲炎に似た画像所見を呈するものとして，上部消化管穿孔などによる腹膜炎，癌性腹膜炎，肝に対する放射線照射後変化などがある．また本当は早期濃染しているわけではないものの，相対的に肝実質が低吸収に見える脂肪肝も，画像的には鑑別になる．いずれも病歴やそのほかの付随所見から，迷うことは少ないかもしれないが，**消化管穿孔など重篤な疾患を間接的に示唆する所見である可能性があるため**，肝表面の早期濃染像に気を配るようにしていただきたい．

● 見逃さないためのポイント
・女性の上腹部痛ではFHCSを鑑別にあげ,そのための詳細な病歴聴取と身体診察を心がける.
・肝表面の早期濃染像にも必ず気を配る.
・画像上,PIDの所見がないFHCSはしばしばみられる.

## おわりに

　以上,肝周囲炎(FHCS)の診断,画像所見について概説した.本書が扱う多くの疾患と違い,FHCSは見逃すと致死的になる救急疾患ではない.しかし見逃して治療が遅れると,**不妊の原因にもなりうる**ため,やはり正しい診断が重要である.しかも本稿で強調したとおり,**疑わなければ,正しい診断に至るための証拠を逃す**ことが多い.CTの読み方を勉強するための本書には,やや不適切な表現かもしれないが,CTを撮影までの,診察室での「今日はどうされました?」から始まる**診察・鑑別診断を絞っていく思考過程**が,**正しい診断への近道**だということを常に考えながら,日々の研修を楽しんでほしい.

### 文献・参考文献

1) Kim, S., et al.：The Perihepatic space：comprehensive anatomy and CT features of pathologic conditions. Radiographics, 27(1)：129-143, 2007
2) Kim, J.Y., et al.：Perihepatitis with pelvic inflammatory disease (PID) on MDCT：characteristic findings and relevance to PID. Abdom Imaging, 34(6)：737-742, 2009

### プロフィール

**山内哲司(Satoshi Yamauchi)**
京都市立病院放射線診断科
2013年春から放射線科医として歩き出しました.まだまだ初期研修医を終えて間もない私ですが,画像診断の世界に飛び込み刺激的な毎日を楽しんでいます.

第3章 腹部画像で見逃しやすい

# 2. 急性胆管炎・総胆管結石症

山内哲司，谷掛雅人

### ● Point ●

- 急性胆管炎・総胆管結石症は，治療が遅れると致死的な疾患である
- 胆石・総胆管結石には，CTで描出できない例，造影検査では見えづらくなる例がある
- 肝実質の「異常濃染」も意識する

## はじめに

　本稿のテーマである急性胆管炎・総胆管結石症は，救急当直でしばしば遭遇する疾患であるが，見逃したり診断が遅れたりすると急速に全身状態が悪化し，致命的となる重篤な疾患である．そしてCTなどの画像診断が決め手となるだけに，研修医といえども最低限の知識はもっておく必要がある．症状やマネージメントについては他書に譲ることにし，本稿では画像診断について，研修医の先生たちが現場で見落としやすいポイントに絞って解説したい．

## *1.* CT撮像と画像診断のポイント

　まずは一般的な総胆管結石症・急性胆管炎のCT読影について述べる．造影が可能ならば，単純CTを撮影したあと，動脈相および平衡相を撮影することを推奨する．当院では，原則的に時間外は当直医により，体重に応じた分量のヨード造影剤（300 mg/mL）を経静脈的に3.5 mL/秒で注入し，35秒後（動脈相＝早期相）と90秒後（平衡相）に撮影している．以後も，原則的にこのCT撮影に沿って解説する．

### 1 総胆管の同定

　解剖学的には，左右肝内胆管が肝門部で合流し総肝管と続き，胆囊管と合流し総胆管となって，膵頭部を通過し，十二指腸に開口する．CTで総胆管を探すときには，まず膵頭部や十二指腸下行脚を同定し，膵頭部から頭側に連続するやや低吸収な管状の構造を見つけるという方法が一般的かと思われる．肝門部では，総胆管が門脈のすぐ腹側を並走しているため，これを目印にして管状構造を同定し，そこから十二指腸にまで連続的に観察する方法でも構わない．自分自身に合う総胆管の同定方法を身につけていただきたい．いずれの方法にせよ，**必ず左右の肝内胆管からVater乳頭部まで丁寧に観察**することを忘れてはならない．

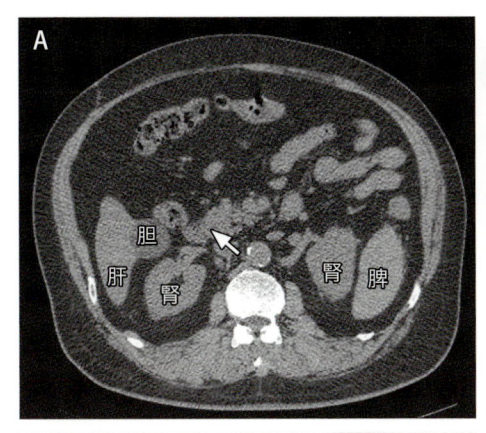

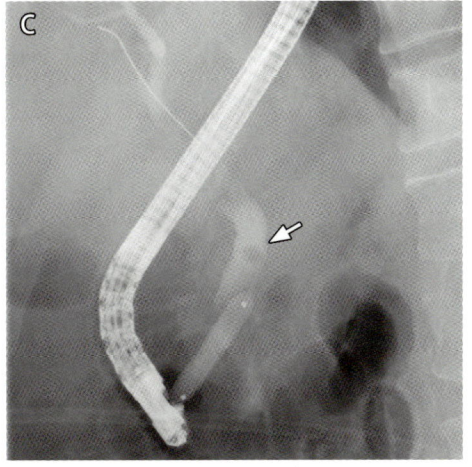

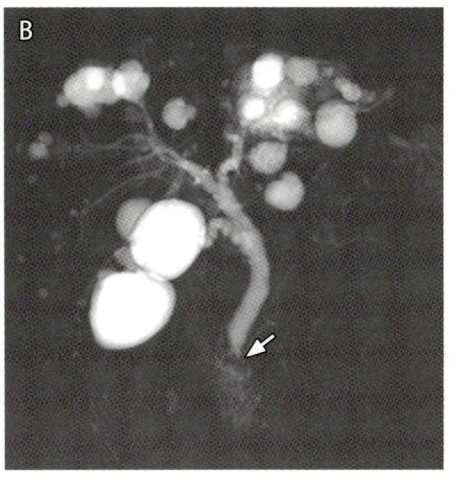

**図1　総胆管結石**
A) 単純CT：臨床的には強く総胆管結石を疑ったが，総胆管内にはっきりとは結石を視認することはできなかった（⇨はretrospectiveに結石の存在を疑われた部位を指す）．
B) MRCP：CTでは同定できなかったが，下部総胆管にdefectを認め（⇨），総胆管結石を同定できた．※周囲に多発する大小さまざまな嚢胞は，すべて肝嚢胞.
C) ERCP：MRCPの所見同様に，下部総胆管内に造影欠損を認めた（⇨）．
MRCP：MR胆管膵管造影，ERCP：内視鏡的逆行性胆管膵管造影

## 2 総胆管の評価〜拡張，結石，壁肥厚〜

### 1）総胆管拡張

さまざまなstudyが発表されており，多少の違いはあるが，**正常と言える総胆管径は7〜8 mm以下，ほぼ確実に拡張と言えるのは10 mm以上**とされている[1,2]．胆嚢摘出後では，生理的に拡張している場合がある．

### 2）総胆管結石

総胆管結石の6割がビリルビン石で，残りがコレステロール石と考えられている．総胆管結石のなかで，CTで均一に高濃度に描出されるのはわずか20％と言われており，50％は胆汁よりやや高濃度に描出される程度であり，CTで認識するのが困難なことがある．30％は胆汁と等濃度でCTでは全く認識できない[1,2]（**図1**）．

### 3）総胆管壁肥厚

急性胆管炎の際には，総胆管壁が肥厚すると言われている．これにもさまざまなstudyがあるが，**正常では1.5 mm以下である**とされている．また壁肥厚はびまん性に同心円状に認められることが特徴であり，胆管癌などほかの疾患との鑑別点と言われている[3]．しかし，この所見は見慣れていないと難しいかもしれない．

## *2.* 見逃し注意！ 症例と画像診断のポイント

### ■ 見逃し注意症例

> **症例**
> 80歳代，女性．
> 主訴：右季肋部痛，発熱．
> 現病歴：来院前日の夕方頃から上腹部の違和感と痛みを自覚．倦怠感が強く，夕飯は摂取しなかった．今朝になり熱っぽく感じたため測定すると38℃あったため来院．
> 既往歴：高血圧症
> 現症：体温38.4℃．頻脈．呼吸状態は正常．心窩部から右季肋部に自発痛あり．
> 血液検査：WBC，CRP上昇．肝逸脱酵素軽度上昇（AST＞ALT），γGTPおよびALP高値．

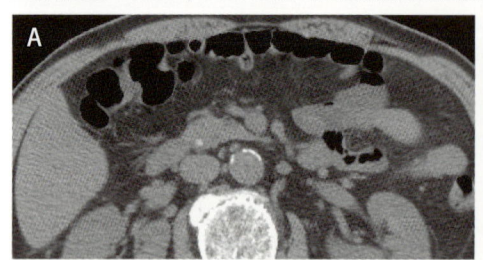

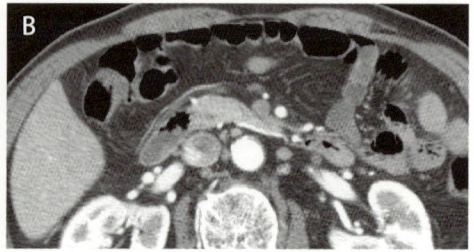

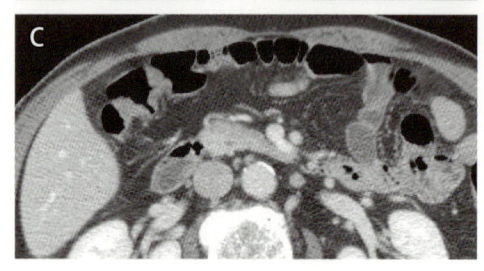

図2　症例：来院時のCT画像
A）単純CT，B）造影CT（動脈相），C）造影CT（平衡相）

> 初診担当医の診断：胆管炎疑い（総胆管結石なし）．
> 本当の診断は　　：総胆管結石症，胆管炎．

### 1 まずは腹部エコー検査！

右季肋部に圧痛がある患者に遭遇した場合，救急外来ならば，**まずはエコーを当ててみるのは原則であろう**．胆嚢の拡張，総胆管の拡張，肝内胆管の拡張，胆管気腫などが捉えられることもあるし，身体所見としてsonographic Murphy's signの有無を確認できる．夜間にCTが撮像できない施設もあるため，臨床研修医の間にエコーでの最低限の診断技術を習得しておくことは必要だろう．

### 2 どこを見逃しやすいのか？ 見逃さないためには？～CTでここまでわかる！

#### 1）結石が消える!?

身体所見および採血の結果から，胆嚢炎や胆管炎を疑った場合，CTを撮影することになると思われる．ここで忘れてはならないのは，**必ず造影前に単純CTを撮影する**，というポイントである．先述したとおり，総胆管結石の多くは，CTにて胆汁と等濃度から淡い高濃度を示す．したがっ

て，まずは単純CTをじっくりと見ること．そして仮に単純CTで総胆管結石が認められなくても，決してその存在を否定してはいけないということを，まずはしっかりと記憶しておいてほしい．そのうえで，図3A～Cを見ていただきたい．これは同じ患者の単純，動脈相，平衡相を同じスライスで比較したものである．造影前の画像では，総胆管内に淡い高濃度の領域を認めることがわかるだろうか（図3A）．これが総胆管結石である．しかし，造影後はどうだろう．この画像のみを見て，結石を指摘できるだろうか（図3B，C）．ウインドウを調節すると，もしかすると何とか視認できるようになるかもしれないが，一見まるで結石が「消えた」ように思えるだろう．当施設（の一部スタッフ）は，この現象を「消える魔球現象」と呼んでいる．これは造影後には膵実質や胆管壁が造影されることで周囲とのコントラストが消失し，結石の高濃度を視認できないようになるために起こると考えられる．このような理由から，造影前に必ず単純CTを撮影することを心がけてほしい．

　実際この症例は，単純CTが見られておらず，結石の存在が見逃されていたようだ．しかし翌朝コンサルトされた専門医により，このあとMRCP（magnetic resonance cholangiopancreatography：MR胆管膵管造影）が施行され，単純CTで示した部位に結石が存在することが確認され，内視鏡的にドレナージされた（図3D）．また，もしも単純CTで結石が指摘できなくても，臨床

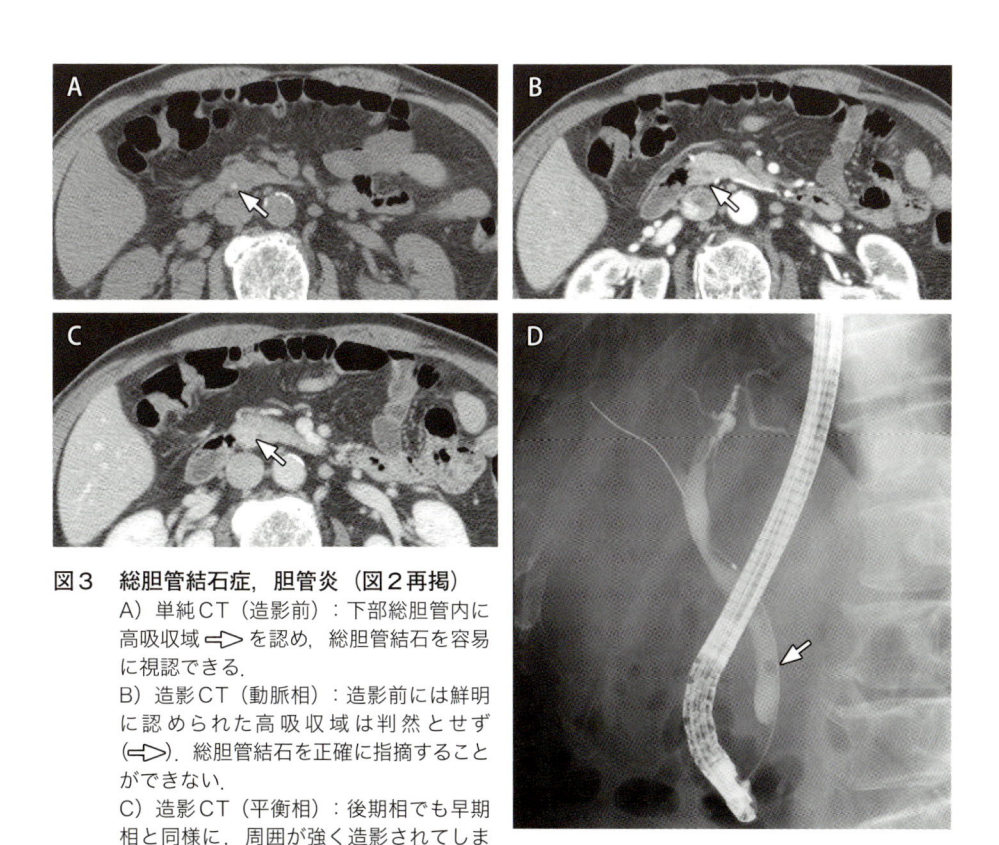

**図3　総胆管結石症，胆管炎（図2再掲）**
A）単純CT（造影前）：下部総胆管内に高吸収域 ⇨ を認め，総胆管結石を容易に視認できる．
B）造影CT（動脈相）：造影前には鮮明に認められた高吸収域は判然とせず（⇨）．総胆管結石を正確に指摘することができない．
C）造影CT（平衡相）：後期相でも早期相と同様に，周囲が強く造影されてしまい，結石を同定することができない（⇨）．これが「消える魔球」である．
D）ERCP：下部総胆管内に造影欠損を認める（⇨）．総胆管結石と診断され，内視鏡的にドレナージされた

的に疑われる場合は，積極的にMRCPなどを行い，その検出に努めるべきである．

> ●見逃さないためのポイント
> ・急性胆管炎を疑った場合，エコーやCTで，まずは総胆管結石を探しに行く．
> ・造影可能な場合も，必ず造影前に単純CTを撮影する．
> ・CTで視認しづらい総胆管結石があり，その際には必ずMRCPなどほかのmodalityで評価することが重要である．

### 2）急性胆管炎そのものを見るためには

　急性胆管炎そのものをCTで認識するにはどのようにすればいいのだろうか．造影CTの所見としては，総胆管の拡張，肝内胆管の拡張，胆管壁の肥厚，肝内胆管に近接した肝実質の早期異常濃染（肝内胆管周囲の早期濃染像，これらは造影効果の「ムラ」に見えることも）などがポイントとなる．総胆管の拡張や胆管壁肥厚については先述した通りである．拡張した肝内胆管は，門脈に沿った低濃度の管腔として認められる．また肝内胆管周囲で肝実質が異常濃染し（動脈相），図4のように異常濃染がみられることも急性胆管炎の特徴と言える．この所見は，**炎症の存在する部分に動脈からの血流が増えることによるもの**と考えられている．同様の所見は急性肝炎の際にも認められるが，この所見だけで両者を正確に鑑別することは難しい．しかし，肝逸脱酵素や胆道系酵素の上昇，既述したそのほかの胆管炎の画像所見などから総合的に鑑別することは，ほとんどの場合は可能である．もしも特に疑っていなかったにもかかわらず，撮像したCTを見て肝実質の造影効果にムラがあると思った場合は，**何か重篤な疾患が隠れていないかもう一度詳細に検討**し，読影および病歴聴取，身体診察をすることが望ましい．

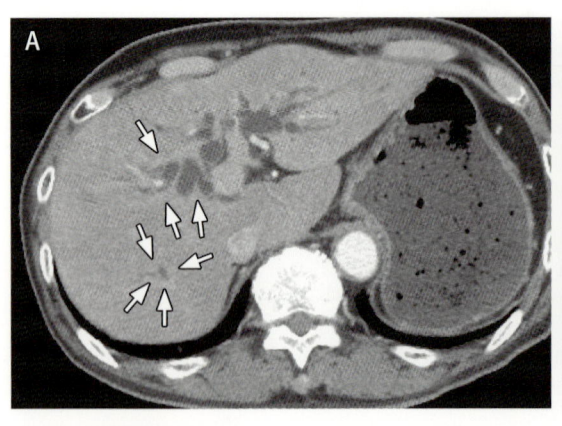

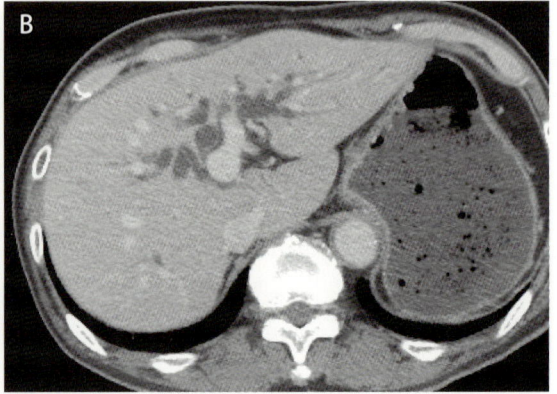

**図4　急性胆管炎**
A）造影CT（動脈相）：拡張した肝内胆管と肝実質の染まりの「ムラ」が確認できる（⇨）．
B）造影CT（平衡相）：拡張した肝内胆管は確認できるが，門脈からの血流が肝実質を均一に造影するため，動脈相で見られた「ムラ」は判然としない

● ここがピットフォール！
・CT動脈相での，肝実質の異常濃染も必ずチェック！
・総胆管拡張，肝内胆管拡張を伴わない急性胆管炎も存在する．

# Advanced Lecture

## ■ 結石以外が原因の急性胆管炎

　急性胆管炎の原因として，総胆管結石（28〜70％：UpToDate より）が最多であるが，そのほかの原因としては，良性の胆管狭窄，膵頭部や乳頭部の悪性腫瘍，Lemmel 症候群や Mirizzi 症候群などがある．頻度は下がるものの，「消える魔球現象」とは反対に，乳頭部に早期濃染する結節を認めたり，主膵管の拡張を伴うときには，結石以外の病態を想起してもいいだろう．

# おわりに

　総胆管結石・急性胆管炎は**適切な初期対応をしなければ，致死的になる**．しかも common な疾患である．臨床症状や血液検査などが大切なのは言うまでもないが，画像診断が担う役割も大きい疾患である．救急当直，病棟当直ともに経験しうる疾患であるからこそ，最前線に立つ研修医の先生たちには，ぜひとも正確に診断し，治療へ的確に結びつけられるようになっていただきたい．

### 文献・参考文献

1) Baron, R.L.：Computed tomography of the bile ducts. Semin Roentgenol, 32（3）：172-187, 1997
2) Yeh, B.M., et al.：MR imaging and CT of the biliary tract. Radiographics, 29（6）：1669-1688, 2009
3) Schulte, S.J., et al.：CT of the extrahepatic bile ducts：wall thickness and contrast enhancement in normal and abnormal ducts. AJR Am J Roentgenol, 154（1）：79-85, 1990

### プロフィール

**山内哲司（Satoshi Yamauchi）**
京都市立病院放射線診断科
2013年3月まで初期研修医であった経験から，「読者の目線で」をテーマに書かせていただきました．これからもともに勉強し，われわれ若手医師が，この国の医療・医学を盛りあげ発展させていきましょう．

**谷掛雅人（Masato Tanikake）**
京都市立病院放射線診断科

第3章 腹部画像で見逃しやすい

# 3. 壊疽性胆嚢炎

井本勝治

> ● Point ●
> ・急性胆嚢炎は頻度の高い急性腹症であるが，軽症から致死的な病態までさまざまな状態を含んだ胆嚢疾患である
> ・急性胆嚢炎は浮腫性胆嚢炎，壊疽性胆嚢炎，化膿性胆嚢炎に分けられ，そのうち壊疽性胆嚢炎は緊急手術の対象となる
> ・このため，壊疽性胆嚢炎の画像所見に精通することは治療方針の決定にきわめて重要となる

## はじめに

　胆嚢炎とは胆嚢に炎症を生じた状態をさすが，必ずしも細菌感染を伴った状態ではなく，実にさまざまな状態を含んでる．詳細な発症機序は複雑で不明であるが，一般的には胆嚢管または胆嚢頸部が閉塞することによって胆嚢内に胆汁がうっ滞し，胆嚢内圧が高まり血流障害が生じ，胆汁による胆嚢粘膜傷害や感染が加わり重篤化するとされている．胆嚢炎は病理学的に浮腫性胆嚢炎，壊疽性胆嚢炎*，化膿性胆嚢炎，慢性胆嚢炎に分類され，急性胆嚢炎に伴う合併症・併存病態として胆嚢穿孔，胆汁性腹膜炎，胆嚢周囲膿瘍があげられる．浮腫性胆嚢炎では胆嚢粘膜は保たれているため炎症は胆嚢に限局するが，壊疽性胆嚢炎以上に病期が進んだ胆嚢炎では粘膜が傷害されており胆嚢周囲または全身へ影響を及ぼし重症化しやすいと考えられる．このため画像診断から胆嚢粘膜の破綻状態や合併症の有無を評価することは治療方針決定にも非常に重要である．特殊な胆嚢炎としては気腫性胆嚢炎，胆嚢捻転症があげられ，気腫性胆嚢炎は本稿で，胆嚢捻転症は次稿（第3章-4）でとりあげるとする．

＊壊疽とは一般的には壊死に陥った組織が腐敗菌による感染によって黒変し悪臭を放つようになったものをさし，壊死と壊疽の状態は若干異なる．
　しかしながら，虚血などで壊死に陥り，感染を受けることなく黒色化した場合にも壊疽と呼ぶこともある．実際，画像のみでは両者の区別は難しいため，本稿では両者を合わせて壊疽性胆嚢炎と呼ぶこととする．

A) 正常胆嚢壁の構造

B) 正常胆嚢の造影CT像

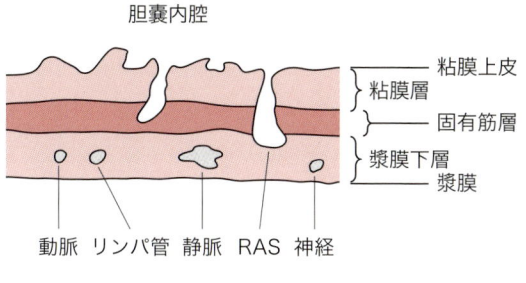

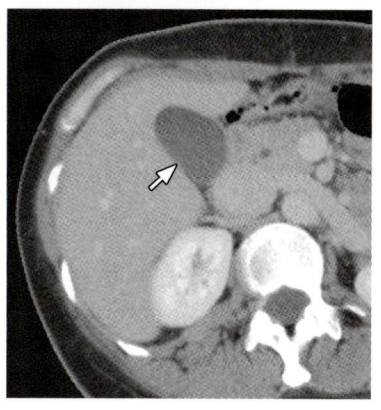

図1　正常胆嚢壁の特徴

正常の胆嚢壁は薄い線状として描出され（⇨），層構造の区別はできない

## 1. 正常胆嚢の構造と特徴[1]

　胆嚢の壁構造の特徴として，①通常消化管壁では存在する粘膜筋板と粘膜下層が胆嚢壁ではなく，粘膜層〜固有筋層〜漿膜下層〜漿膜であることと，②Rokitansky-Aschoff sinus（RAS）と呼ばれる憩室様構造で，胆嚢粘膜上皮が固有筋層や漿膜下層まで入り込んだ構造をしていることがあげられる（図1A）．これらの特徴により胆嚢壁は消化管に比べて炎症が周囲に広がりやすく脆弱であり，また，内圧が上昇した場合にはRASを通じて壁深層へ炎症が波及しやすい．

　正常の胆嚢壁では，造影CTでこれらの壁構造は区別ができず1層の構造で表される（図1B）．胆嚢の正常構造を理解していると以下の急性胆嚢炎のCT画像を理解しやすくなる．

## 2. 急性胆嚢炎の画像診断

　急性胆嚢炎の画像的評価においてはエコー検査が第一選択となる．CTは感度39％，特異度93％であるのに対し，エコーはsensitivity83％，specificity95％と報告されておりエコー検査が優れている[2]．また，エコーではsonographic Murphy's sign（胆嚢が直下で観察される部位をプローブで圧迫すると痛みのために深吸気ができない）も確認でき急性胆嚢炎の診断に有用であるが，初心者にはエコーのみでの胆嚢炎診断はお勧めできない．なぜなら，胆嚢炎自体の診断はできても，重症胆嚢炎である壊死性胆嚢炎や気腫性胆嚢炎，胆嚢炎に合併する胆嚢周囲膿瘍などの診断はある程度経験を有するからである．また，膵炎や隣接した結腸憩室炎などからの炎症波及でもエコー検査では急性胆嚢炎に類似した所見を呈し，ベテラン医師でも診断が困難なことも多い．

　図2に急性胆嚢炎の典型画像を示し，表1にエコー，CT検査での急性胆嚢炎の所見[3]を簡単にまとめておく．ここで注意したいのは胆嚢腫大はあまりあてにならないことである．胆嚢の大きさには個人差もあり，また慢性胆嚢炎で線維化した壁の胆嚢に急性胆嚢炎が起こる（acute on chronic）ことも多く，この場合は線維化のために腫大をきたしにくい．よって腫大のみで急性胆嚢炎と判断してはいけない．

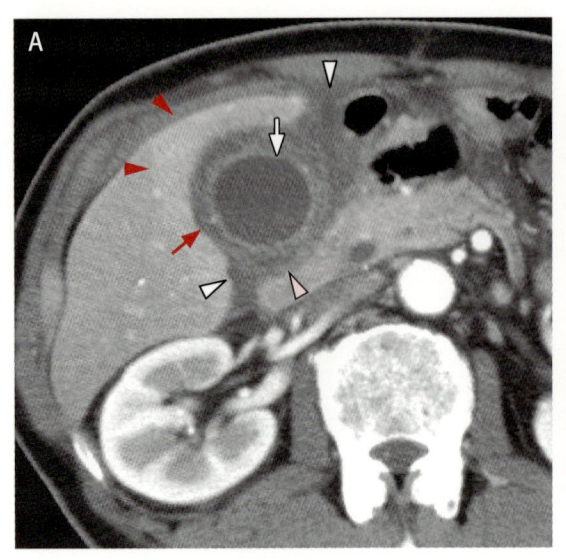

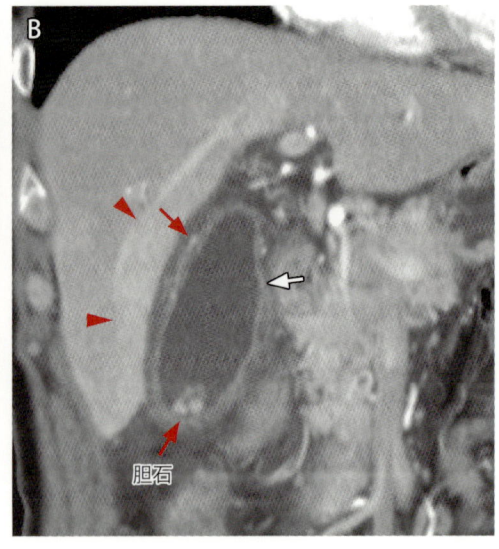

**図2 急性胆嚢炎（浮腫性胆嚢炎）の典型像**
A）造影CT水平断像，B）造影CT冠状断像．
胆嚢は腫大し，壁は肥厚している（A）．Bでは胆嚢底部および頸部に結石が見られる（胆嚢頸部結石は未提示）．
壁肥厚は漿膜下層優位（▷）で，漿膜下層内には脈管が見られる（▶）．
粘膜層や固有筋層の造影効果は保たれ明らかな断裂はない（⇨）．
胆嚢周囲には液貯留が見られ（▷），胆嚢床は動脈相で濃染域（▶）が認められる

**表1 急性胆嚢炎のCTおよびエコー所見**

| 急性胆嚢炎のCT所見 |
| --- |
| ・胆嚢の腫大は短軸径4 cm以上，長軸径8 cm以上，緊満感 |
| ・壁肥厚は4 mm以上 |
| ・嵌頓胆嚢結石 |
| ・胆嚢周囲液貯留または炎症波及による周囲脂肪組織の濃度上昇 |
| ・漿膜下浮腫，壁内ガス，剥離し不整な粘膜像 |
| **急性胆嚢炎のエコー所見** |
| ・胆嚢腫大は短軸径5 cm以上，長軸径8 cm以上 |
| ・胆嚢壁肥厚は4 mm以上 |
| ・胆嚢内結石（胆嚢管結石は描出率13％と不良） |
| ・デブリエコー |
| ・ガス像 |
| ・sonographic Murphy's sign |
| ・胆嚢周囲の液体貯留 |
| ・胆嚢壁 sonolucent layer（hypoechoic layer） |
| ・不整な多層構造を呈する低エコー帯 |

## 1 壊疽性胆嚢炎におけるCT所見の特徴

急性壊疽性胆嚢炎におけるダイナミックCT所見の診断能を表2に示す[4]．
ここで注目したいのは壊疽性胆嚢炎の診断価値が高い所見として胆嚢壁がどれだけ破壊され，胆嚢周囲に炎症が波及しているかということになる．実際，急性胆嚢炎の重症度は胆嚢および胆嚢周囲の炎症の程度にほぼ比例すると言われている．

表2　急性壊疽性胆嚢炎におけるダイナミックCT所見の診断能

| CT所見 | 感度 | 特異度 |
| --- | --- | --- |
| 胆嚢壁内気腫，胆嚢内気腫 | 7.6% | 100% |
| 内腔の膜様構造 | 9.8% | 99.5% |
| 胆嚢壁不整，欠損像 | 28.3% | 97.6% |
| 胆嚢周囲膿瘍 | 15.2% | 96.6% |
| 胆嚢壁内線状構造 | 37.0% | 89.9% |
| 胆嚢周囲肝実質濃染 | 27.2% | 89.3% |
| 胆嚢周囲液体貯留 | 53.3% | 87.0% |
| 胆嚢内結石 | 47.8% | 83.2% |
| 胆嚢周囲炎症像 | 78.3% | 72.1% |
| 胆嚢膨満 | 88.0% | 59.1% |
| 胆嚢壁肥厚 | 88.0% | 57.7% |

文献4より引用

**浮腫性胆嚢炎（edematous cholecystitis）：1期（2〜4日）**
毛細血管・リンパ管のうっ滞・拡張を主体とする胆嚢炎．胆嚢壁はうっ血，浮腫性となる．組織学的には，胆嚢組織は温存されていて，漿膜下層に細小血管の拡張と著しい浮腫がみられる．(⇨)
胆嚢粘膜は最内層の線状構造として保たれる（▶）

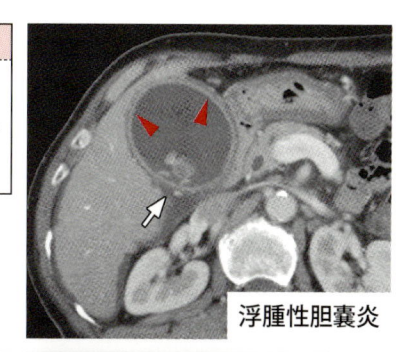

浮腫性胆嚢炎

**壊疽性胆嚢炎（necrotizing cholecystitis）：2期（3〜5日）**
浮腫性変化の後に組織の壊死出血が起こった胆嚢炎．内圧の上昇により胆嚢壁を圧迫するようになると，その結果動脈分枝の血行が停止して，組織の壊死が発生する．組織学的には細小動脈の血栓形成，閉塞し，各層の所々に斑紋状の壊死巣がみられるが，全層性や広範な壊死巣は少ない（⇨）

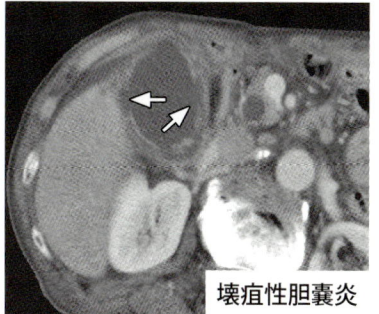

壊疽性胆嚢炎

**化膿性胆嚢炎（suppurative cholecystitis）：3期（7〜10日）**
壊死組織に白血球が浸潤し化膿が始まった胆嚢炎．この病期ではすでに炎症の修復は盛んで，拡張していた胆嚢は収縮傾向を呈し，炎症に伴う繊維性増生のため壁は再度肥厚性となる．
壁内膿瘍は比較的大きく，壁深在性のものは胆嚢周囲膿瘍となる（⇨）

化膿性胆嚢炎

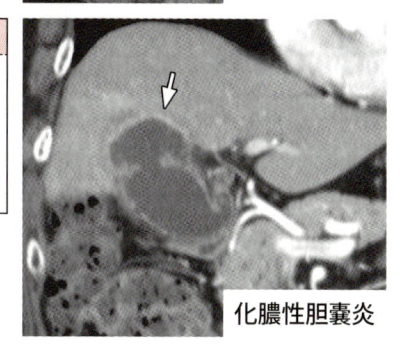

図3　急性胆嚢炎の病理学的・病態学的分類

壊疽性胆嚢炎のポイントとして
①胆嚢壁の不整像（粘膜-固有筋層を表す造影構造が途絶，剥離）
②胆嚢壁内ガス（胆嚢内腔にもみられるが，術後など医原性との区別が必要）
③胆嚢周囲膿瘍（胆嚢床肝実質の動脈濃染は必ずしも炎症波及ではない）

が認められれば壊疽性胆嚢炎以上の病期に進行した胆嚢炎が強く疑われる．急性胆嚢炎の病期に対応したCT像を図3に示すので，浮腫性胆嚢炎と壊疽性胆嚢炎の違いを確認してほしい．付け加えになるが，胆嚢周囲肝実質の動脈濃染は胆嚢炎による胆嚢静脈血流増加も一因になっており，必ずしも動脈濃染だけで胆嚢壊死による炎症波及を表している訳ではない．

## 3. 見逃し注意！ 症例と画像診断のポイント

### ■ 見逃し注意症例

**症例1**

50歳代，男性．
主訴：右上腹部痛．

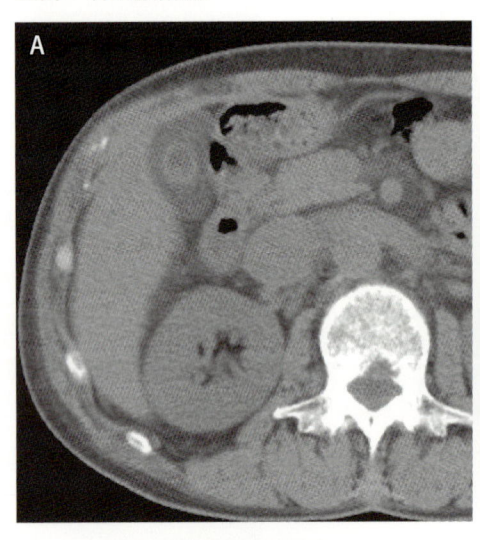

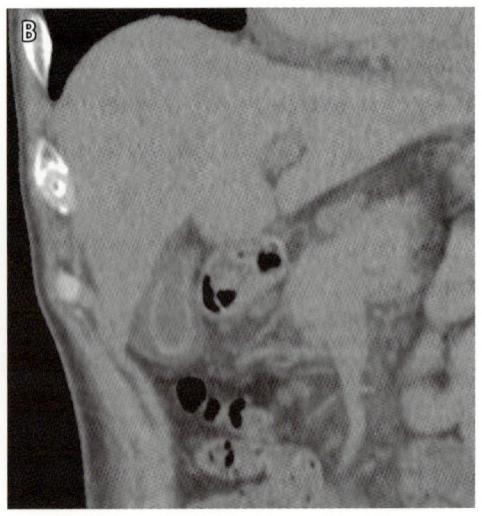

**図4　症例1：初診時の単純CT像**
　A）水平断像，B）冠状断像

初診担当医の診断：急性胆嚢炎．
本当の診断は　　：急性肝炎に伴なう胆嚢浮腫．

### ■ どこを見逃しやすいのか？ 見逃さないためには？ ～CTでここまでわかる！

　症例1の腹部単純CTを図5に再掲する．胆嚢壁は著明に肥厚しており，一見胆嚢炎を疑ってしまうが，胆嚢腫大はなく急性肝炎に伴う浮腫性（うっ血性）の胆嚢壁肥厚である．このような壁肥厚は右心不全や低蛋白血症，肝硬変でも認められ，痛みは通常みられないか胆嚢炎に比べて軽度である．

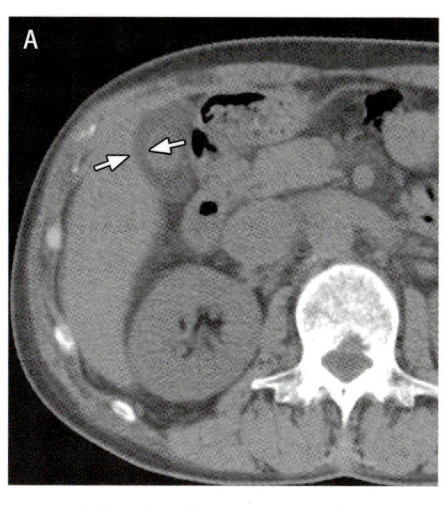

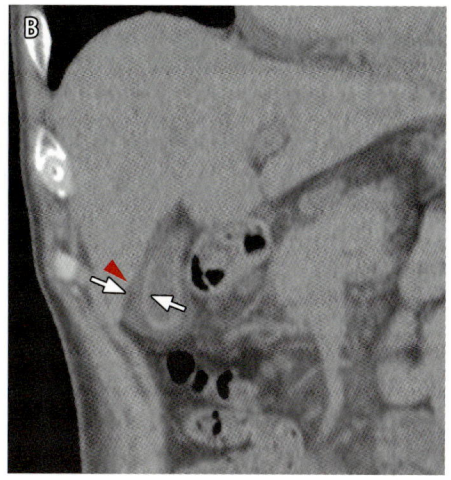

図5　急性肝炎に伴う胆嚢浮腫（図4再掲）
A）単純CT水平断像，B）単純CT冠状断像．
胆嚢壁は肥厚（⇨⇦）しているが，胆嚢内腔の拡張がない．隣接する肝臓の炎症により
リンパや静脈のうっ滞が生じたため，漿膜下の壁肥厚（▶）が目立っているのである

## 4. こんな所見のこともある

### ■ 気腫性胆嚢炎

#### 症例2

70歳代，男性．主訴：右上腹部痛，発熱．

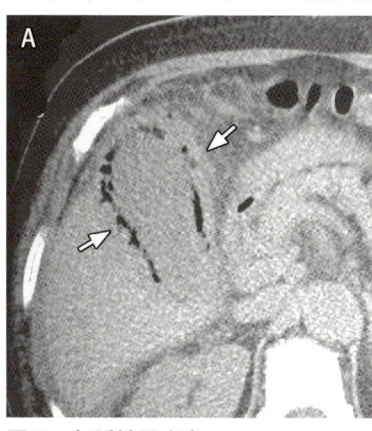

図6　気腫性胆嚢炎
A）腹部CT像．肥厚した胆嚢壁に沿ってガスが認められる（⇨）．
B）腹部単純X線像．右上腹部にU字状の透瞭像が見られ，胆嚢壁にそったガスが疑われる（⇨）．
C）腹部エコー像．肥厚した胆嚢壁に沿ってガスを表す高輝度エコーが認められる（⇨）．

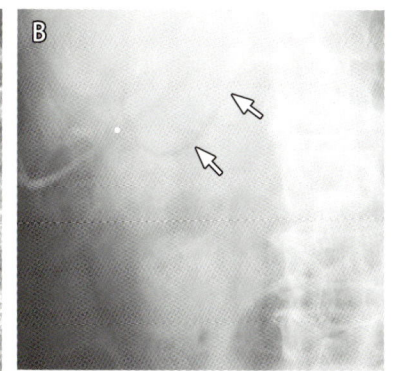

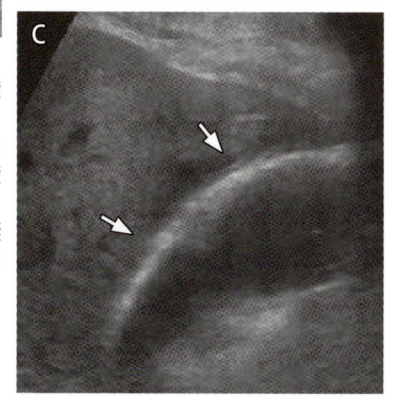

図6に腹部単純CT像（A），腹部単純X線像（B），腹部エコー像（C）を示した．腹部単純X線では右上腹部に線状の透瞭像が認められ，腹部単純CTでは胆嚢壁に一致してガス像が認められる．気腫性胆嚢炎は急性胆嚢炎の一亜型で，ウェルシュ菌などのガス産生菌の感染によって壁内または胆嚢腔内にガス像が認められる．糖尿病患者に合併しやすく壊疽性胆嚢炎に発展し穿孔して敗血症に移行しやすい．

# Advanced Lecture

## ■ 偽胆石

### 症例3

5歳，女児．主訴：上腹部痛．

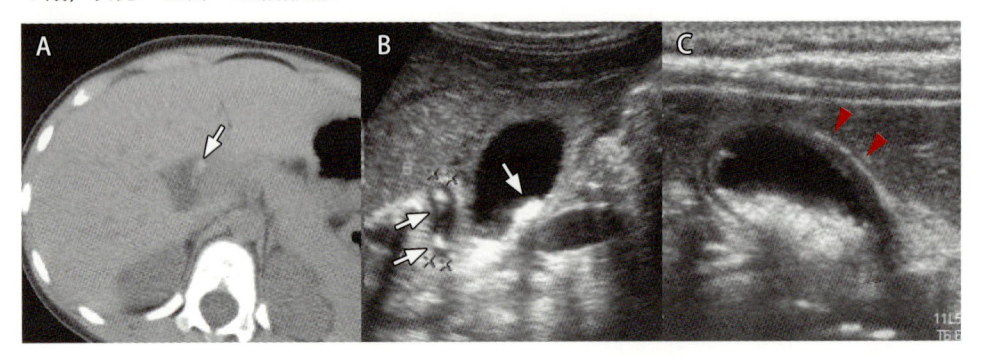

図7　偽胆石
A）腹部単純CT像（胆嚢頸部付近の水平断像），B）右肋骨下走査（3.5MHzプローブ使用），C）右肋骨下走査（7MHzプローブ使用）．
胆嚢頸部および内腔に胆石が認められ（⇨），胆嚢は腫大し壁肥厚（▶）が認められる．1週間前に行ったエコーでは認められなかったため，短期間でできたものと思われ，抗菌薬（セフトリアキソン）の使用歴から偽胆石と診断した

症例3の患者は肺炎で入院し，抗生剤で治療を受けて5日目には症状も消失した．入院時に腹部超音波を受けていたが明らかな異常は指摘されなかった．入院後7日目に上腹部痛と発熱が生じ，原因検索のため行われたエコー検査，CTでは胆石による胆嚢炎が確認された．

このケースでは初回エコー検査で胆石が見逃されたのではなく，入院後7日間で胆石ができあがったものと思われる．いわゆる偽胆石とよばれるもので抗菌薬〔セフトリアキソン（セフィローム®）〕使用によって生じる．症例3もセフトリアキソンを使用しており，抗菌薬の変更で偽胆石は消失した．詳細は文献を参考にしていただくとして[6]，セフトリアキソンは胆道移行がよくカルシウム塩と結合して一過性の胆石を生じ，胆石と同様に胆嚢炎や膵炎の原因となる．知っておいて損はないと思うので詳しくは参考文献を参照されたい[5]．

# おわりに

画像診断は病理のマクロ像を反映している．このため，画像診断に精通しようと思う先生は遠回りにはなると思うが，画像診断からマクロ病理を想像し，どのようなことが生じて病気が起こっ

ているのか病態を考えていく習慣をつけるとよいと思う．決して，「長軸径8 cm以上の腫大」とか「3 mm以上の壁肥厚」などを丸暗記して診断しないようにしてほしい．きっとすぐに画像診断に自信がつくと思われる．

### 文献・参考文献

1) 「標準組織学 各論第4版」，（藤田尚男，藤田恒夫/著）p. 154, 2010
2) Robert, T. H. & Wallace, T. M. Jr.：Acute Biliary Disese：Initial CT and Follow-up US versus Initial US and Follow-up CT. Radiology, 213：831-836, 1999
3) Fidler, J., et al.：CT evaluation of acute cholecystitis：findings and usefulness in diagnosis. AJR Am J Roentgenol, 166：1085-1088, 1996
4) Bennett, G. L., et al.：CT Findings in acute gangrenous cholecystitis. AJR Am J Roentgenol, 178：275-281, 2002
5) 木村正人ほか：Ceftriaxone投与に伴う小児の偽胆石症の臨床像，日本小児科学会雑誌，110：773-780, 2006
6) Schaad, U. B., et al.：Transient formation of precipitations in the gallbladder associated with ceftriaxone therapy. Pediatr Infect Dis, 5：708-710, 1986

### もっと学びたい人のために

・「急性胆管炎・胆嚢炎診療ガイドライン第2版」，（急性胆管炎・胆嚢炎診療ガイドライン改訂出版委員会，日本腹部救急医学会，日本肝胆膵外科学会，日本胆道学会，日本外科感染症学会，日本医学放射線学会/編），医学図書出版，2013
　↑熟読されたい
・腹部救急学会のホームページ：http://www.qqct.jp/

### プロフィール

**井本勝治（Katsuji Imoto）**
公立甲賀病院放射線科
忍者も住まなくなったような関西の片隅に来て10年以上が経ちました．
general radiologistをめざして日々修行を行っております．救急放射線診断やIVRの修行を田舎病院でやってみたいと思う研修医の先生は一度冷やかしでもいいので見学に来てください．

## 第3章 腹部画像で見逃しやすい

# 4. 胆嚢捻転症

井本勝治

### ● Point ●

- 胆嚢捻転症は胆嚢が捻転することにより血行障害をきたし急激な虚血性壊死を生じる稀な疾患で重症急性胆嚢炎に分類される
- 肝床部との固定が不十分な状態に亀背や急激な体動などの後天的要因が加わり発症する
- 胆嚢捻転の術前診断は画像診断を行わなければ困難であり，胆嚢炎が疑われた場合には，画像所見を丹念に拾いあげることが胆嚢捻転症の診断の手がかりとなる

## はじめに

　胆嚢捻転症は稀な疾患であり忘れた頃にやってきて，急性胆嚢炎として手術されてはじめて本疾患と気づかれることが多く，MDCT（multi-detect raw CT）が普及する以前の報告では，その術前の診断率は8.9％と低かった．しかし，最近の報告では術前の診断は約78％に達したと言われており[1]，画像診断技術の進歩の賜と思われる．

　胆嚢捻転症の発症機序としては先天的要因として遊走胆嚢があり，これに体位変換や排便，出産，外傷，内臓下垂などの後天的要因が加わることによって発症する．本疾患の主な原因である遊走胆嚢は全人口の4～8％に存在し，分類としてGross分類が汎用される（図1A～D）[2,3]．胆嚢と胆嚢管が間膜により肝下面と付着しているA型（図1B）と，胆嚢管のみが間膜で付着しているB型（図1C）に分類される．わが国報告の267例の集計例ではGross A型が28％，B型が72％と報告されている[4]．

　また，胆嚢捻転症は捻転形態により2種類に分類され，捻転が180°以下である不完全型と180°以上である完全型に分けられ，完全型が76％と頻度が高い．不完全型の場合，症状の自然寛解や再発をくり返すこともあるが，完全型の場合は虚血が生じ急速に胆嚢壊死に進行することが多いと言われている[5]．

　本疾患の臨床症状に特異的なものはなく，腹痛，嘔気嘔吐，腫瘤触知，発熱などであり，何ら胆嚢炎と変わりはみられない．よって胆嚢炎が疑われたなら表に示す患者背景を確認のうえ，必ず画像診断によって胆嚢捻転の有無を評価しなければならない．本稿ではCT画像を中心に胆嚢捻転症の画像診断について解説する．

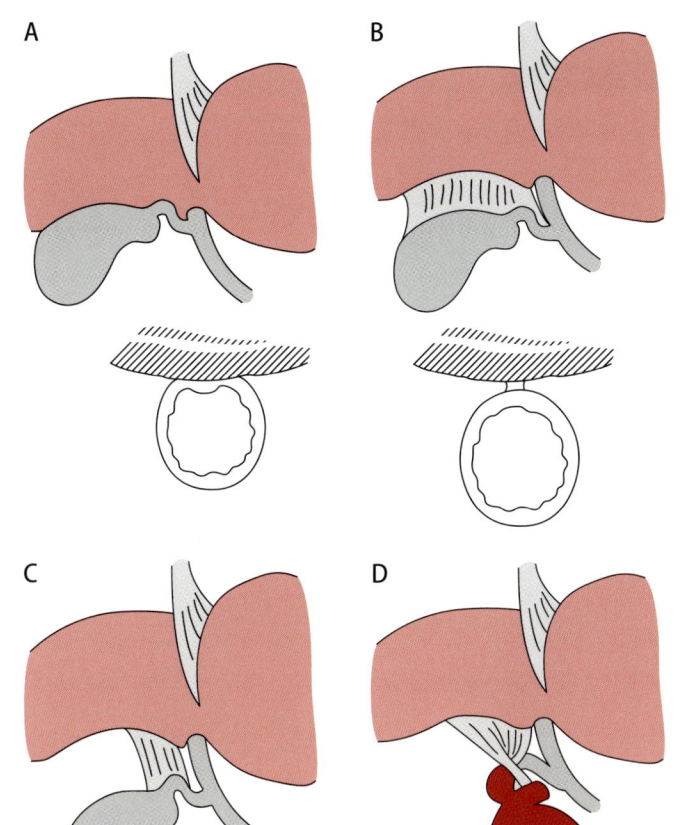

図1　Gross分類
A) 正常胆嚢は腹膜を介さずに直接肝下面胆嚢窩に広範囲に付着しているためにほとんど可動性を有しない．
B) Gross A型：胆嚢は肝下面とは直接には接せず，腹膜の折り返しで生じた間膜によって**全長で下垂する**．
C) Gross B型：胆嚢は肝下面とは直接には接せず，腹膜の折り返しで生じた間膜によって**頸部のみで下垂する**．体部〜底部は遊離した状態で存在．
D) 胆嚢捻転症：肝臓との接着面が小さいほど捻転が生じやすく，間膜を中心に捻転が生じる．捻転時には尾側や正中など位置異常を伴うことが多い

第3章　腹部画像で見逃しやすい

表　胆嚢捻転症の臨床的特徴

| | |
|---|---|
| 年齢 | 3〜98歳の報告例があり，60歳以上が約8割をしめる．10歳以下の小児例も5％程度に見られる |
| 性別 | 1：3〜4で女性に多い．小児例では男児に多く見られる |
| 症状 | 腹痛，嘔吐，発熱，腫瘤触知（急性胆嚢炎と同じ）．しかし，発熱の頻度は急性胆嚢炎と比べ少ない．完全型捻転では通常の胆嚢炎より経過は早い．不完全型では再発，寛解をくり返すこともある |
| 原因 | 先天性の素因として遊走胆嚢が高頻度に認められ，亀背，脊椎側彎，体重減少，出産，外傷などが誘因となる．胆石の合併は20〜50％と通常の胆嚢炎に比べ低頻度 |

## *1.* 胆嚢捻転症の典型的な画像所見の特徴

　まず，胆嚢捻転症では，通常の急性胆嚢炎でみられる胆嚢腫大や全周性壁肥厚といった所見がみられる．それに加えて胆嚢捻転症を疑う所見として下記1）〜4）があげられる．

### 1）胆嚢軸偏位

　遊走胆嚢のため胆嚢は肝臓に接していない部分が多く，底部は腹部正中方向や尾側に向いていたりすることが多い．通常の位置のこともあるため，位置だけで判断してはいけない．

### 2）胆嚢頸部の円錐状構造物

　捻転部そのものを描出しており，胆嚢頸部の渦巻き像や腫瘤像として認められる．thin slice の連続画像で多断面で観察しなければわからないことも多い．また胆嚢動脈が追跡できる症例では，胆嚢動脈の走行を手がかりに捻転を評価するのも有用である．

### 3）胆嚢壁造影効果の低下または欠如

　不完全型では低圧系の静脈が閉塞にうっ血を主体とした虚血が生じる．このため動脈の流入はあり平衡相では造影効果はある程度認められる．

　完全型では捻転が高度となるほど動脈にも血流障害が生じるため，すべての造影相で造影効果は低下もしくは欠如する．

### 4）胆石の欠如

　一般的に急性胆嚢炎の90％は胆石を伴っているが，胆嚢捻転症では胆石の合併は25〜50％と低頻度である．


## *2.* 胆嚢捻転症の典型的画像

### 症例1

　60歳代，男性．
　主訴：起床直後より急に心窩部痛，嘔吐．
　エコー検査が施行され，胆嚢壁肥厚と胆嚢腫大が認められた（図2A）．胆嚢体部〜底部は肝臓と接しておらず遊離し正中へ偏位していた．胆石は認められなかったため，胆嚢管への胆石嵌頓を疑いCTを施行（図2B）．CTでも胆石は認められず，造影CTでは胆嚢の造影効果が低下していた．よく見ると胆嚢頸部が渦巻き状に捻れており胆嚢捻転症と診断した．緊急で手術が行われ，胆嚢は頸部で270°捻転し暗赤色を示し壊死していた（図2C）．

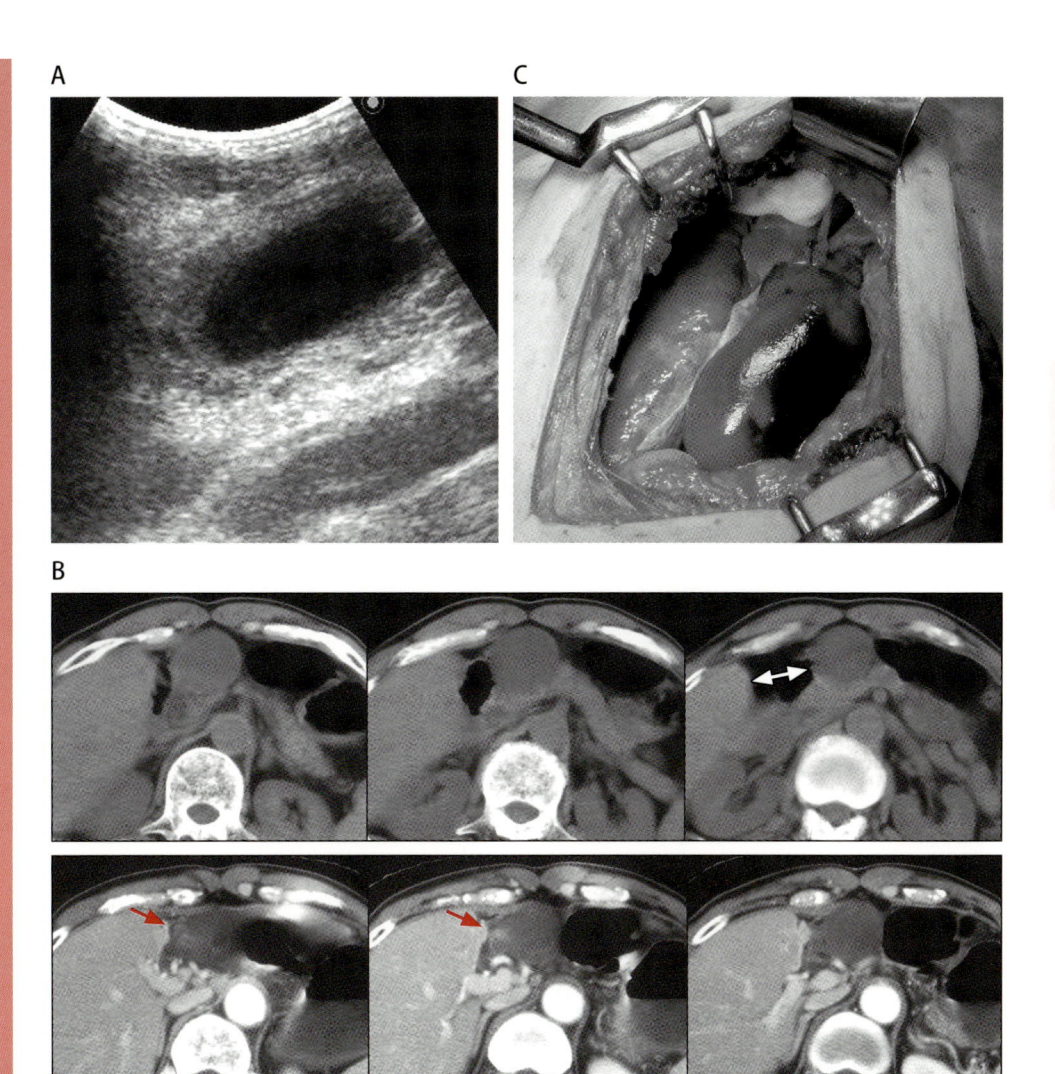

### 図2 症例1：胆嚢捻転症

A）腹部エコー．胆嚢壁は全周で肥厚し，胆嚢腫大を認める．明らかな胆石は指摘できなかった．
B）腹部CT．上段：単純CT（左から順に頭側から尾側へスライス），下段：造影CT動脈相（左から順に頭側から尾側へスライス）．胆嚢体部〜底部は肝床から離れて遊離している（⇔）．体部〜底部の造影効果は低く，胆嚢頸部だけ造影されている．連続画像や断面を変えてよく観察すると頸部で捻れているのがわかる（→）．
C）胆嚢は頸部で270°捻転し，頸部〜体部は暗赤色を示し壊死していた．（Color Atlas①参照）

## 3. 見逃し注意！ 症例と画像診断のポイント

### ■ 見逃し注意症例

#### 症例2

60歳代，女性．主訴：上腹部痛．

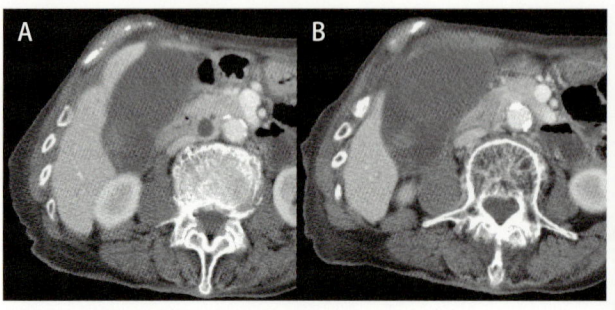

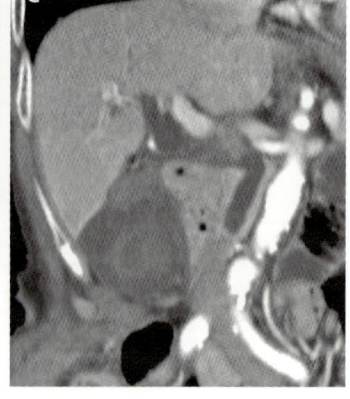

**図3 症例2：初診時の腹部造影CT画像**
初診時造影CT動脈相．
A，B）水平断像，C）環状断像

初診担当医の診断：急性胆嚢炎．
本当の診断は　　：胆嚢捻転症．

### ■ どこを見逃しやすいのか？ 見逃さないためには？ 〜CTでここまでわかる！

　腹部造影CTでは胆嚢は腫大し壁肥厚も認められ急性胆嚢炎の所見である．造影CTをみると壁はほとんど造影されておらず頚部のみ淡く造影されている（図4A〜C ▷）．胆嚢捻転症や胆嚢梗塞が示唆されるが，胆嚢は肝臓と広範囲で接している．このため接してるからと言って通常の胆嚢炎と簡単に判断してはならない．thin sliceの連続画像で水平断のみでなく矢状断や冠状断など任意の断面で胆嚢頚部を詳細に観察すると捻れの構造が観察される．
　肝心なのは胆嚢軸偏位，胆嚢造影効果低下・欠如，胆石がみられないなどの所見がみられたときに胆嚢捻転ではないかという目で頚部を詳細に観察することである．
　また，捻転時には出血性梗塞を伴うこともあり胆嚢壁が高濃度に見え，造影CTであたかも造影されているように見えることもある．このため胆嚢捻転の診断には単純CTも必要であり，可能であれば動脈相や平衡相など多時相で評価することが診断向上につながると思われる．

## Advanced Lecture

### ■ 胆嚢捻転症の治療に注意

　胆嚢捻転症と診断したならば経皮経肝胆嚢ドレナージ（PTGBD）や経皮経肝胆嚢吸引穿刺法（PTGBA）は原則禁忌である．なぜなら，本疾患は臓器虚血を主体とした疾患であり，ドレナージを行っても必ずしも虚血が改善するとは限らないからである．また不完全虚血であるとしても遊走胆嚢が基礎に存在するため，肝と胆嚢の接着が不十分と思われ，容易に胆汁が腹腔内に流出

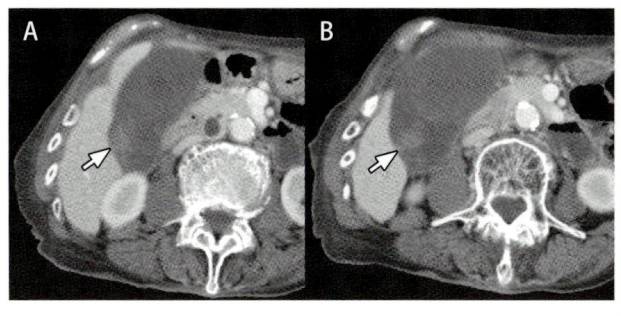

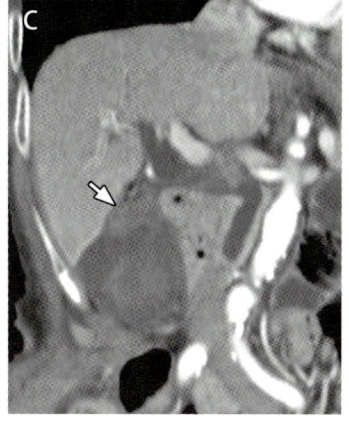

**図4 胆嚢捻転症（図3再掲）**
造影CT動脈相．A，B）水平断像，C）環状断像．腹部造影CTでは胆嚢は腫大し壁肥厚も認められ急性胆嚢炎の所見である．造影CTをみると壁はほとんど造影されておらず頸部のみ淡く造影されている（⇨）．胆嚢捻転症や胆嚢梗塞が示唆されるが，胆嚢は肝臓と広範囲で接している．この症例では胆嚢は頸部で屈曲し360°捻転していた

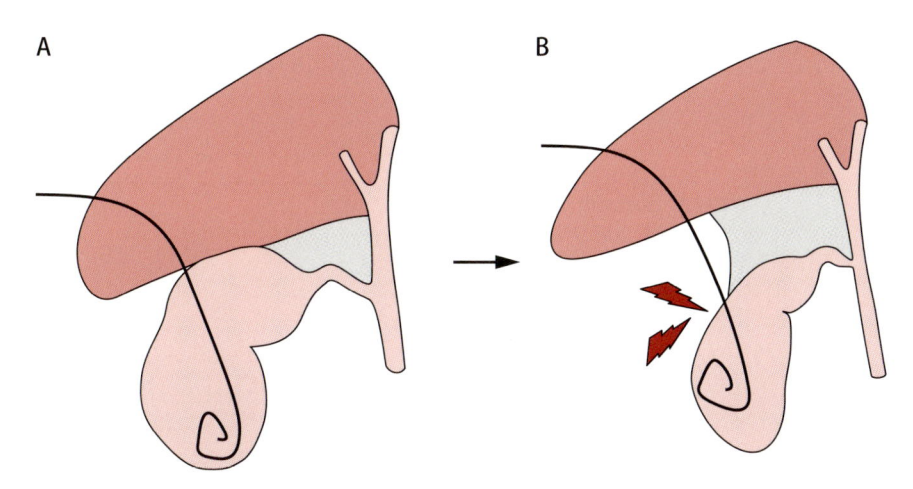

**図5 遊離胆嚢のPTGBDは危険**
遊離胆嚢では，胆嚢が緊満した状態では胆嚢が肝床に接着しているのか，接しているだけか判断は難しい．穿刺により胆嚢が収縮すると，肝床から離れ胆汁が腹腔内へ漏出することとなる（B）

したり胆嚢が裂けたりするからである（図5）．しかしながら，術前に急性胆嚢炎と診断されPTGBDが挿入され，炎症が治まった後日の手術時で胆嚢捻転症が発覚した例やPTGBDが有用とする報告も散見される．その適応は十分に危険性を考慮したうえで行わなければならないが，感染が疑われる胆嚢捻転症例で，全身状態不良例や高リスク疾患を有し麻酔困難で外科手術が行いにくい場合には，可能な限り遊離の少ない頸部側をねらって穿刺を行わなければならない．

## おわりに

　胆嚢捻転症はMDCTが発達した今日では飛躍的に術前の診断率が向上した．逆に言うと昔は術前診断が困難であったため仕方がなかったが，今日では見落としになってしまうということである．もちろん，急性胆嚢炎として緊急手術が行われれば結果として大きな差はないと思われるが，保存的治療や経皮経肝胆嚢ドレナージが施行された場合には結果が異なってくる可能性さえある．今後，ますます画像診断は重要となってくるため研修医時代に基礎をしっかり学んでおくことが大切であると考える．

### 文献・参考文献

1）木村　準ほか：術前診断し緊急腹腔鏡下胆嚢摘出術を施行した胆嚢捻転症の1例．臨床外科，69：886-890, 2008
2）Gross, R. E.：Congenital anomalies of the gallbladder. Arch Surg, 32：131-162, 1936
3）安田秀樹，高田忠敬：遊走胆嚢．胆と膵，23：743-747, 2002
4）池田　剛ほか：MRCPにて術前診断し得た胆嚢捻転症の1例．日本臨床外科学会，60：2996-3000, 1999
5）Carter, R., et al.：Volvulus of the gallbladder. Surg Gynecol Obstet, 116：105-108, 1963

　最後に，本稿の執筆にあたり貴重な症例を提供していただいた京都市立病院　早川克己先生にこの場をおかりして深謝いたします．

### プロフィール

**井本勝治（Katsuji Imoto）**
公立甲賀病院放射線科
プロフィールは第3章-3参照．

第3章　腹部画像で見逃しやすい

# 5. SMA塞栓症，見落とされやすい遠位の塞栓

伊藤誠明

### Point

- SMA塞栓症では発症早期は腹膜刺激症状に乏しいわりに持続する強い腹痛．特徴的症状はない
- 患者背景，症状から本症を少しでも疑う場合は造影CTを（比較のため単純CTも必要）
- 診断・治療の遅れはそのまま生命予後につながる

## はじめに

　SMA：上腸間膜動脈（superior mesenteric artery）塞栓症は腸管の最重篤な救急疾患であるが，高齢者に多く，しばしば診断が遅れがちになる．造影CTが施行されても，塞栓が分岐部から近位になく，遠位部にある場合には特に見逃されがちである．

　SMAの急性閉塞は，起始部の粥状動脈硬化病変で発症する場合と，塞栓子（心臓か大動脈に由来）が飛んできて発症するものの大きく2つに分けられ，過半は塞栓子によるものと言われている[1]．そのほかに解離，コレステロール塞栓，血管炎などの関与があげられる．本症のリスクとなる基礎疾患，既往歴としては高血圧症，高脂血症，糖尿病，閉塞性動脈硬化症，喫煙習慣，抗リン脂質抗体症候群，真性多血症，心房細動，心臓弁膜症といったものがあげられる．

　進行すると腸管の壊死・穿孔による腹膜炎を起こし，診断の遅れはそのまま生命予後に影響する．そのため発症から診断・治療までの経過時間が重要である．腸管が壊死に至る前であればIVR（interventional radiology）による血行再建が試みられる．壊死に至ってしまった場合は該当部の腸管切除となる．適切にIVRや手術が行われなかった場合の致死率は60％を越えると言われる．血行再建可能な時間（すなわち腸管が壊死に至るまでの時間）については諸説ある．動物実験では阻血から3時間程度で粘膜の壊死がはじまり，6時間から少なくとも12時間後には小腸の全層壊死に至るとされる．茂木らによれば血行再建のgolden timeは近位閉塞では5時間，末梢（回盲動脈分岐部）閉塞では24〜48時間としている[2]．

　臨床症状で最も多いものは腹痛である．発症初期では腹膜刺激症状に乏しいわりに，持続した強い腹痛を訴えることが多い[3]．そのほかに嘔気・嘔吐，腹部膨満，下痢，下血といった症状があげられるが，特徴的な臨床症状と言えるものはない．虚血が進行すると腹膜刺激症状も明瞭となるが，それは同時に血行再建処置の時期を逸したということとなる．また，SMA起始部にもともと粥状動脈硬化病変があるような血栓症の場合は，すでに側副血行路が発達していることも多く，その場合は症状がよりわかりにくくなることがある．

## 1. SMA塞栓症の典型的な画像所見の特徴

　CTにてSMAの閉塞部位が同定できれば最も確実に診断できる．単純CTで血栓が高濃度に見えることもあるが感度が高い所見とは言えず，一般的には造影CTが決め手となる．しかし，遠位塞栓では閉塞部位をはっきりと同定できないこともままあり，その場合のCT所見は腸管虚血全般に共通の所見のみとなるため鑑別診断が難しくなる．また，閉塞部位が同定できないと第3章-6で解説されるNOMI（非閉塞性腸管虚血）とも厳密には区別が難しいこともある．

　腸管虚血全般に共通するCT所見としては腸管壁の造影効果低下，腸管壁の肥厚，腸管の拡張，麻痺性イレウス，腸間膜の浮腫と腸管膜静脈の拡張，腹水といったものがあげられる．壊死が進行すると腸管壁内ガスや腸間膜静脈・門脈内ガス，腹腔内遊離ガスといった所見が明らかとなり画像診断は容易となるが，これらの所見が認められるのは血行再建の時期をすでに逸したタイミングである．

　また，腸間膜の還流血流量の減少を反映してSMVの径がSMAの径より細くなる所見，いわゆるsmaller SMV signも広範囲腸管虚血の重要な所見であるが，特に高齢者の場合には脱水状態でも認められることがあるので注意が必要である．

　CTでは閉塞部位がはっきりしない場合には，診断的意味を兼ねて血管造影が施行されることもある．また，塞栓症の場合には脳梗塞や腹部のほか実質臓器の塞栓症を併発することもしばしばあるため，他臓器の塞栓所見を見つけることが本症の診断に繋がることもある．

## 2. 見逃し注意！ 症例と画像診断のポイント

### ■ 見逃し注意症例1

#### 症例1

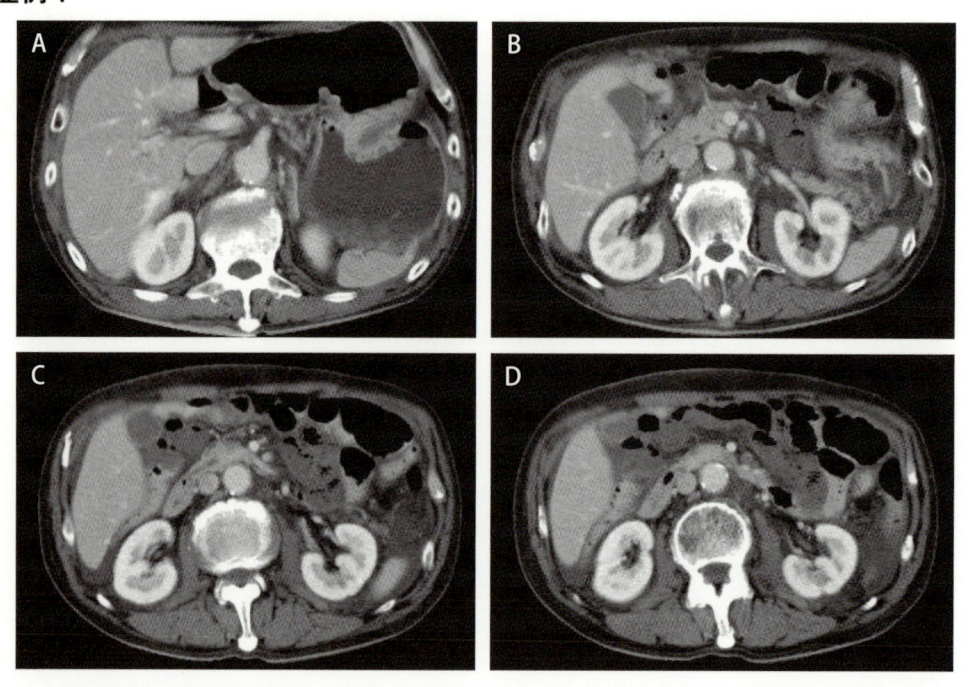

図1　症例1：初診時の造影CT画像
　　　A) SMA起始部レベル，B) Aの2 cm尾側，C) Bの1 cm尾側，D) Cの0.5 cm尾側

> 70代，男性．主訴：10時間前からの上腹部痛，血便．
> 既往歴は糖尿病，慢性腎不全，陳旧性心筋梗塞，心房細動にてペースメーカー留置後．抗凝固薬1剤と抗血小板薬2剤を内服している．血液生化学検査では既知の腎機能低下のほかに白血球数，LDH，アミラーゼ，CK値の軽度上昇が認められた．
>
> 初診担当医の診断：SMA塞栓症．
> 本当の診断は　　　：SMA塞栓症．

## ■ どこを見逃しやすいのか？ 見逃さないためには？
　～CTでここまでわかる！（症例1）

### 1）画像概略

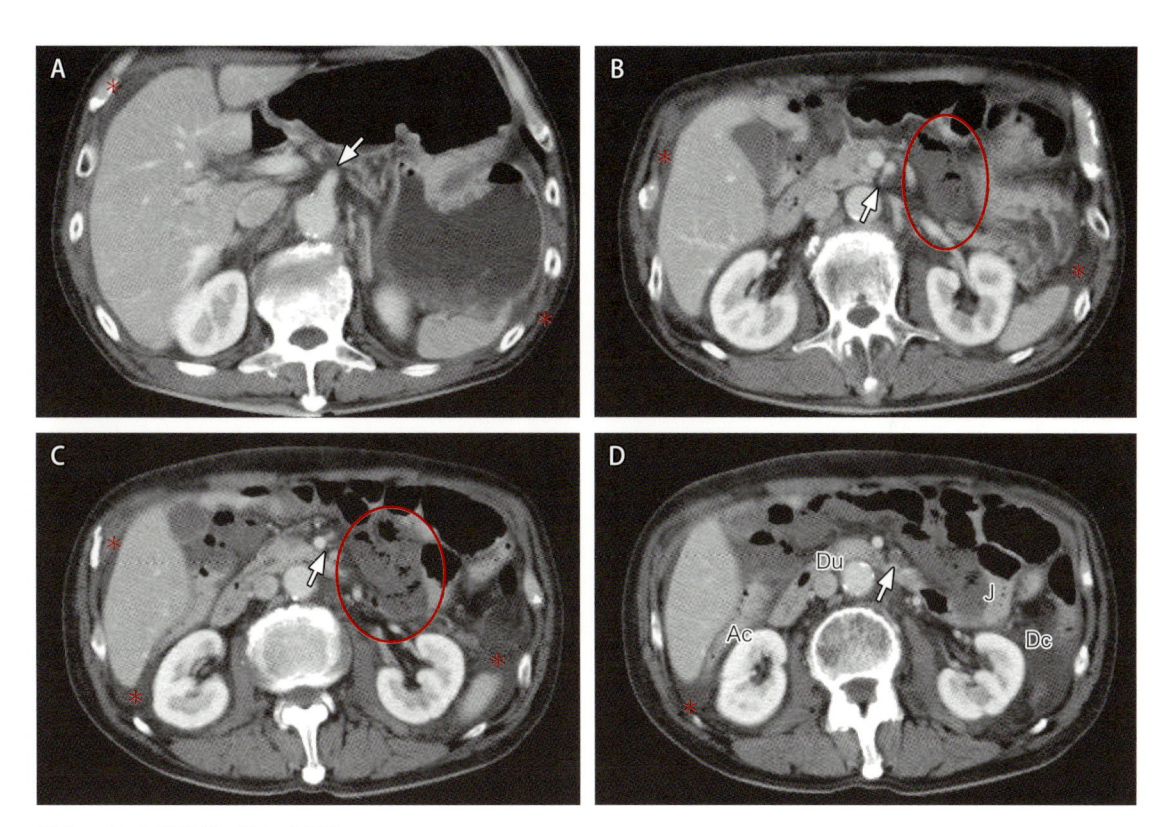

　造影CTでは第Ⅰ～Ⅲ空腸動脈と中結腸動脈を分岐した直後のSMA本幹に閉塞が認められ，この末梢の支配領域に合致して広範囲の小腸が造影効果不良となっている（図2D）．軽度の腸管拡張，麻痺性イレウス，腸間膜脂肪濃度の上昇，腹水貯留を伴う．

**図2　SMA塞栓症（図1再掲）**
　A）SMA起始部レベルのスライス．SMA起始部は問題なく開存している（⇨）．腹水（＊）が認められる．
　B）Aの2cm尾側のスライス．近位の空腸動脈起始部（⇨）は開存している．造影効果の不良で壁のやや肥厚した小腸係蹄が確認できる（○）．腹水（＊）が認められる．
　C）Bの1cm尾側のスライス．中結腸動脈（⇨）は開存している．このレベルでもSMA本幹はまだ開存している．造影効果の不良で壁のやや肥厚した小腸係蹄が確認できる（○）．腹水（＊）が認められる．
　D）Cの0.5cm尾側．SMA起始部からは3.5cm尾側のスライス．SMA本幹が血栓で閉塞しているのがわかる（⇨）．造影効果の不良な腸管と，造影されている腸管がはっきりと区別可能である．十二指腸（Du）から近位空腸の一部（J），上行結腸（Ac），下行結腸（Dc）はよく造影されているが，それ以外の小腸は造影効果不良である．SMAの閉塞レベルに合致した分布と言える．腹水（＊）が認められる

## 2）その後の経過

CTの時点で発症後約12時間経過，比較的広範囲の小腸に虚血が広がっていると考えられ，経過時間と併せ血行再建は困難と判断され開腹手術となった．術中所見では小腸の遠位6割が壊死に陥っており，180 cmにわたって切除された．

### ■ 見逃し注意症例2

#### 症例2

80代，女性．主訴：腹痛．
慢性腎不全にて維持透析中であったが，透析中に急な腹痛を訴えた．既往歴としては肝硬変，肝細胞癌があり，以前からSMAに多発狭窄を指摘されている．血液生化学所見は平時と明らかな変化は認められなかった．なお，CT撮影は透析終了を待ったため，発症7時間後程度である．

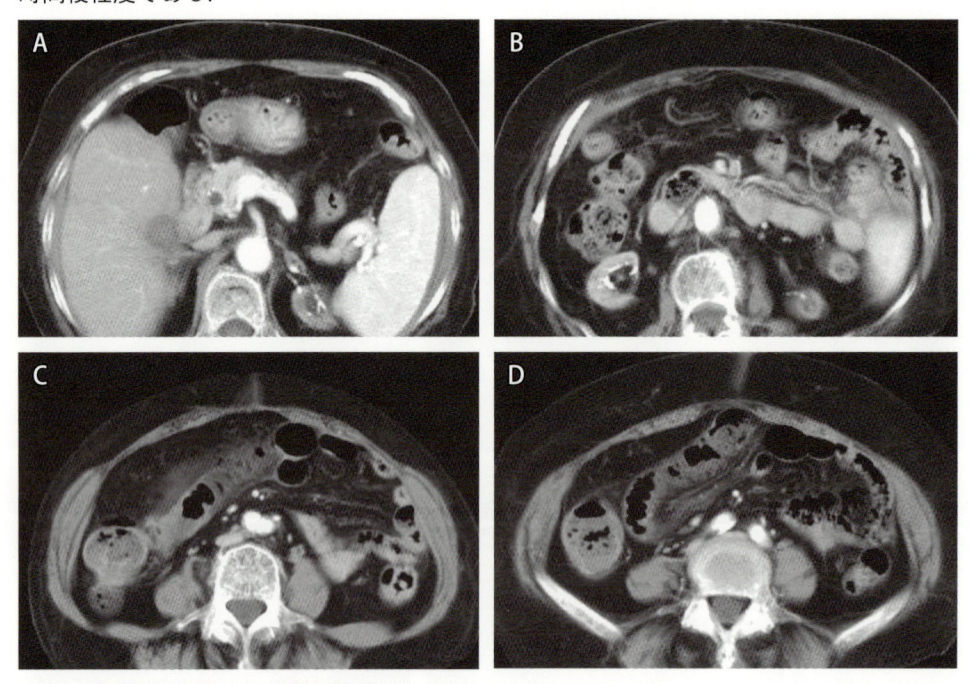

図3　症例2：初診時の造影CT画像
　　A）SMA起始部レベル，B）Aの2 cm尾側，C）Bの2 cm尾側，D）Cの2 cm尾側

初診担当医の診断：SMA塞栓症．
本当の診断は　　：SMA塞栓症．

■ どこを見逃しやすいのか？ 見逃さないためには？
  〜CTでここまでわかる！（症例2）

### 1）画像概略

　SMA本幹に高度狭窄（あるいは短距離閉塞）が認められる（図4B）．この所見自体は過去の無症状時のCTと大きな変化は指摘できなかった．今回新たに生じた画像所見として，回腸末梢に造影効果不良域が出現し（図4C, D○），同腸間膜の浮腫，腹水を伴う．一部に腸管膜静脈内あるいは腹腔内と思われるガス像が認められる（図4C ▷）．しかし，動脈病変自体は既知の病変以外は明らかに同定できなかった．

### 2）その後の経過

　すでに腸管の壊死に陥っていると考えられ，開腹手術となった．術中所見では回腸末梢の20 cmにわたる領域にのみ限局して壊死が認められ，切除された．

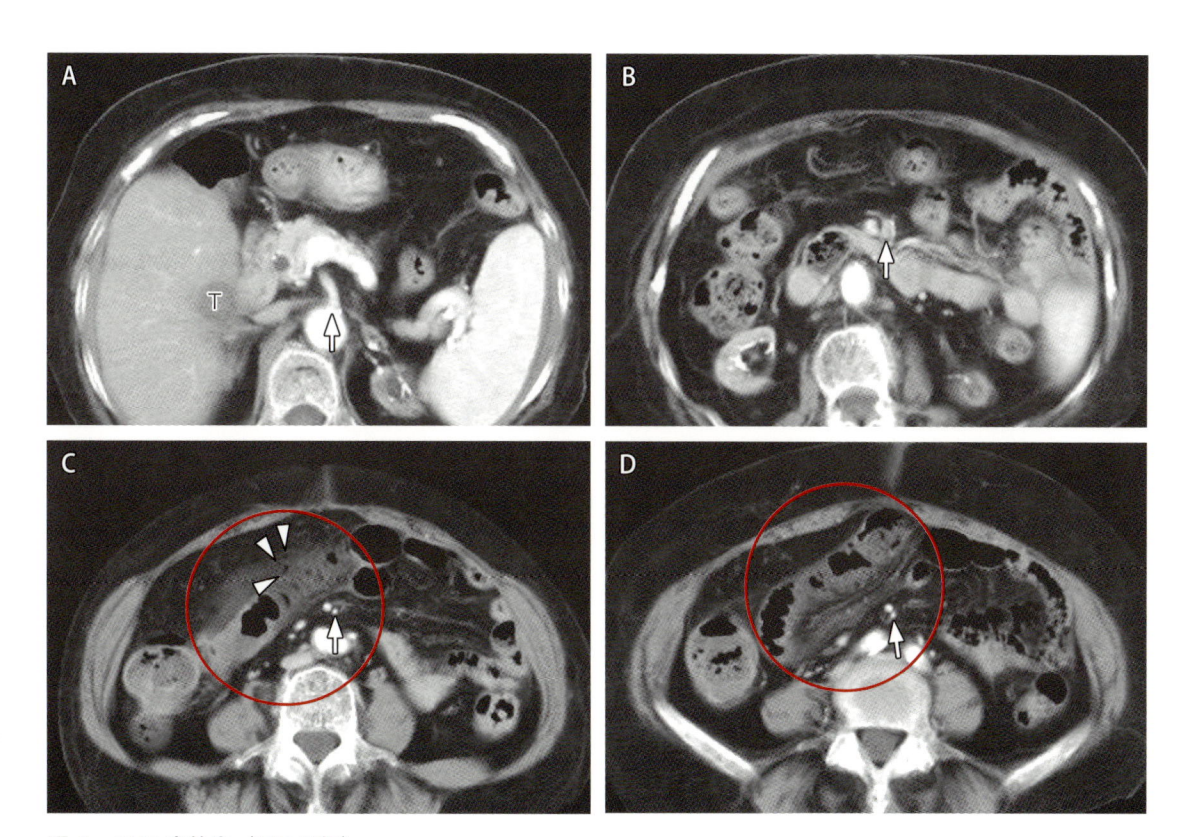

**図4　SMA塞栓症（図3再掲）**
A）SMA起始部レベルのスライス．SMA起始部は問題なく開存している（⇨）．肝臓には肝細胞癌（T）が存在している．
B）Aの2cm尾側のスライス．SMA本幹に石灰化を伴う高度狭窄が認められ，内腔の造影効果も弱い（⇨）．
C）Bの2cm尾側のスライス．SMA本幹は造影されている（⇨）が，回腸末梢に造影効果不良な領域が認められる（○）．その近傍には腸管外にガス像が認められ，腸間膜静脈内もしくは腹腔内遊離ガスと考えられる（▷）．
D）Cの2cm尾側のスライス．このレベルでもSMA本幹は造影されている（⇨）．しかし，回腸末梢には造影効果不良な領域が認められ（○），同部の腸間膜には浮腫性の変化が広がっている

# おわりに

　急性SMA塞栓症，特に遠位塞栓のケースについて概説した．診断までの時間が予後を左右し，遅れれば致命的なことになりうるため，患者背景，既往歴，基礎疾患がある場合には本症の可能性も考慮することがまず大事である．

### 文献・参考文献

1) 長瀬雅則 ほか：上腸間膜動脈・下腿動脈の急性血栓閉塞の緊急インターベンション．IVR, 23（2）：171-175, 2008
2) 茂木克彦 ほか：急性上腸間膜動脈閉塞症－閉塞部位と臨床経過について－．日本腹部救急医会雑誌, 16（2）：427-432, 1996
3) 森　眞次郎 ほか：上腸間膜血管閉塞症．臨牀消化器内科, 27（7）899-904, 2012
4) Vascular and Interventional Radiology 2nd edition.（Kaufman, J. A. & Lee, M. J./eds.），Lippincott Williams & Wilkins, 2013

### プロフィール

**伊藤誠明（Takaaki Ito）**
京都第一赤十字病院放射線診断科
平成13年京都府立医科大学卒業．画像診断とIVRを担当．解剖を考えることと血管走行を眺めることが好き．F○11の古参プレイヤーにして目下モ○ハン4に忙しい．

第3章 腹部画像で見逃しやすい

# 6. 非閉塞性腸管虚血（NOMI）

増井浩二

> **Point**
> ・NOMIという疾患の存在と恐さを知るべし
> ・NOMIという疾患の診断の難しさを知るべし
> ・NOMIはお化け疾患であることを知るべし

## はじめに

透析中に急に腹痛を訴えた患者が救急車で運ばれてきた．「NOMIじゃないのか？」上級医がそんな言葉を言っているのを救急をローテートした先生なら聞いたことがあるだろう．「ノミ？ ノミって何だろう？ なんか痒くなってきたな〜」なーんて言ってる場合じゃない．NOMIは致死率の高い危険な疾患である．しっかり頭に入れておいてもらいたい．

## *1.* 非閉塞性腸管虚血（NOMI）ってな〜に？？

NOMIと書いて「ノミ」と読む．非閉塞性腸管虚血（non-occlusive mesenteric ischemia）の略である．急性虚血性腸疾患はSMA塞栓症などの血管に器質的な閉塞を認めるものと認めないものに分類され，その後者にあたる．前者に関しては前項（第3章-5）を参照されたい．

急性虚血性腸疾患の20〜30％を占めると言われ，1958年の報告を皮切りに現在まで数々の報告がある．致死率の高い疾患として知られ，現在でも20〜50％と高い致死率を有する恐い疾患である．

### 1 原因

はっきりとはわかっていないが，全身の低灌流状態が生じた際，脳や心臓など重要臓器への血流を維持するために血流の再分配が生じ，腸管や四肢への血流が減少する．その結果として，腸間膜動脈の末梢血管の交感神経が過剰に反応することで血管攣縮が生じ，腸管虚血をきたすと考えられている．表にNOMIをきたすrisk factorの例を示す．

### 2 症状

突然発症の腹痛が多いが，20〜30％の症例では腹痛を訴えないことがある．腹痛がない場合

表　NOMIのrisk factor

| |
|---|
| ・高血圧・糖尿病 |
| ・心血管疾患（心筋梗塞後・うっ血性心不全・不整脈etc） |
| ・ジギタリス製剤・利尿剤の使用 |
| ・慢性腎不全（特に人工透析中） |
| ・膵炎 |
| ・心血管術後 |
| ・腹部消化管術後 |
| ・消化管出血 |
| ・ショック |
| ・脱水 |
| ・熱傷 |

の初期症状は腹部膨満，下血，下痢，嘔気，嘔吐などがある．

発症初期は他覚所見に乏しく，症状が緩慢に継続することがあり，診断が遅れ，非可逆性の腸管虚血を生じていることも多い．

## 3 検査所見

血液検査で白血球やGOT/GPT・LDH・CPKなどが上昇するが，いずれも特異的ではない．発症初期の血中乳酸値が重症度に相関するという報告がある[1]．

## 4 画像所見[2]

診断のgold standardは血管造影（図1）であり，以下の所見が特徴的とされている．
① 上腸間膜動脈（SMA：superior mesenteric artery）の分枝根部の狭小化（図1 A）
② string of sausage sign（図1 B）
（攣縮と拡張が交互に生じソーセージのような形態を呈する）
③ SMA分枝の不整狭小化（図1 C）
④ 辺縁動脈など末梢動脈の造影不良（図1 D）

上記所見がみられれば造影検査を行ったらその足で造影したカテーテルから塩酸パパベリンの持続動注を行い，攣縮を解除することが治療となる[4]．なお腸管虚血が明らかな場合は開腹し壊死した腸管を切除する必要がある．

●ここからがpoint！ ～CTで診断するには？～

上述したように診断のgold standardは血管造影であるが，実際の救急現場ではじめに血管造影が行われることは稀であり，まずCTを施行する場合がほとんどである．CTでも3DやMPR再構成を行うことで上記血管造影と同様の所見を得ることができると報告されている（図2 ⇨：SMA分枝の不整狭小化）．
上記所見に加え，CTでは攣縮による腸管虚血を反映して腸管壁にまだら状（分節状）の造影不良域[*1]を認めたり，SMA領域の血流低下を反映してsmaller SMV sign[*2]やSMVの造影遅延が認められることがある．

・CTですでに腸管壊死を疑う所見が認められる場合は，もちろん緊急開腹の適応である．

＊1　腸管に急激な流入障害を生じた場合，腸管壁に浮腫性変化が生じる前に造影効果のみが低下する．腸管壁に浮腫性変化がなくても腸管は壊死に陥っていることがあるので注意．

＊2　近位部の同レベルでのSMA・SMV径を比較しSMA＞SMVとなるsign．（通常はSMA＜SMV）

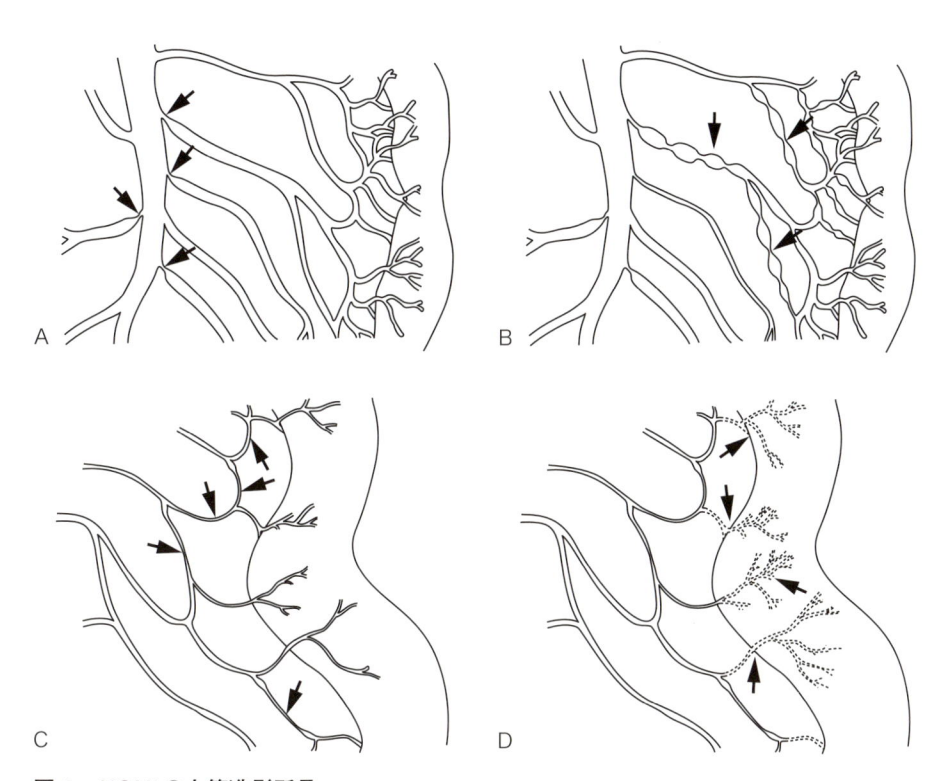

**図1　NOMIの血管造影所見**
A）SMA分枝根部の狭小化（→），B）string of sausage sign（→），C）SMA分枝の不整狭小化（→），D）辺縁動脈など末梢動脈の造影不良
文献3より引用

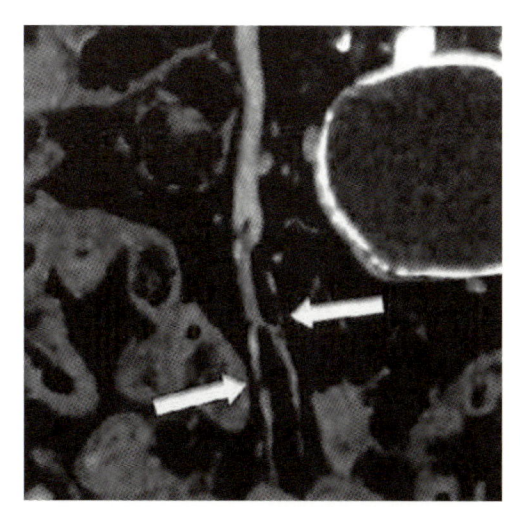

**図2　CTのMPR再構成画像**
⇨：SMA分枝の不整狭小化
文献5より引用

## 2. 見逃し注意！ 症例と画像診断のポイント

### ■ 見逃し注意症例1

#### 症例1

70代，女性．主訴：腹痛＋貧血．

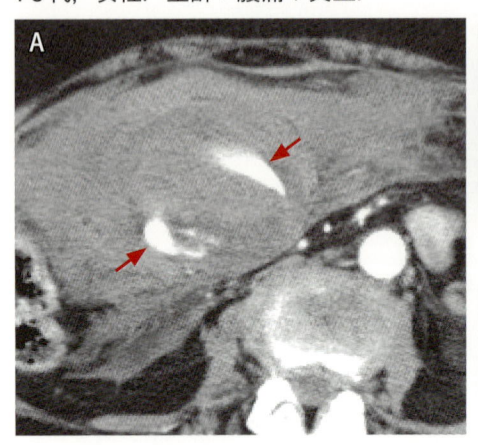

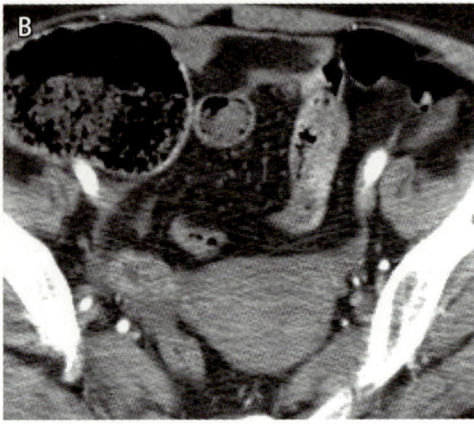

図3　症例1：造影CT画像
　　A）造影CT（下位腰椎レベル），B）造影CT（骨盤レベル）

腹腔内に広範な血腫とその内部にextravasation（→：造影剤の血管外漏出）を認める（図3A）．腹腔内に活動性の動脈性出血を認める所見である

初診時の診断：（活動性）腹腔内出血．
最終診断　　：腹腔内出血＋NOMI．

　ここで，図3Bの腸管壁の造影効果にお気づきだろうか？
　そう，骨盤部レベルの小腸壁には造影効果の保たれている部位（図4A→）と造影不良な部位（図4A▷）とが混在している．また直後に行われた血管造影では（図4B）ではextravasation（○：造影剤の血管外漏出）とともに複数のstring of sausage sign（▷）が見られる．

最終診断：腹腔内出血＋NOMI．

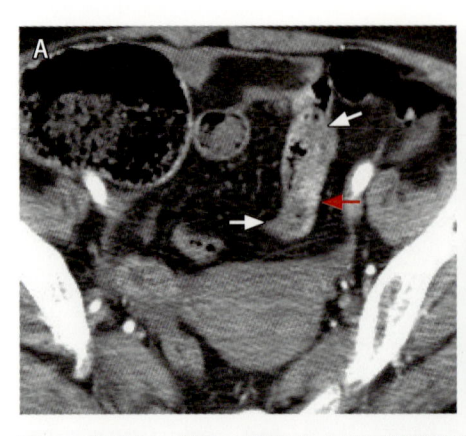

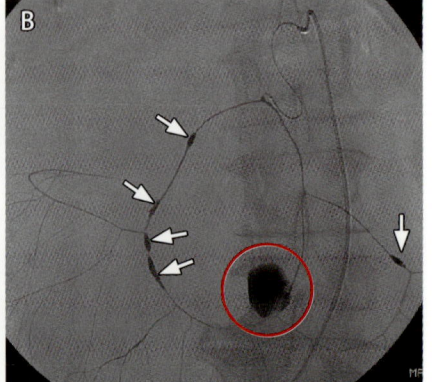

図4　症例1：造影CT画像および血管造影像
　　A）造影CT（骨盤レベル）（図3B再掲），B）血管造影
（京都第一赤十字病院　佐藤　修先生のご厚意による）

## ■ 見逃し注意症例2

### 症例2

80代，男性．主訴：腹痛．

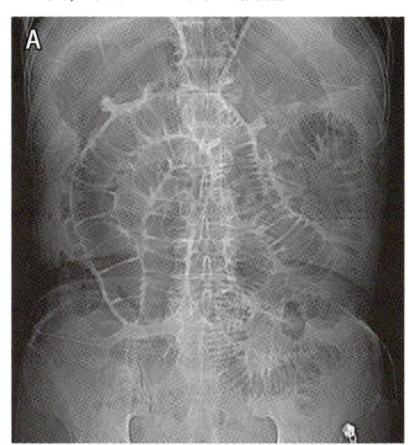

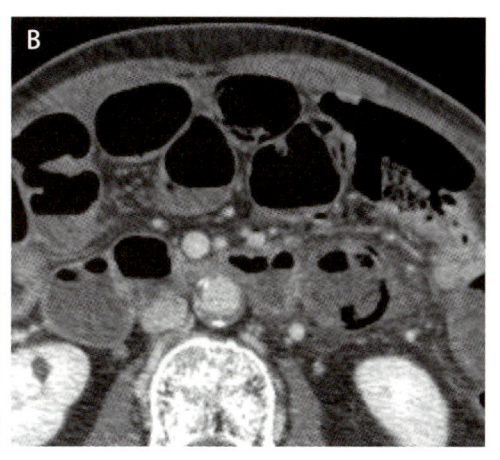

**図5　症例2：造影CT画像**
　　A）CT scout画像，B）造影CT（上位腰椎レベル）

広範囲の小腸拡張を認める（図5 A）．CTにおいても同様に小腸拡張が見られる（図5 B）．CT上明らかな閉塞機転は指摘できなかった．

初診時の診断：イレウス．

最終診断　　　：NOMI（腸管壊死が疑われる）．

ここで，図5 Bの所見にお気づきだろうか？
　連続性のない小腸壁に腸管気腫（図6 →）を認め，腸間膜静脈内にはair（図6 ⇨）がみられる．またSMV本幹内（図7 A）や門脈内（図7 B）にもair（⇨）を認めた．
　**最終診断：NOMI（腸管壊死が疑われる）．**
　上記診断のもと腸管壊死が疑われ開腹手術が施行された．術中所見でも非連続性に虚血・壊死の存在が証明され（⇨），切除された（図8）．

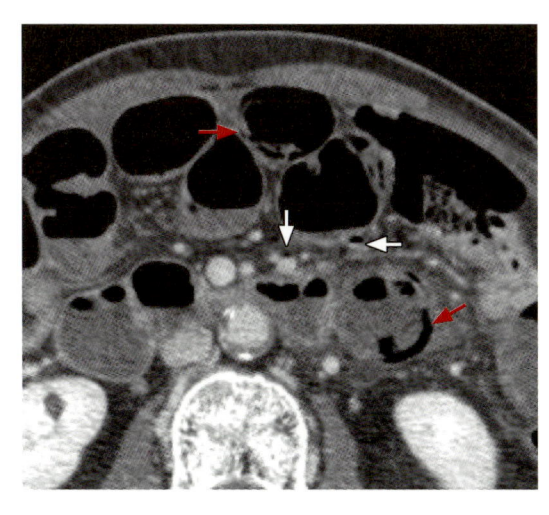

**図6　NOMI（図5 B再掲）**
造影CT（上位腰椎レベル）

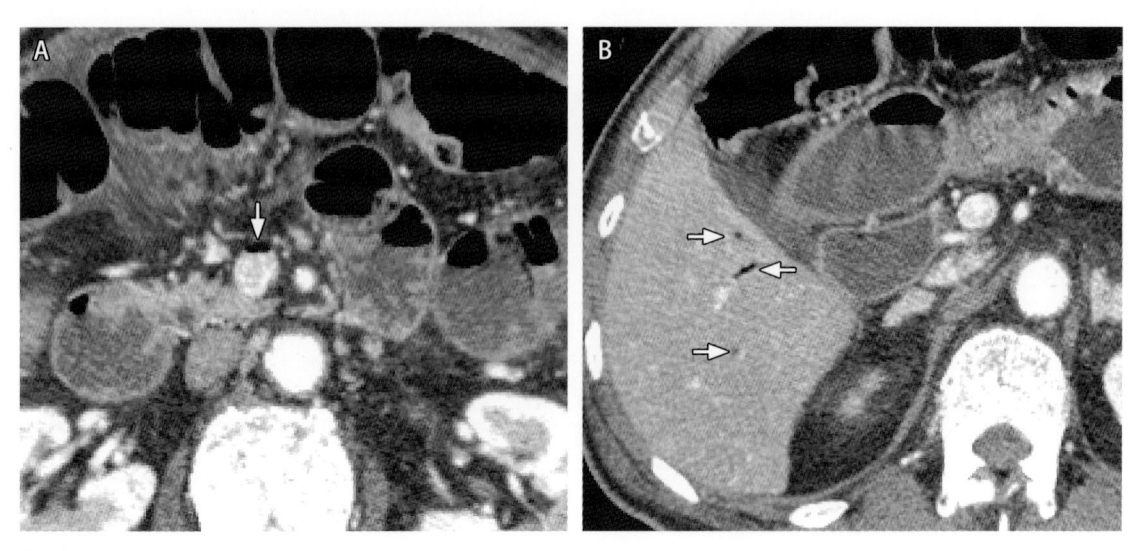

図7　症例2：造影CT画像
　　A）造影CT（SMV内air），B）造影CT（門脈ガス）

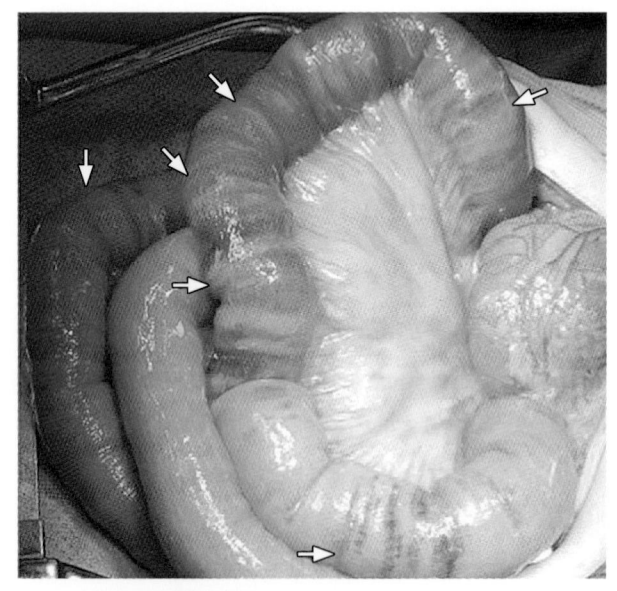

図8　NOMIの術中所見
　　（京都市立病院 早川克己先生のご厚意による）
　　⇨：虚血・壊死部
　　（Color Atlas②参照）

● **step up point** dynamicとオーダーしよう！

腸管壁の造影効果を判断するために単純＋造影（平衡相）の撮像をするのはもとより，できれば動脈相と門脈相も撮像しよう．動脈相（CT angiography）を撮像すれば血管所見（器質的な閉塞の有無，血管の狭小化や攣縮所見）を把握しやすく，門脈相を撮像すればSMVの造影遅延を観察できることがある．

## 3. まとめ

NOMIという疾患は症状の性状・身体所見・血液所見・画像所見すべてにおいて非特異的なものが多く，発症時期や病気の進行度によっては有意な所見を認めないこともある．

患者背景や発症パターンなどからNOMIを疑った場合には，症状の性状の変化や血液検査の変化を詳細に観察しながらCTなどを用いて厳重に経過観察しつつ，いつでも開腹手術ができる準備を整えながら，早期診断・早期治療*3に努めることが重要である．

＊3　近年，CTで早期診断を行い，早期に末梢からプロスタグランジン$E_1$を投与することで高い救命率が得られたとの報告がある．

## おわりに

NOMIの診断は難しく，お化けを捕まえるようなものである．お化けは存在を信じなければ捕まえることはできない．NOMIのriskをもった患者は救急現場にたくさん運ばれてくる．皆さんがお化けを捕まえて，1人でも多くの患者の命を助ける一助になれば幸いである．

### 文献・参考文献

1）渡辺　卓 ほか：開心術後，非閉塞性腸管虚血（NOMI：non-occlusive mesenteric ischemia）の早期診断および治療戦略．日本心臓血管外科学会誌，37（2）：69-73，2008
2）Siegelmann, S. S., et al.：Angiographic Diagnosis of Mesenteric Arterial Vasoconstriction. Radiology, 112（3）：533-542, 1974
3）「急性腹症のCT」（堀川義文 ほか/編），pp.78-81，へるす出版，1998
4）Boley, S. J., et al.：Initial results from an agressive roentgenological and surgical approach to acute mesenteric ischemia. Surgery, 82（6）：848-855, 1977
5）Kamimura, K., et al.：Survival of three nonocclusive mesenteric ischemia patients following early diagnosis by multidetector row computed tomography and prostaglandin E1 treatment. Intern med, 47（22）：2001-2006, 2008
6）Kozuch, P. L., et al.：Review article：diagnosis and management of mesenteric ischaemia with an emphasis on pharmacotherapy. Aliment Pharmacol Ther, 21（3）：201-215, 2005
7）Mitsuyoshi, A., et al.：Survival in nonocclusive mesenteric ischemia：early diagnosis by multidetector row computed tomography and early treatment with continuous intravenous high-dose prostaglandin E（1）. Ann Surg, 246（2）：229-235, 2007

8) Bozlar, U., et al.：Nonocclusive mesenteric ischemia：findings at multidetector CT angiography. J vasc Interv Radiol, 18（10）：1331-1333, 2007
9) Woodhams, R., et al.：Usefulness of multidetector-row CT（MDCT）for the diagnosis of non-occlusive mesenteric ischemia（NOMI）：assessment of morphology and diameter of the superior mesenteric artery（SMA）on multi-planar reconstructed（MPR）images. Eur J Radiology, 76（1）：96-102, 2010

## プロフィール

### 増井浩二（Koji Masui）
京都府立医科大学放射線科
放射線科医の力は救急において発揮されると思い，放射線科に入って4年目．放射線科の仕事は「診断，RI，IVR，治療」と多岐にわたっており，いずれの仕事も他科の皆さんの協力なしではできません．個人的には最近は専ら治療に携っていますが，他科の皆さんに支えられていることを日々実感しています．放射線科医が1人でも増えることを願う，今日この頃です．

第3章　腹部画像で見逃しやすい

# 7. 絞扼性小腸閉塞症

越野幸子，森下博之

### ● Point ●

- イレウスと腸閉塞の違いって？ まずはおさらい
- 腸切除になる前に診断したい closed loop obstruction
- 虚血の兆しを見逃さないための＋α所見

## はじめに

　腸閉塞の過半数は術後の癒着による単純性腸閉塞で，その致死率は3〜7％と予後良好であり，保存的治療にて改善が期待できる．これに対し，絞扼性腸閉塞では致死率は20〜37％と格段に高く，早期発見と緊急な外科的治療が予後を左右する．絞扼性腸閉塞を疑う身体所見，臨床検査所見はいくつか重要なものがあるが，早期の症例では陽性率が低く，炎症性腸疾患などでも陽性になりえるなど，必ずしも信頼性が高いとは言えない．そこで今回，多数の腸閉塞のなかに10％程度潜むとされる絞扼性腸閉塞を見逃さないための強力な武器となるCT画像所見について，絞扼から虚血，そして梗塞へとその進行の過程に沿って解説していきたい．

## 1. 小腸閉塞症とは

　腸閉塞は腸管内容物が何らかの原因で通過障害を起こした状態と定義される．その原因は多岐におよび，血行障害の有無などによりさらに細分化される．この原因や血行障害の有無に応じて治療方針が異なるため，腸閉塞と診断した後いかに迅速に病因，血行動態の把握をし治療を開始できるかが直接予後に影響する．腸閉塞の分類については国試勉強の際に暗記されたことと思うが，ここでもう一度知識の整理をし，まずは診断から治療への礎をつくりあげてしまおう．
　また，日本の臨床の場では腸閉塞＝イレウスとして扱われることが多いが，実は欧米では腸閉塞≠イレウスである．混乱のもとであるので，こちらについてもここでまとめておきたい．

### 1 腸閉塞の分類（表）

　腸閉塞は腸管そのものに器質的な異常を生じることによって起こる機械性腸閉塞（＝bowel obstruction）と，腸管の運動障害による機能性腸閉塞（これがいわゆるilleusである）に2分される．

表　腸閉塞の分類と原因

| 機械性腸閉塞（bowel obstruction） | 機能性腸閉塞（ileus） |
| --- | --- |
| 単純性腸閉塞：血流障害なし | 麻痺性イレウス |
| ・先天性<br>・腸管内腔に閉塞原因（結石，異物など）<br>・腸管壁に閉塞原因（腫瘍，感染，アレルギーなど） | ・神経性，薬剤性，代謝性，感染性<br>・腸間膜の血栓塞栓による<br>・偽性腸閉塞症（Ogilvie症候群） |
| 複雑性腸閉塞：血流障害あり | 痙攣性イレウス |
| ・絞扼性腸閉塞（狭義）<br>・ヘルニア嵌頓<br>・腸重積<br>・軸捻転 | ・中毒，外傷，結石発作など |

はじめに頭の中で整理してほしい表．基本的に機械性腸閉塞では血流障害なし→保存的治療，血流障害あり→外科的治療と方針が大きく異なる．機能性腸閉塞ではイレウスの原因に対する治療が優先される

　機能性腸閉塞はさらに麻痺性と痙攣性に細分される．これらは表に示すような原因に伴う二次的な通過障害であり，原疾患の治療により改善することが多い．腸間膜血栓症を除けば，基本的には保存的療法が選択される．

　機械性腸閉塞は血行障害を伴わない単純性腸閉塞と，血行障害を伴う複雑性腸閉塞に細分される．単純性腸閉塞は腸管の内腔に結石や食餌が詰まった場合や，壁にできた腫瘍などで内腔が占拠された場合に起こる．正に"単純に詰まった"というイメージをもってもらうとよい．これに対し，複雑性腸閉塞（広義の絞扼性腸閉塞．血行障害のある腸閉塞のことをさす）とは字のごとく腸管の血液循環を障害する閉塞のことで，腸管そのものや，動静脈の通り道である腸間膜を拉げさせ血液循環を遮断させてしまう病態である．力学的には腸管や腸間膜に締めつけや捻じれが作用した場合，具体的にはヘルニア嵌頓や腸重積，腸軸捻転，狭義の絞扼性腸閉塞（closed loop obstruction，最も頻度が高い）などにより生じる病態である．

## 2 closed loop obstructionとは

　腸管がヘルニア門やバンドなどの狭い穴に入り込むことにより，口側と肛門側の2カ所で通過障害をきたしてループ状の閉鎖腔を形成した状態をいう．この病態は腸間膜の捻じれや締めつけを起こすことで血液循環を障害し，高率に絞扼性腸閉塞に移行するため，ほとんど絞扼性腸閉塞と同義として準緊急に扱われるのであるが，実ははじめから血行障害を伴っているわけではない．つまりclosed loop obstruction＝血行障害あり＝虚血＝梗塞ではなく，closed loop obstruction→血行障害あり→虚血→梗塞という段階を追って完成していくのが正解である．血行障害が疑われれば，虚血，梗塞の有無を確認するために内視鏡や試験開腹などが行われ，肉眼的に腸管に梗塞ありと判断されれば，腸管切除が施行される．言い換えれば，梗塞に陥る前の早い段階で診断し，closed loopを解除することができれば，腸管切除を回避することが可能となるのである．

　虚血，梗塞の有無は，血液データ・動脈血液ガス分析データや臨床所見などからもある程度の予測は可能だが，偽陽性，偽陰性も多く，治療指針の決定に難渋することもしばしばあり，画像診断にも腸閉塞がどの段階にあるかという時間軸に沿った情報が求められる．そこで今回はこのclosed loop obstructionの段階別の分類と，これに対応する画像所見の特徴をまとめ，実際の症例と比較，検討する．

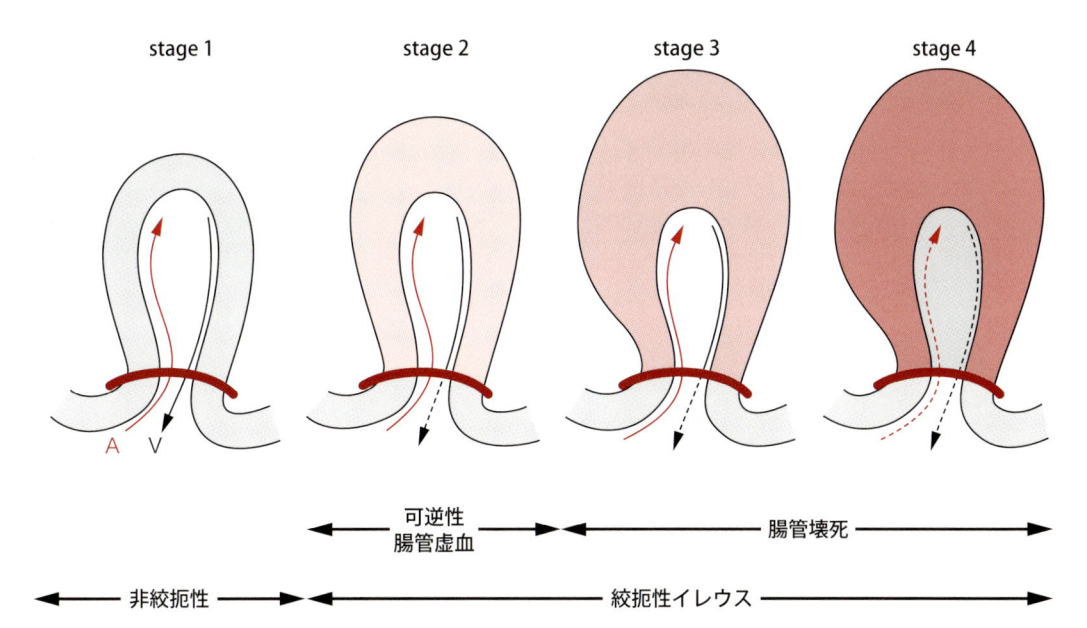

図1　closed loop obstructionの進行過程
　　stage 1：腸管の嵌入のみ．血流の異常はない．stage 2：腸間膜静脈が圧排され，腸管がむくんだ状態．
　　stage 3：静脈閉塞により腸管が梗塞を起こした状態．stage 4：動脈が圧排閉塞し血流が完全に途絶．梗
　　塞が進行．A：腸間膜動脈，V：腸間膜静脈．━，━：正常血流　---，---：血流障害，遮断．
　　（近畿医科大学放射線部 松木先生のご厚意による）
　　文献1より引用

## ●段階別の closed loop obstruction の典型的な画像所見の特徴と治療方針（図1）

**stage 1**：腸管がヘルニア門に嵌入しているだけで，まだ血行障害はきたしていない状態．
- caliber change：口側と肛門側の2カ所で腸管径の急激な狭小化を認める．2カ所というところがポイント．
- whirl sign：ループ腸管がヘルニア門を頂点として捻じれることによって観察される腸間膜血管の渦巻き状の走行．ただし特異性は低い．
- ループ腸管の拡張と，腸管内容液の増加．
- 腸間膜の集中像．

→減圧 or 試験開腹．

**stage 2**：ヘルニア門で静脈が捻じれてうっ血や浮腫，腸管虚血を起こした状態．
- target sign：腸管の浮腫による壁の肥厚を反映．浮腫を生じた腸管の輪切り像がちょうどアーチェリーの的（target）のように見える．
- 腸管壁の造影効果の減弱：うっ血により造影剤の浸透が遅れるために起こる．
- dirty fat sign：腸間膜の浮腫を反映．正常では低濃度な腸間膜脂肪織が霜降り様に濃度上昇して見える．
- 腸間膜静脈の怒張．
- 腹水．

→内視鏡 or 開腹での閉塞解除術．

stage 3：静脈の過度の捻じれや屈曲により静脈血流がうっ滞し静脈性梗塞となった状態．
stage 4：過度の捻じれや屈曲により動脈が閉塞し動脈性梗塞となった状態．
- 単純画像で腸管壁が高吸収（出血性梗塞を示す所見）．
- 造影効果を認めない腸管壁．
- 腸管内容物や腹水が単純CTで高吸収（血性であることを示す．進行したstage2でも観察されることがある）．
- 門脈ガスや腸管壁内ガス（梗塞部に発生したガスと，それが静脈血流に乗って門脈内に流れたことを示す所見）．
→緊急開腹術による壊死腸管切除．

## *2.* 見逃し注意！ 症例と画像診断のポイント

### ■ 見逃し注意症例1

#### 症例1

夕食後の急激な腹痛で来院された60歳代，男性．

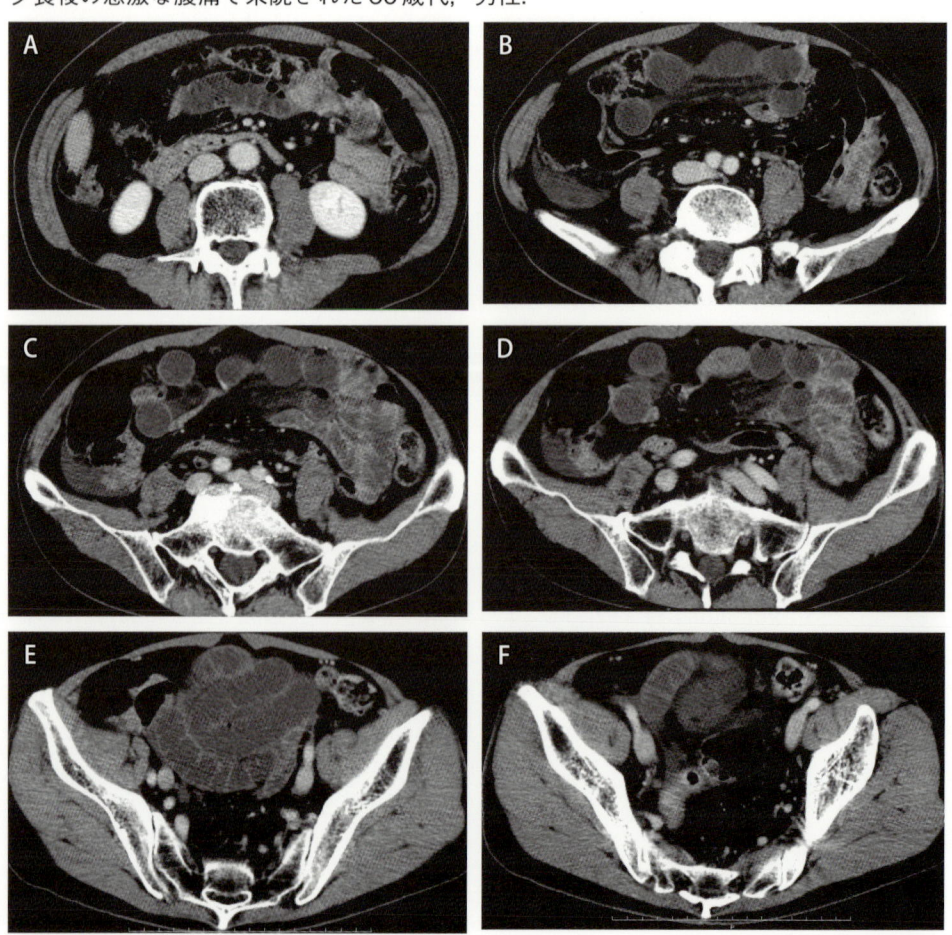

図2　症例1：初診時の造影CT
頭側からA〜F，腎下極レベル〜骨盤内

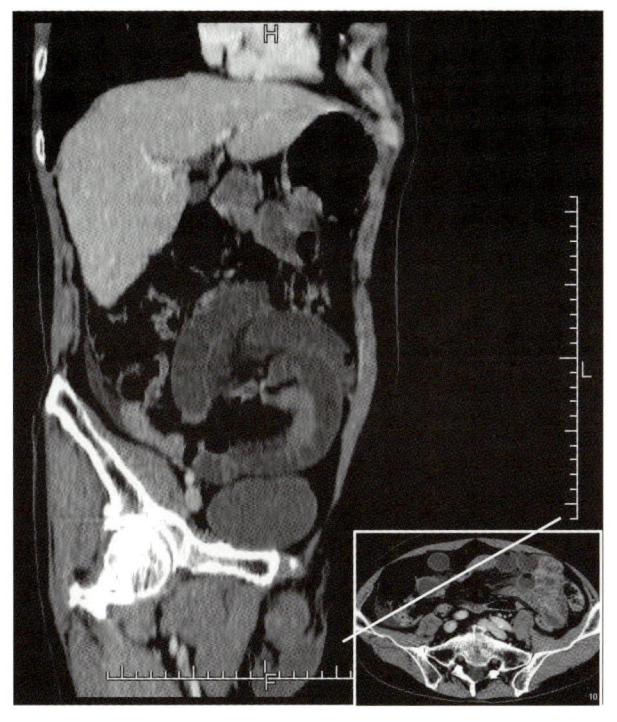

図3　症例1：初診時の造影CT
（斜軸断像）

初診担当医の診断：腸炎．
本当の診断は　　　：絞扼性腸閉塞．

## ■ どこを見逃しやすいのか？ 見逃さないためには？
　〜CTでここまでわかる！（症例1）

　腹部造影CTでは腹腔内に拡張腸管が観察され小腸閉塞が疑われる．この拡張腸管に取り囲まれるように骨盤上腔にclosed loop obstructionの直接所見である2カ所のcaliber changeが観察される（図4〜6）．また腸間膜にdirty fat signが認められ，虚血を疑う所見である（図4）．以上の所見からclosed loop obstructionによる絞扼性腸閉塞stage 2の疑いで開腹．トライツ靱帯より肛門側に130 cmの部位から遠位75 cmの範囲で，小腸と腸間膜にうっ血が認められたが，梗塞所見はなし（図7）．腸管切除することなく閉腹した．

### ●見逃さないためのポイント

・基本は拡張腸管を見たら閉塞ポイントを探すこと．closed loopになっていないか拡張腸管を丹念に追って確認すること．
・拡張腸管を見ただけでうんざり…と思わないで．画像を任意方向のスライスに再構成する機能を活用すると走行が追いやすくなることがある．
・腸管の走行を追うときは造影画像が格段にわかりやすい．
・浮腫や虚血のサイン（target signやdirty fat signなど）は感染や炎症などでも起こる非特異的なサイン．これだけで腸閉塞と診断するととんでもない誤診につながることに．
・ある程度の時間が経過するとclosed loopを形成している腸管より口側の腸管も拡張し，診断

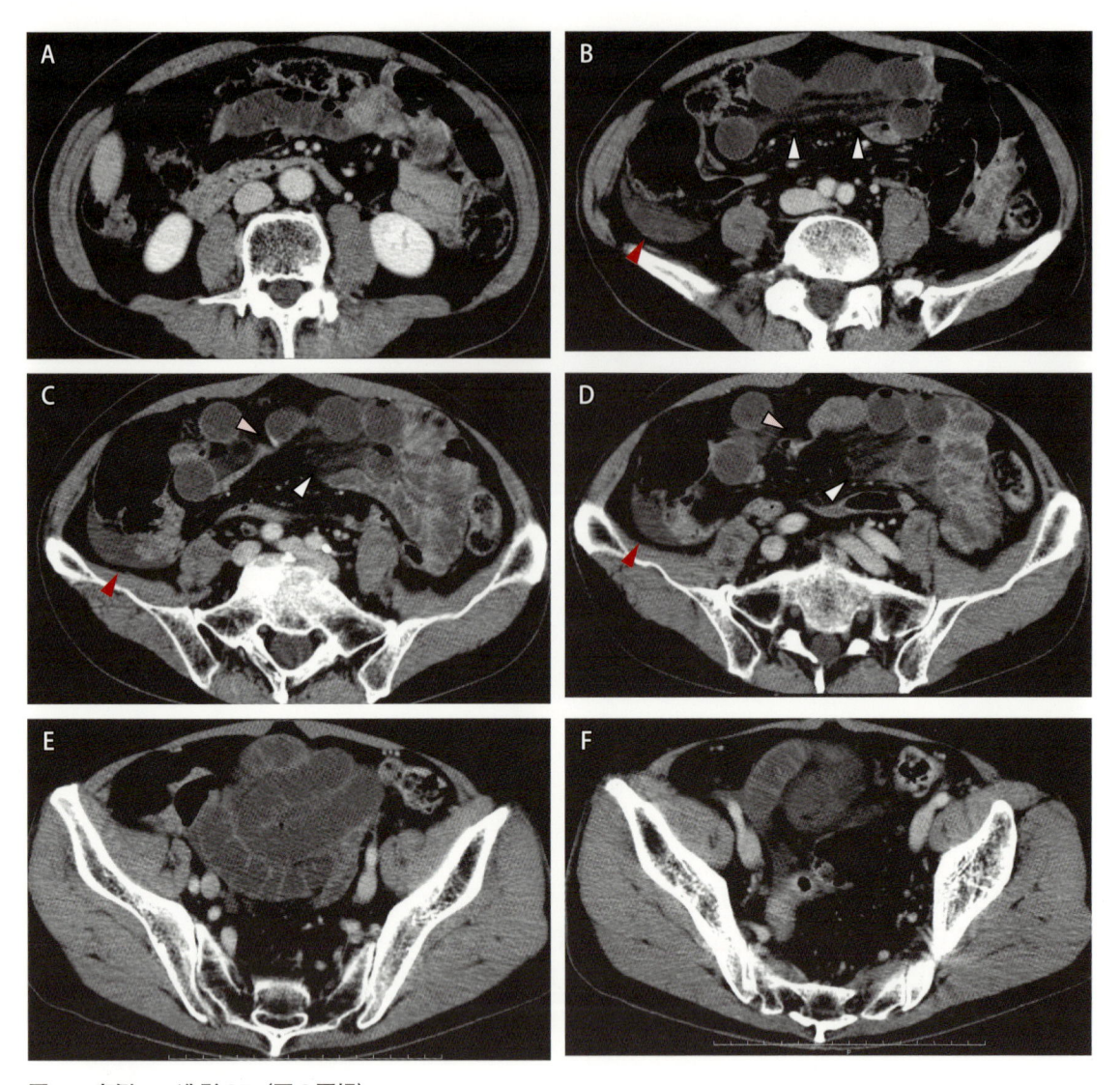

図4　症例1：造影CT（図2再掲）
頭側からA～F，腎下極レベル～骨盤内．
まずは全体像を把握しよう．下腹部に液体貯留の目立つ拡張腸管がループを作って集簇している．この中心付近に位置するC，Dレベル（DはCの1 cm尾側のスライス）では腸管径の急激な狭小化（caliber change）が2カ所，近接して観察される（C，D▷）．またこの周囲の腸間膜には虚血を示す濃度上昇（dirty fat sign）が観察される（B～D▷）．右傍結腸溝や骨盤内には少量の腹水が観察される（B，C，D▶）．closed loop obstructionと虚血を疑う所見である

時にまぎらわしいことがある．closed loopになった部分は腸管壁からの分泌液により拡張しているが，それより口側の腸管は主にガス貯留により拡張することが見分けるポイントである．ガスにより拡張した腸管壁は薄く引き延ばされて一見造影効果が減弱しているように見えることがあるが，これを虚血ととらないように注意しよう．

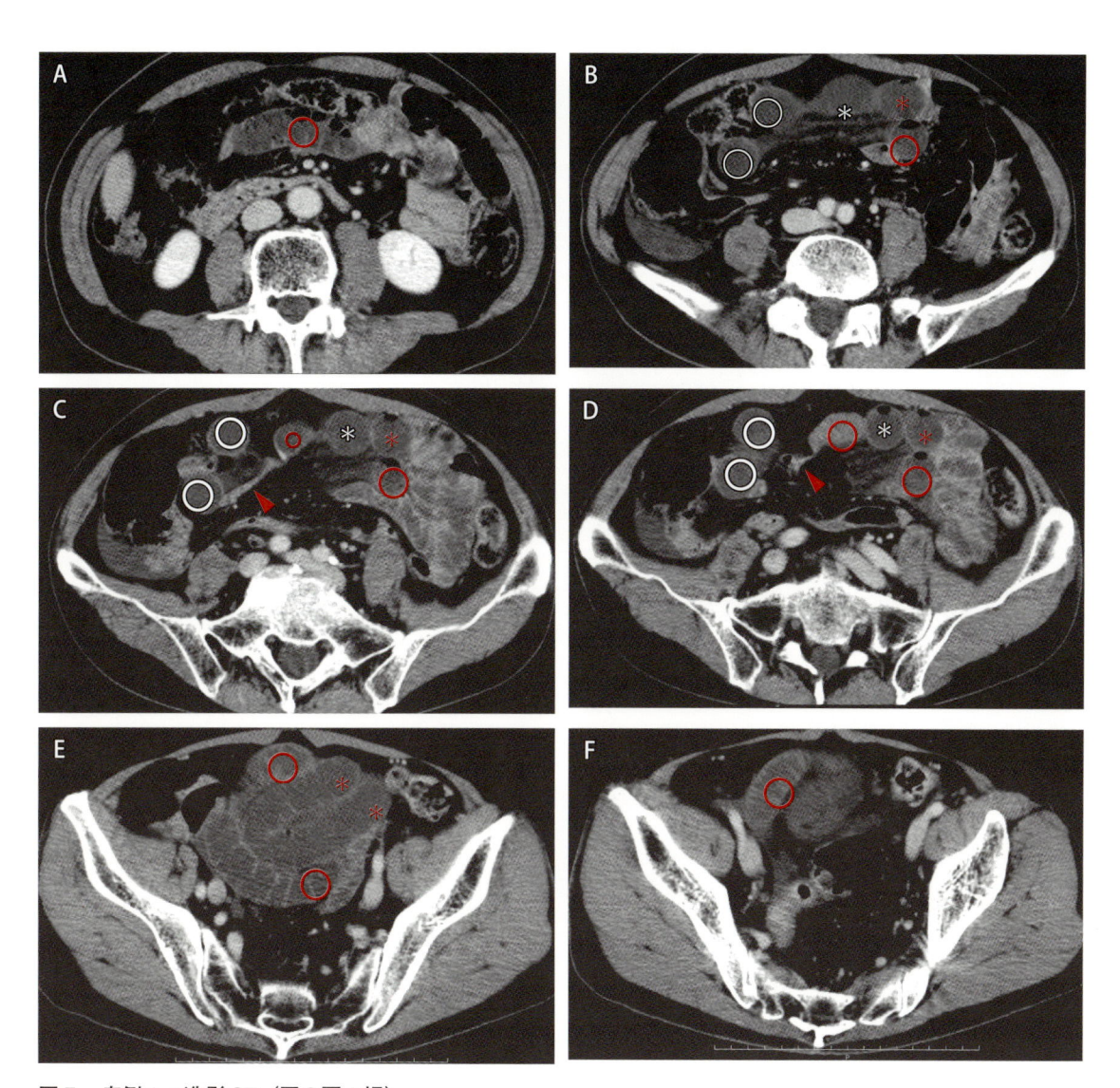

**図5　症例1：造影CT（図2再々掲）**

次に拡張腸管の連続を確認しよう．どこからはじめても構わないが，わかりやすいので今回は絞扼部位から追いかけよう．Dのcaliber changeをきたしている腸管○をスタートとする．腸管は尾側に下がってEで腹側〜背側にループを形成，頭側に上行（D→A○），また下行（B→D腹側○），Dで背側を回って上行（D→B背側○），左腹側に横行（B＊），左腹側を下行（B→E＊），Eで腹側へループを形成し上行（E腹側＊→D❋→B❋），少し下行して（B❋→C○）ゴールのcaliber changeに到達．口側と肛門側以遠の腸管が観察できる（C，D▶）．面倒でもこの作業は必ず行ってほしい．open loopなのかclosed loopなのか，また，複数個所に狭窄が存在することもある．本症例は骨盤上腔の内ヘルニアであった

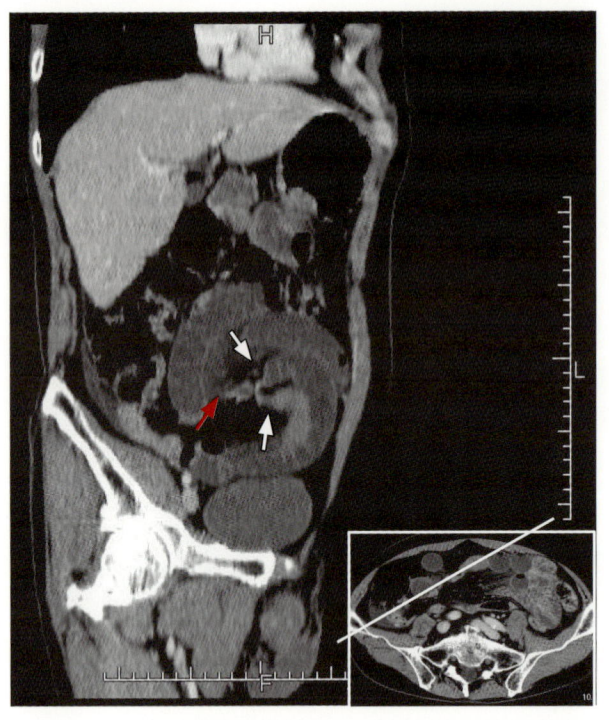

図6　症例1：斜軸断像（図3再掲）
　　　口側と肛門側のcaliber changeがヘルニア部を介して描出され（⇨），この周りをループを形成した腸管がとぐろを巻くように走行しているのがよくわかる．➡はclosed loopの手前の腸管である．任意の方向に画像を再構成してみると腸管の走行がよくわかることがしばしばある．軸位断でわからないときは別の角度から観察することもclosed loop obstructionを読影するこつである．任意の再構成ができないときはまずは冠状断からがお勧めである

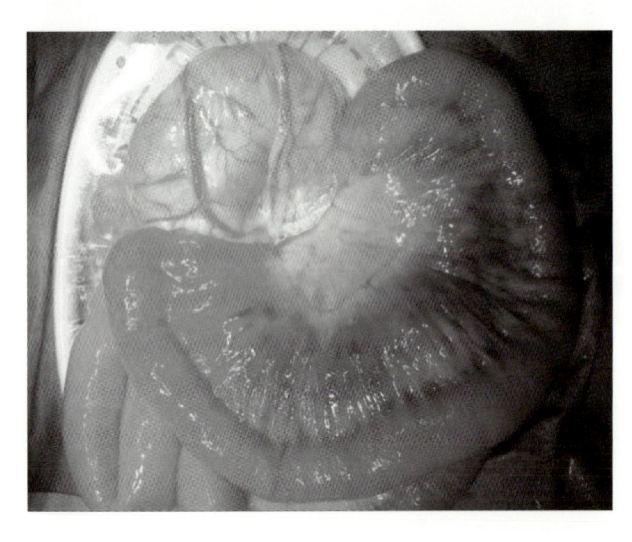

図7　症例1：開腹時所見
　　　腸管，間膜にうっ血，浮腫をきたしており，軽度の虚血にさらされていることがわかる．腸間膜は一部暗赤色で梗塞の疑いもあったが，しばらく観察すると色調は改善，良好な蠕動運動も確認されたため，腸管切除なく閉腹することができた
　　　（Color Atlas③参照）

## ■ 見逃し注意症例2

### 症例2

腹痛，嘔吐で来院された70歳代，女性．S状結腸癌術後．子宮体癌術後．

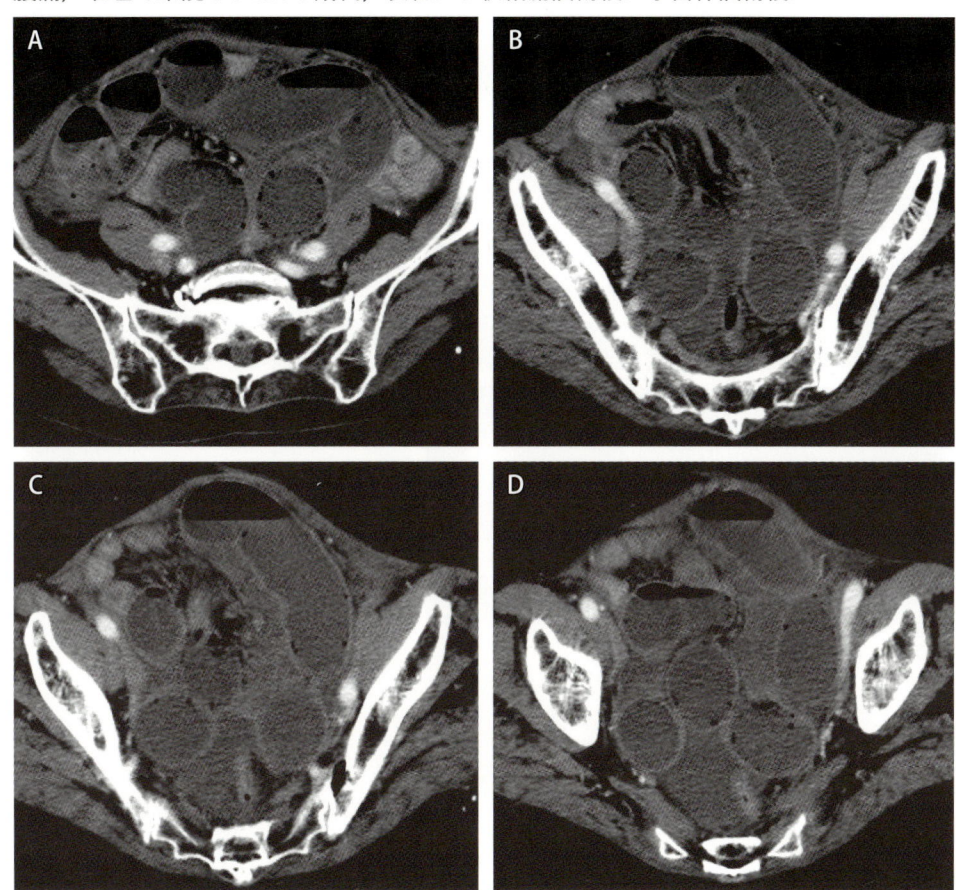

**図8 症例2：初診時の造影CT**
頭からA〜D，骨盤内

初診担当医の診断：癒着による単純性腸閉塞．
本当の診断は　　　：絞扼性腸閉塞．

## ■ どこを見逃しやすいのか？　見逃さないためには？
　〜CTでここまでわかる！（症例2）

　腹部造影CTでは骨盤腔内に拡張腸管を認め小腸閉塞を疑う．2カ所のcaliber changeが観察されclosed loop obstructionの所見．腸間膜には濃度上昇が広範に観察され，強い虚血が疑われる（図9）．単純画像と併せ，壁内ガスや血性腹水など梗塞を疑う所見あり（図9，10）．以上からclosed loop obstructionによる絞扼性腸閉塞stage 2以上を疑い開腹．腸間膜同士で癒着してできたと思われるバンド内に回腸が落ちこんで内ヘルニアを生じていた．腸管は45 cmにわたり梗塞しており（図11），切除された．

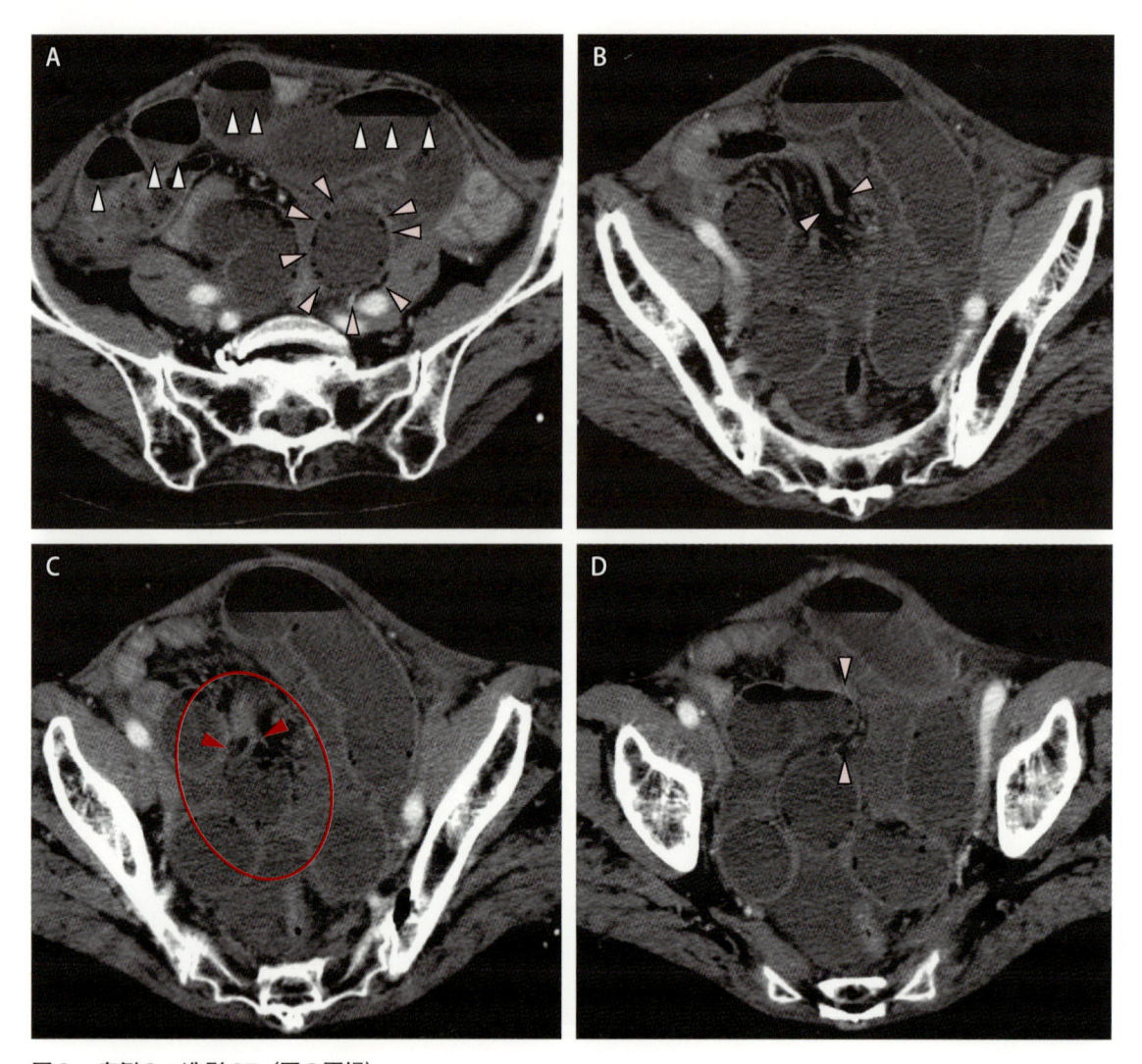

### 図9 症例2：造影CT（図8再掲）

A→Bは頭側→尾側へと連続する骨盤レベルの軸位断画像である．

まずは全体像から観察．骨盤腔に液体貯留の目立つ拡張腸管が観察される．よく見るとair-fluid levelを形成している腸管ガス（A▷）とは別に壁内ガスが認められる（A▷）．腸間膜のdirty fat signが目立ち，中等量の腹水も観察される．壁内ガスと腸管内のガスは一見区別しにくいが，管腔内のガスは重力に従って液体より上にたまり液面を形成する．これに対し，壁内ガスは組織内のものであるので腸管壁に沿って均一に分布することで区別できる．続いて拡張腸管の連続を追いかける作業だ．提示した画像スライスが厚く，これだけで追いかけるのは無理であるので安心してほしい．今回はなるほど〜と思いながら画像を観察してもらえればそれでよしとしよう．Cのレベルにて口側の腸管のcaliber changeが観察される（C◯）．CをまたいでB→Dに肛門側のcaliber changeが観察される（B，D▷）．そしてこの周囲にclosed loopをきたした拡張腸管がとぐろをまいている状態である．よって画像からはclosed loop obstructionにより虚血あるいは梗塞をきたしているかもしれない状況であると診断できる

#### ●見逃し注意！ +αのポイント

- 梗塞の評価に単純CT画像は必須！ 造影CT画像だけでは"高吸収"が造影効果なのか出血なのかわからない．
- 腸管壁内ガスや門脈ガスは特発性のこともあり必ずしも腸管梗塞を示す所見とは限らない．絶対開腹！の前に一呼吸おこう．

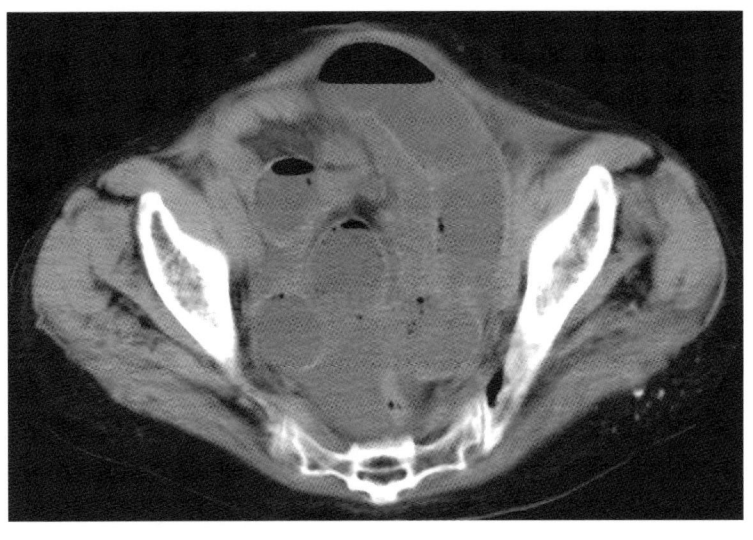

**図10 症例2：腹部単純CT骨盤底レベル**
このレベルでも拡張腸管が観察される．腸管壁の濃度はやや高く，壁に沿って壁内ガスが観察される．腹水が中等量観察され，こちらも濃度が高く血性腹水を疑う．腸管虚血→梗塞の可能性をより疑う所見．壁や腹水の濃度を知るために単純画像は忘れず撮影したい．造影画像のみだと，もとから濃度が高い（血性を示唆する）のか造影効果で濃度が高いのかわからない．濃度はCT値測定機能を使って調べるが，簡易な方法には膀胱内の濃度と比較するのもよい〔尿（水）より白ければ血性の可能性を疑う〕

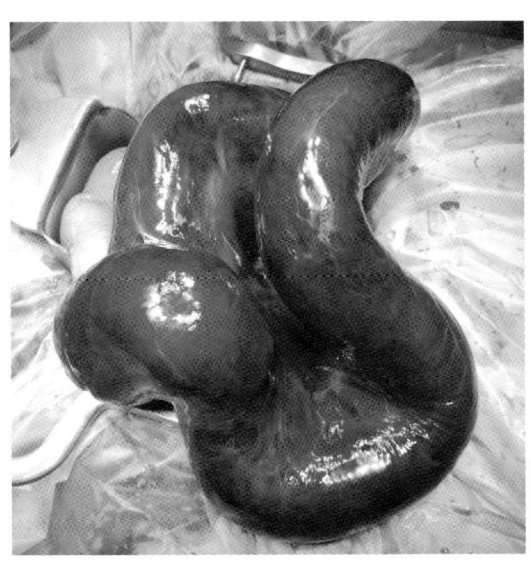

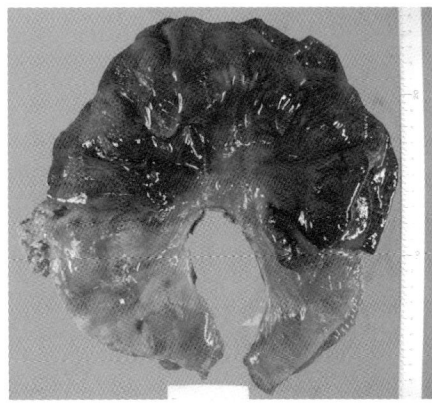

**図11 症例2：開腹時所見**
腸管，間膜ともにうっ血が著しく色調も悪い．壊死と判断し腸切除を行った
（京都第一赤十字病院外科 池田 純先生のご厚意による）
（Color Atlas④参照）

第3章 腹部画像で見逃しやすい

## おわりに

　小腸閉塞症は臨床現場でよく遭遇する病気の1つであるが，原因や病態は多岐にわたります．特に予後不良の絞扼性腸閉塞は迅速な対応如何で患者さんのその後が決まります．最も高頻度なclosed loop obstructionの病態と画像所見に精通することは皆さんにとって大きな財産になります．画像所見の特徴はここに簡素ながらまとめましたが，読影にはある程度のトレーニングが必要です．がんばってください．

### 文献・参考文献

1) 松木　充 ほか：3 絞扼性腸閉塞．画像診断，32：1417-1428，2012
2) 川上光一：腹部膨満〜腸閉塞．レジデントノート増刊，13：95-103，2011
3) Hayakawa, K., et al.：CT findings of small bowel strangulation：the importance of contrast enhancement：Emerg Radiol, 20：3-9, 2013
4) 松本正朗：腸管虚血の病理．画像診断，21：594-603，2001
5) 八木橋国博 ほか：閉塞性腸管虚血．画像診断，21：604-611，2001
6) 古川　顕 ほか：絞扼性イレウス．画像診断，21：612-618，2001
7) 大川清孝 ほか：非閉塞性腸管虚血．画像診断，21：620-627，2001
8) 園村哲郎 ほか：イレウス．臨床放射線，55：727-747，2010
9) 「ここまでわかる急性腹症のCT第2版」（荒木　力／著），メディカル・サイエンス・インターナショナル，2009
10) 井本勝治 ほか：1 小腸閉塞．画像診断，32：1391-1402，2012

### プロフィール

**越野幸子（Sachiko Koshino）**
京都第一赤十字病院放射線診断科
焦らずに．努力は実を結びます．まずは画像に親しんでください．

**森下博之（Hiroyuki Morishita）**
京都第一赤十字病院放射線診断科

第3章　腹部画像で見逃しやすい

# 8. 外ヘルニアによる小腸閉塞症，閉鎖孔ヘルニア

小林清和

> **Point**
> ・高齢者の腸閉塞の場合，外ヘルニアも鑑別診断にあげよう
> ・腸閉塞でCTを撮影するときには，少なくとも坐骨下縁レベルまで撮影しよう
> ・ヘルニア内容の血流障害の有無を判断することが重要
> ・外ヘルニアでも腸閉塞を生じないことは多い（Richter型ヘルニアに注意）

## はじめに

　小腸閉塞症においてその原因が外ヘルニアの嵌頓であることがしばしばある．イレウスの原因の3.1％が外ヘルニア嵌頓との報告もある[1]．外ヘルニアのうち，大腿ヘルニアや閉鎖孔ヘルニアでは嵌頓を生じる危険性が高く，早期の正確な診断が必要である．

　小腸閉塞症においてCT検査は必須となっているが，CTによる外ヘルニアの診断は比較的容易である．しかし，坐骨下縁レベルまで撮影されていないとヘルニアが確認できないために見落とされる危険性がある．このため，小腸閉塞症の診断の際には，特に高齢者の場合，外ヘルニアが原因の可能性も考え，十分な範囲の撮影を行い，鼠径部や閉鎖孔付近を観察しなければならない．

## 1. 外ヘルニアの典型的な画像所見の特徴

### 1 閉鎖孔ヘルニア（図1）

　閉鎖孔ヘルニア症例では，CTにおいて恥骨筋と外閉鎖筋の間に類円形の腫瘤を認める．多くはヘルニア内容が腸管であるため，内部がwater densityを示す囊状構造として認められる．この囊状構造と腹腔内の腸管との連続が確認できれば，診断は確定的である．ヘルニア内容が脂肪組織の場合には診断はやや困難となるが，恥骨筋と外閉鎖筋との間隙の開大が参考となる．

### 2 大腿ヘルニア（図2）

　大腿ヘルニアでは鼠径靱帯の下を大腿静脈の内側に沿って脱出が起こる．このために，大腿静脈は脱出したヘルニア内容によって外側に圧排される．また，大腿静脈がヘルニア内容と大腿動脈に挟み込まれて狭窄することもある．時にはCTでも鼠径ヘルニアとの鑑別が困難なこともある．

**図1　閉鎖孔ヘルニア**
80歳代，女性．恥骨結合レベルの造影CT画像．
①恥骨筋，②外閉鎖筋，③内閉鎖筋，④恥骨，⑤坐骨，
──▶：脱出した小腸．
恥骨筋と外閉鎖筋の間に脱出した小腸と考えられる嚢状構造を認める

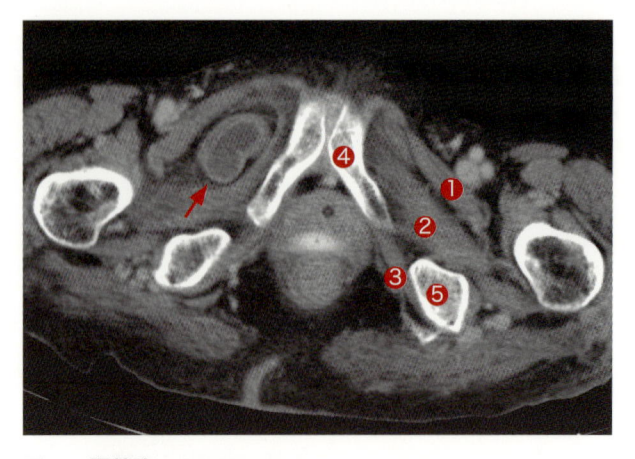

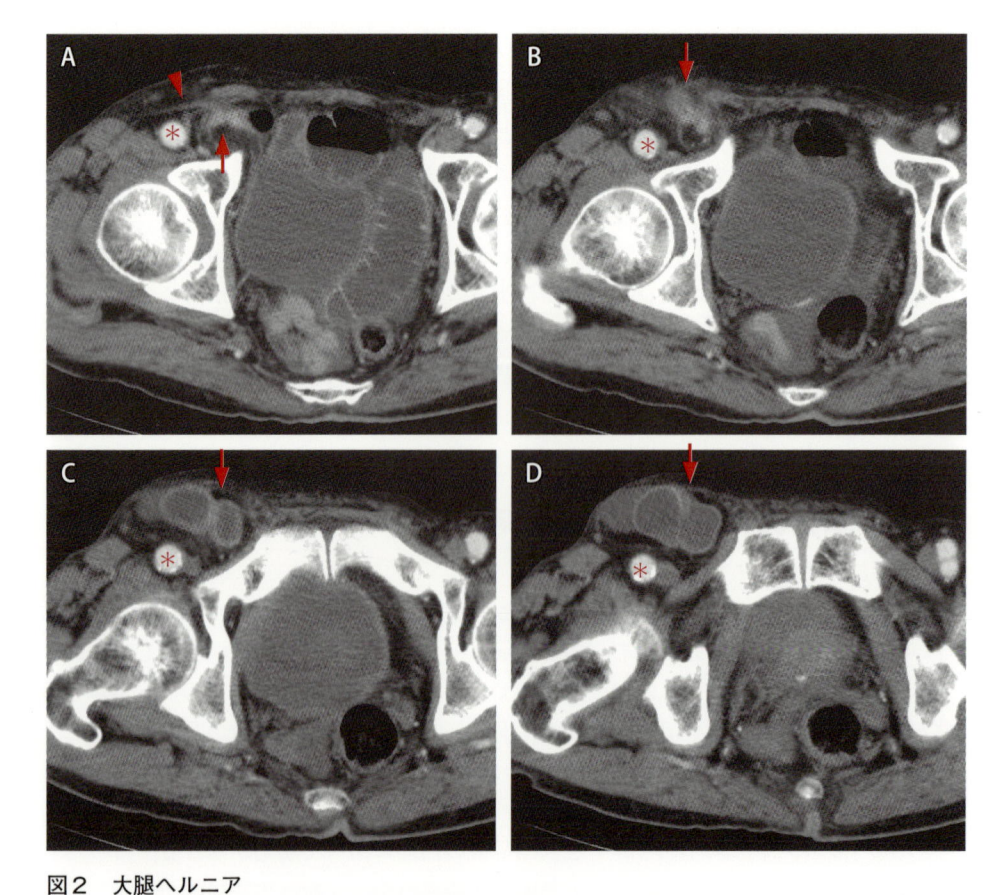

**図2　大腿ヘルニア**
80歳代，男性．大腿骨頭レベルの造影CT（頭側よりA→D）．
大腿動脈（＊）の内側，鼠径靱帯（▶）の下を通って，鼠径部に小腸（──▶）が脱出している．
A，Bでは脱出した小腸と大腿動脈との間に大腿静脈が圧迫されている

## 2. 見逃し注意！ 症例と画像診断のポイント

### ■ 見逃し注意症例1

#### 症例1

90歳代，女性．主訴：嘔吐，胸痛．
嘔吐した後，胸部不快感，胸痛を自覚し，救急車で来院．来院時，腹部は膨隆し，腹部全体に圧痛が認められた．

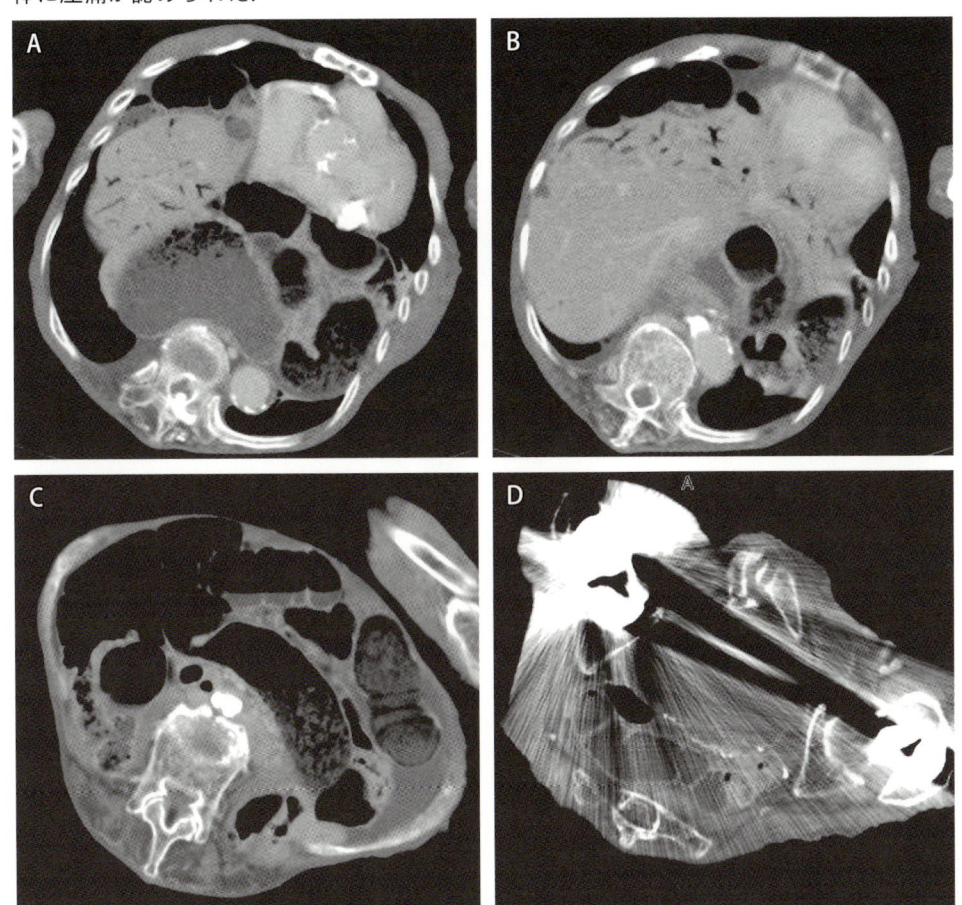

図3 症例1：初診時の造影CT画像
　　A，B）肝レベル，C）腸骨稜レベル，D）大腿骨頭レベル

初診担当医の診断：小腸壊死．
本当の診断は　　：左閉鎖孔ヘルニア．

### ■ どこを見逃しやすいのか？ 見逃さないためには？
### 〜CTでここまでわかる！（症例1）

　図4A，Bのスライスで肝内に線状，分岐状のガス像（▶）が認められる．ガスは肝の末梢部に多く認められ，門脈内ガスと考えられる．図4Cスライスでは小腸の拡張が認められる．さらに一部の小腸ループ（＊）には壁に沿って線状のガス像が認められる．壁内ガスと考えられる．

術中所見で小腸の壊死はなく，腸閉塞による内圧亢進から生じた腸管嚢状気腫症が疑われた．図4Dではインプラントによるメタルアーチファクトが目立ち，観察困難であるが，注意深く読影すると，左閉鎖孔ヘルニアを疑う所見が認められる（→）．

　初診医は門脈内ガスと小腸壁内ガスに気をとられ，また，骨盤部はアーチファクトが目立ったため，十分に観察していなかった．このため小腸壊死と考えた．しかし，注意して読影すれば閉鎖孔ヘルニアの診断は可能であった．また，造影CTにおいて上腸間膜動静脈や小腸壁は造影されており，虚血の所見は認められなかった．

　高齢者では股関節部の手術をされていることが多く，CT診断が困難であることも少なくないが，必ず確認しておくべきである．

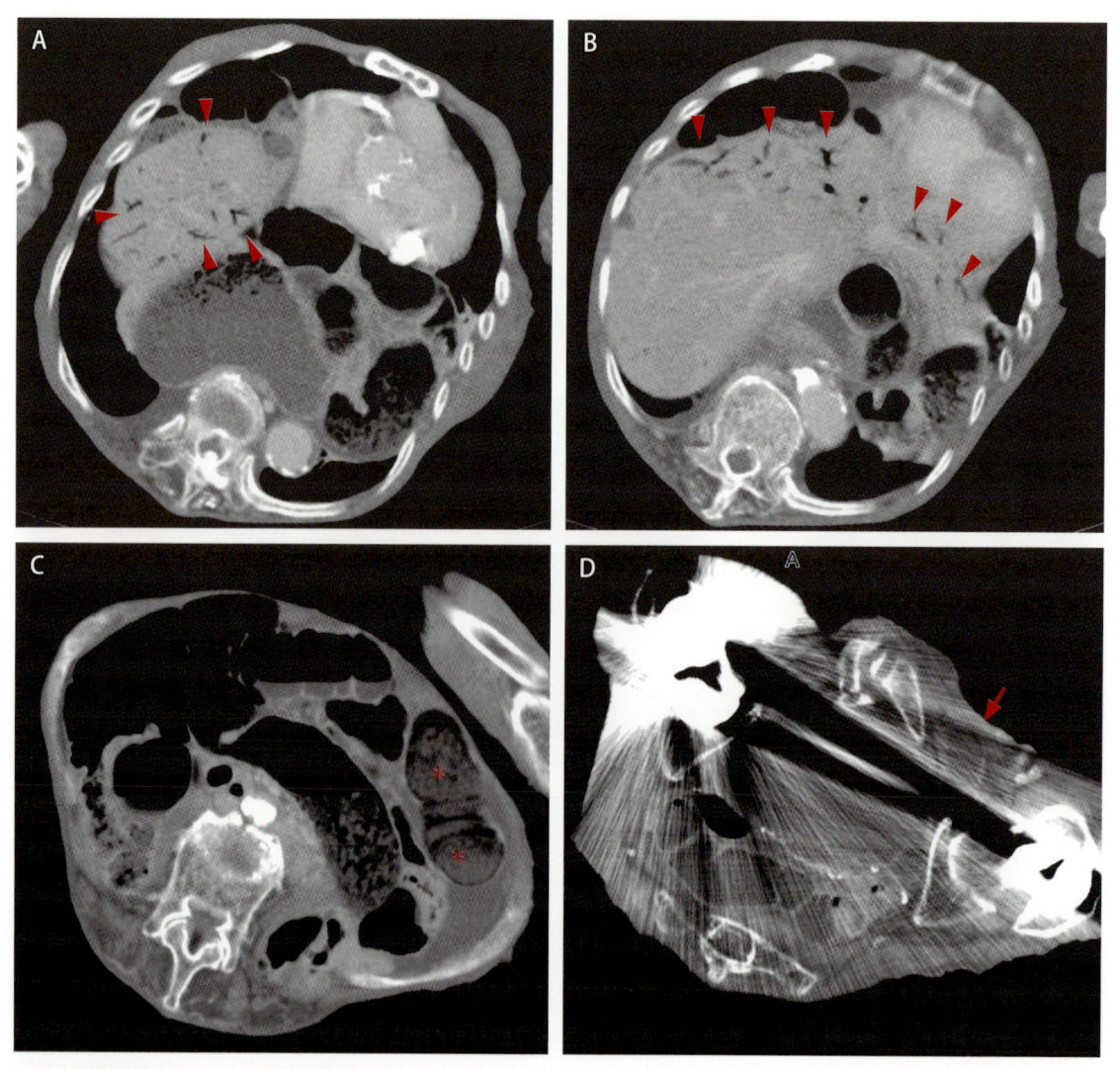

図4　左閉鎖孔ヘルニア（図3再掲）
　　　A, B）肝レベル，C）腸骨稜レベル，D）大腿骨頭レベル

■ 見逃し注意症例2

### 症例2

80歳代，女性．主訴：嘔吐．

嘔吐を主訴に外来を受診．右鼠径部の膨隆あり．白血球16,000/μL．

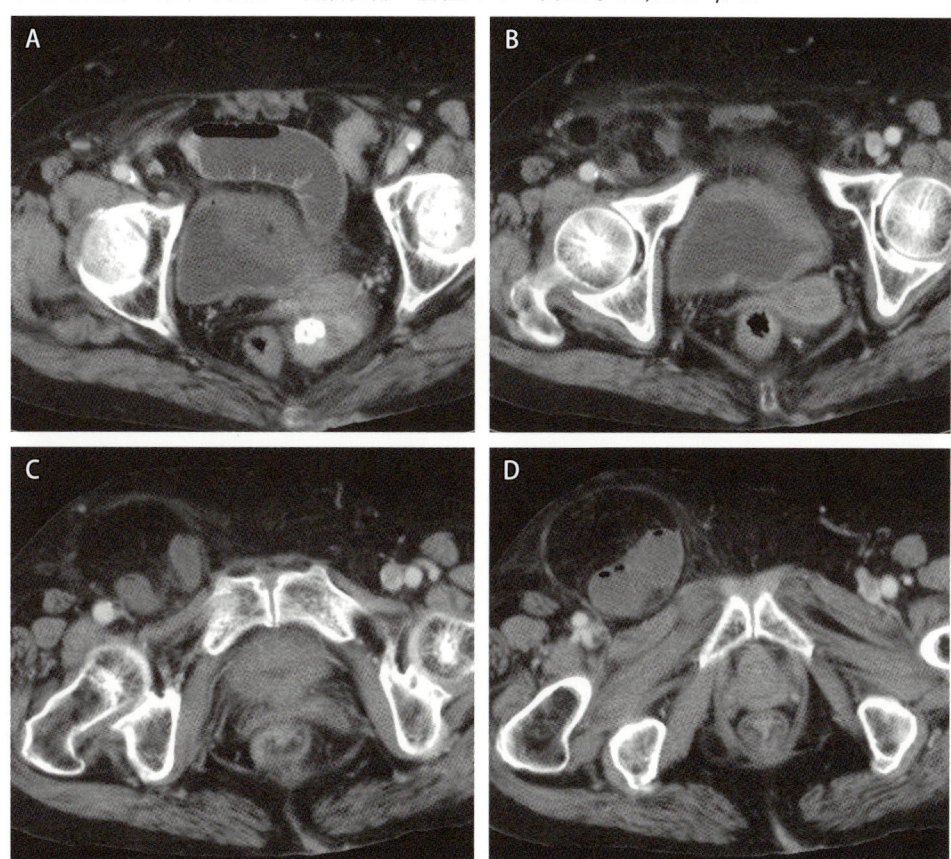

図5 症例2：初診時の造影CT画像
大腿骨頭から恥骨レベル（頭側よりA→D）

初診担当医の診断：右鼠径ヘルニア嵌頓．
本当の診断は　　：右大腿ヘルニア嵌頓．

■ どこを見逃しやすいのか？ 見逃さないためには？
　～CTでここまでわかる！（症例2）

　大腿動脈（図6 ▷）の内側に沿って小腸（図6 →）が腹腔内より鼠径部に脱出している．大腿動脈と小腸の間の大腿静脈は圧排されて扁平化しており，指摘困難となっている．このことから大腿ヘルニアが疑われる．図6 B～Dのスライスにおいて，脱出した小腸に造影効果は認められず，血流障害が考えられる．

　初診医は，鼠径部の膨隆が大きく，皮下脂肪がやや厚かったためには，触診で鼠径ヘルニアを疑った．触診で大腿ヘルニアと鼠径ヘルニアの鑑別が困難なこともあり，CTは両者の鑑別に有用である．

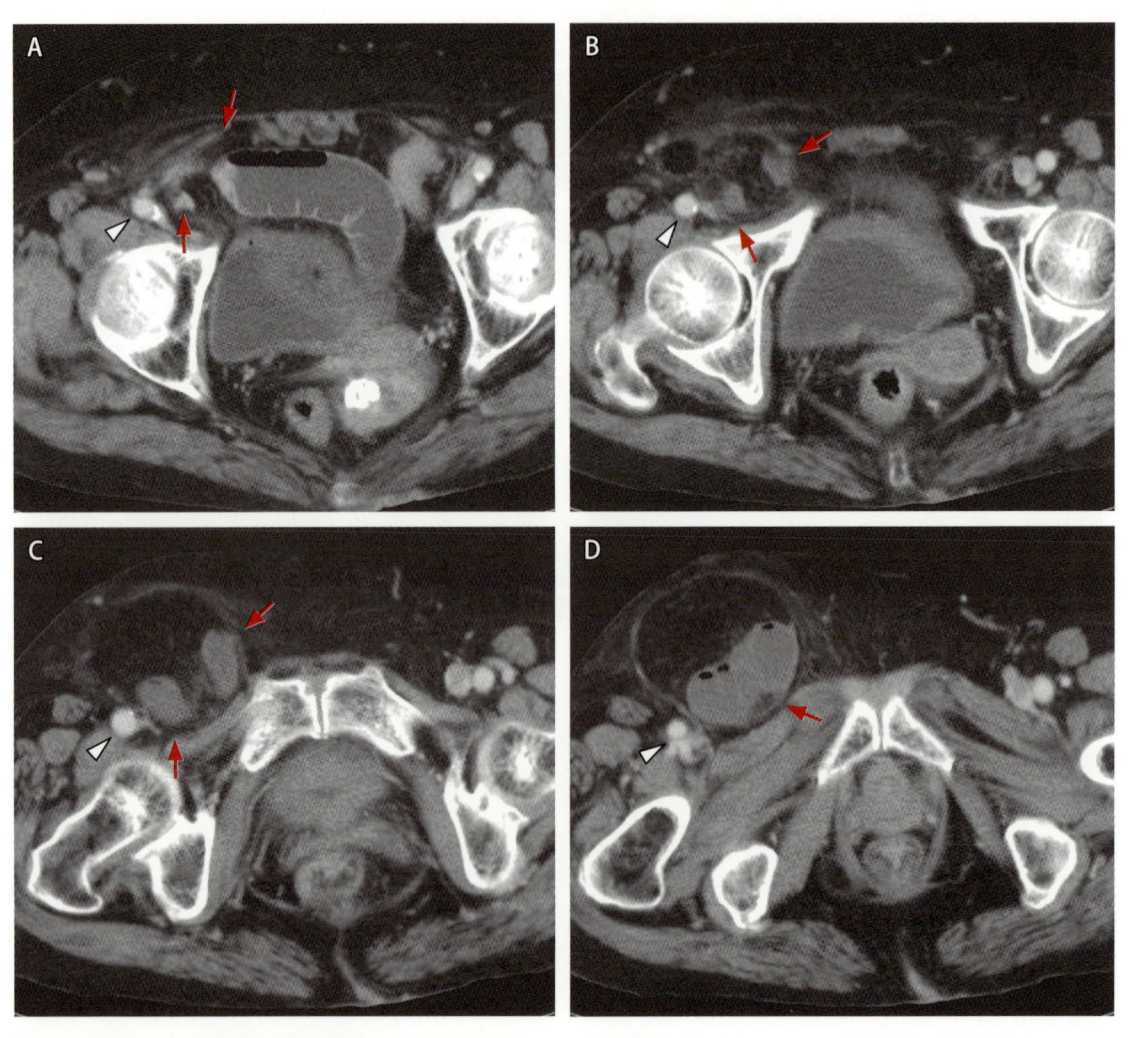

図6　大腿ヘルニア嵌頓（図5再掲）
　　 大腿骨頭から恥骨レベル（頭側よりA→D）

## ■ 見逃し注意症例3

### 症例3

70歳代，女性．主訴：腹痛．
数日前より腹痛あり．腹痛が急激に増強し，救急外来を受診．微熱あり，軟便あり，白血球増多なし，CRP正常．

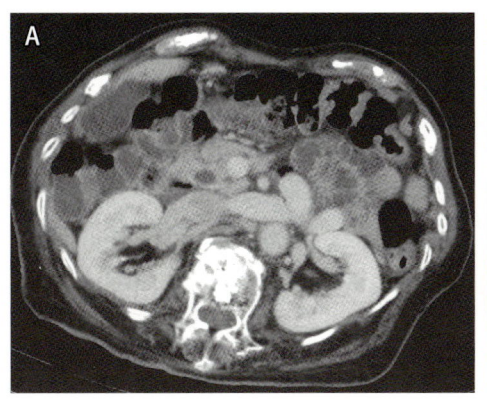

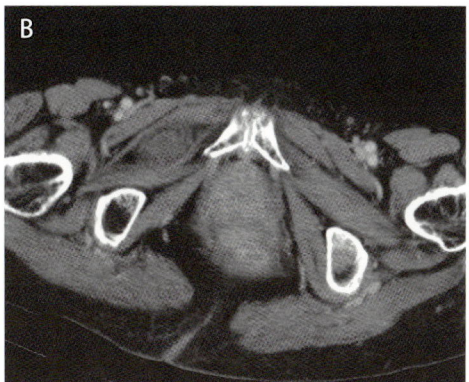

**図7 症例3：初診時の造影CT画像**
A）腎門レベル，B）恥骨結合レベル

初診担当医の診断：ウイルス性腸炎の疑い．
本当の診断は　　　：右閉鎖孔ヘルニア．

## ■ どこを見逃しやすいのか？ 見逃さないためには？ 〜CTでここまでわかる！（症例3）

　図8Aで上行結腸から横行結腸（図8＊）に液面形成が認められ，軟便であったという訴えに合致する．また，小腸（図8▶）には拡張が認められず，腸閉塞ではないと考えられる．図8Bで右閉鎖孔ヘルニアの所見（→）が認められる．脱出した小腸に造影効果は認められず，血流障害が考えられる．

　患者の腹痛，軟便という訴えがあり，腸閉塞の所見が認められなかったため，腸炎が疑われた．また，CTが撮影されていたにもかかわらず，初診医により閉鎖孔ヘルニアが見落とされていた．

　外ヘルニアであっても，腸壁の一部だけが陥入するRichter型ヘルニアの場合には，腹痛を訴えるものの腸閉塞は認められない．このため，高齢者の腹痛には外ヘルニアも鑑別診断にあげておく必要がある．

　診断に際しては，症状にとらわれず，撮影された画像を丁寧に読影しなければならない．思わぬところに症状の原因があることや，症状とは関係のないほかの疾患を合併していることもある．

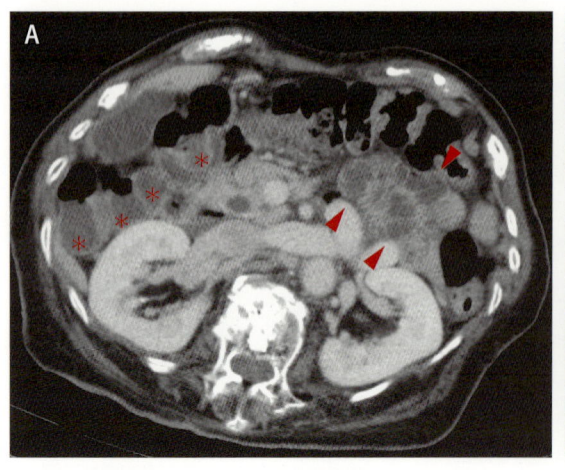

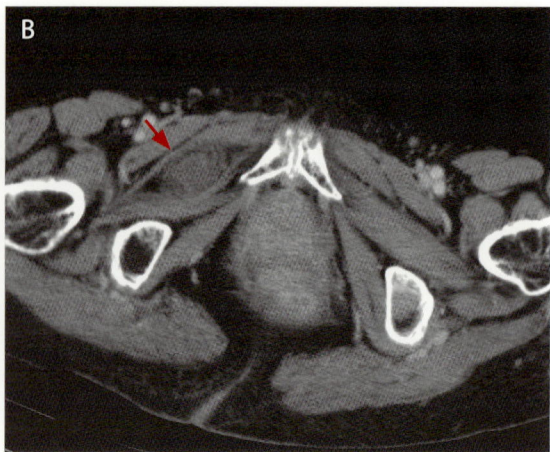

図8　右閉鎖孔ヘルニア（図7再掲）
　　A）腎門レベル，B）恥骨結合レベル

## 3. こんな所見のこともある

### ■ 見逃し注意症例4

#### 症例4

50歳代，女性．
下腹部痛にて腹部CT施行．CTにて左大腿ヘルニアを発見される（図9 ▶）．ヘルニア内容は脂肪織であり，皮下脂肪織とのコントラストが乏しいため，注意深く読影を行わなければ見落とされる可能性がある．手術の結果，左大腿輪に腹膜前脂肪織が入り込んでいた．

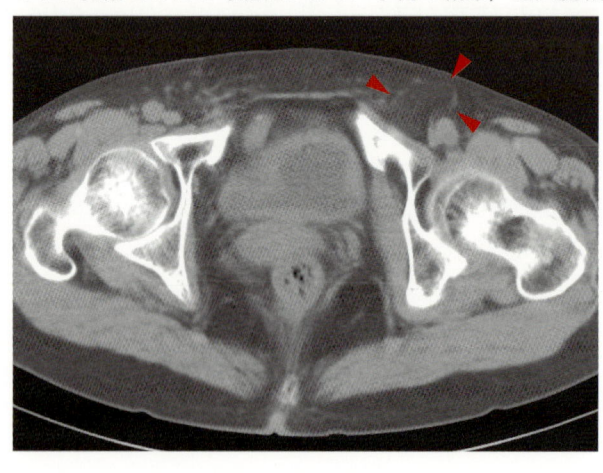

図9　症例4：左大腿ヘルニア
大腿骨頭レベル．
左大腿ヘルニアにより脂肪組織（▶）が大腿動脈の内側で鼠径部皮下に脱出している

## 見逃し注意症例5

### 症例5

90歳代,女性.

上腹部痛にてCTを施行(図10).その結果,急性胆嚢炎および総胆管結石嵌頓であった.このとき,右閉鎖孔ヘルニアを疑う所見が認められた(図10D ➡).しかし,術中所見では腸管の脱出は認められなかった.

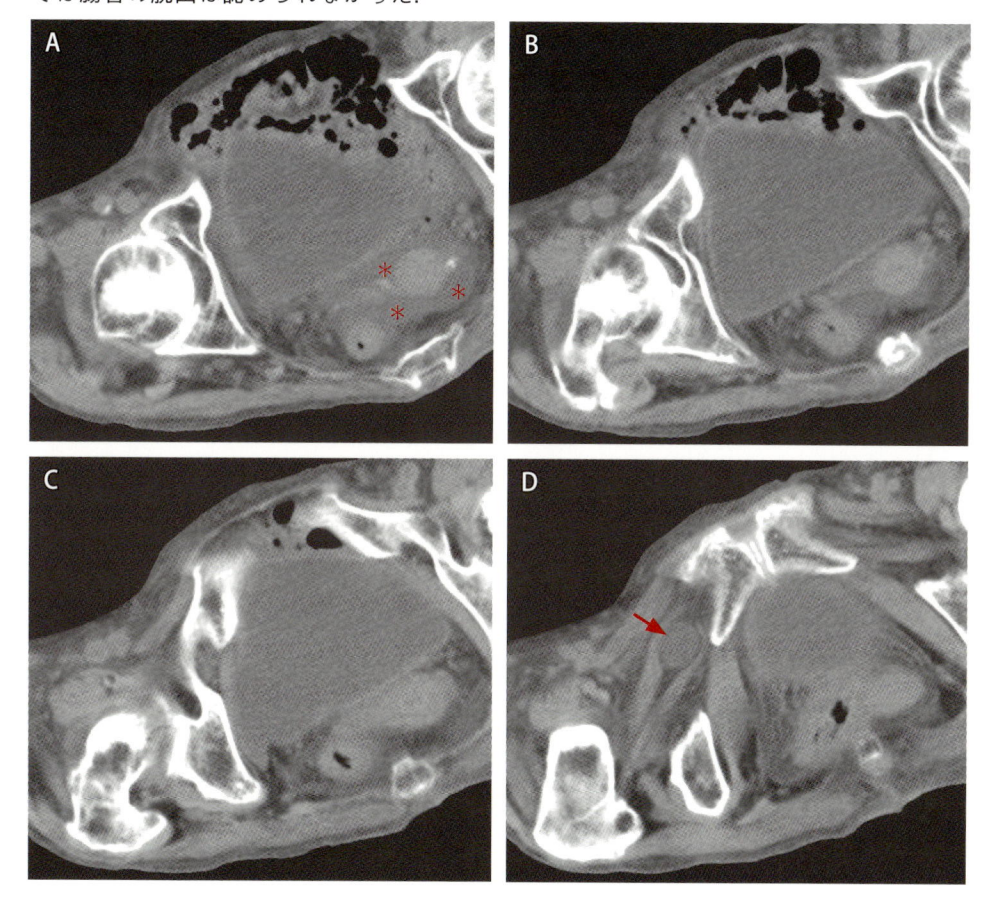

**図10 症例5:閉鎖孔ヘルニア嚢への腹水貯留**
大腿骨頭から恥骨レベル.
骨盤腔に腹水(＊)が認められる.右側で恥骨筋と外閉鎖筋の間に嚢状構造(➡)が認められ,閉鎖孔ヘルニアが疑われる.しかし,この嚢状構造の壁は薄くCTでは認められない.また,その頭側のレベルで右下腹部に腸管が認められない.以上より,閉鎖孔ヘルニア嚢に腹水が貯留したものと考えられる

## おわりに

CTによる外ヘルニアの診断は容易であるため,決して見落とされてはならない.しかし,異常所見が腹腔外に認められるため,外ヘルニアの可能性を考えて鼠径部付近を注意深く観察しなければ見落とされる危険性がある.ヘルニア嵌頓により腸管壁の血流障害を生じると,腸管壁の壊死,穿孔から腹膜炎となり重篤な状態となり得る.このため,ヘルニア内容の血流障害の有無の

判断が治療方針決定のために重要である．

閉鎖孔ヘルニアや大腿ヘルニアにおいて，ヘルニア内容が小腸以外（結腸，大網など）の場合には腸閉塞を起こすことなく，腹痛や鼠径部痛を訴える．また，小腸が脱出している場合であっても，腸壁の一部だけが陥入する Richter 型ヘルニアの場合には，腹痛を訴えるが腸閉塞は認められない．閉鎖孔ヘルニアの場合，半数以上が Richter 型ヘルニアとされている[2,3]．このことから，腸閉塞を伴わない腹痛の場合にも，外ヘルニアを考慮する必要がある．

### 文献・参考文献

1) 恩田昌彦 ほか：イレウス全国集計21,899例の概要．日本腹部救急医学会雑誌，20（5）：629-636, 2000
2) Yip, A. W., et al.：Obturator hernia：a continuing diagnostic challenge. Surgery, 113（3）：266-269, 1993
3) Thanapaisan, C., et al.：Sixty-one cases of obturator hernia in Chiangrai Regional Hospital：retrospective study. J Med Assoc Thai., 89（12）：2081-2085, 2006

### プロフィール

**小林清和（Kiyokazu Kobayashi）**
京都ルネス病院放射線科
特に専門分野はなく，画像診断全般と IVR を幅広く行っています．どのような疾患でも，より早く診断し，少しでも早く治療を開始することで，予後を改善することができると思います．そのため，できる限り撮影された画像を検査直後に読影し，すぐに主治医にレポートを届けるようにしています．毎日多くの画像に追われています．

第3章 腹部画像で見逃しやすい

# 9. 小腸閉塞症と間違われやすい麻痺性イレウス

下山恵司

### ● Point ●

- 液体内容物やガスで拡張した腸管を見たら，拡張腸管を追跡し機械性腸閉塞か麻痺性イレウスかを鑑別する
- 盲腸や上行結腸に普通便を認めるか虚脱していたら，機械性小腸閉塞症を考え，同部に液体内容物を認める場合は麻痺性イレウスを考える．ただし，限局性腹膜炎，麻痺性イレウスの初期，不完全小腸閉塞の場合は当てはまらないので画像全体を注意深く観察し診断する
- 救急の現場で麻痺性イレウスを疑った場合，まず，腹膜炎の原因（炎症性疾患，腸管壊死，消化管穿孔など）を検索する

## はじめに

　麻痺性イレウスは機能性腸閉塞の一種で，しばしば遭遇する疾患であるが，救急の現場において小腸閉塞症（機械性イレウス）と鑑別することは案外容易ではない．術後や薬剤などにより腸管全体が麻痺を起こす場合と局所の炎症によって隣接する腸管が麻痺に陥る場合がある．CTによって，小腸閉塞症と鑑別するポイントについて知っておく必要がある．

## *1.* 麻痺性イレウスの典型的な画像所見の特徴

　イレウスは，腸管の閉塞がある機械性イレウスと腸管の閉塞がない機能性イレウスに分類される．機械性イレウスでは拡張した腸管が虚脱した腸管に移行する部分（transition point）が必ず存在する．CT画像でtransition pointの有無をチェックすることが鑑別のポイントである．
　麻痺性イレウスのCT所見は，液体内容物やガスで拡張した小腸（外径2.5 cm以上）と同時に盲腸や上行結腸に液体内容物を認める場合が多い．ただし，結腸拡張を伴う場合（盲腸＞9 cm，ほかの結腸＞6 cm），結腸肛門側を観察し結腸閉塞の原因（腫瘍性病変，腸重積，外部から圧迫する病変など）を除外しておく必要がある．また，残渣などによる不完全小腸閉塞の場合や絞扼性小腸閉塞でも腸管壊死を伴うと腹膜炎を合併し麻痺性イレウスの所見を示すことがある．
　盲腸や上行結腸に普通便を認めるか，虚脱している場合は，小腸閉塞症を考えるが，麻痺性イレウスの初期例や限局性の場合にも観察される所見であるので注意する．

麻痺性イレウスの原因には，術後，薬剤，電解質異常，腹膜炎などが考えられる．救急CTにおいて麻痺性イレウスを疑った場合，まず腹膜炎の原因を検索することが重要である．膵炎，胆嚢炎，虫垂炎などの炎症性疾患，腸管壊死，消化管穿孔などがないかをチェックする．

## 2. 見逃し注意！ 症例と画像診断のポイント

### ■ 見逃し注意症例1

#### 症例1

86歳，女性．主訴：腹痛と嘔吐．
右下腹部に圧痛と反跳痛あり．CRP 8.2 mg/dL，WBC 15,500/μL．

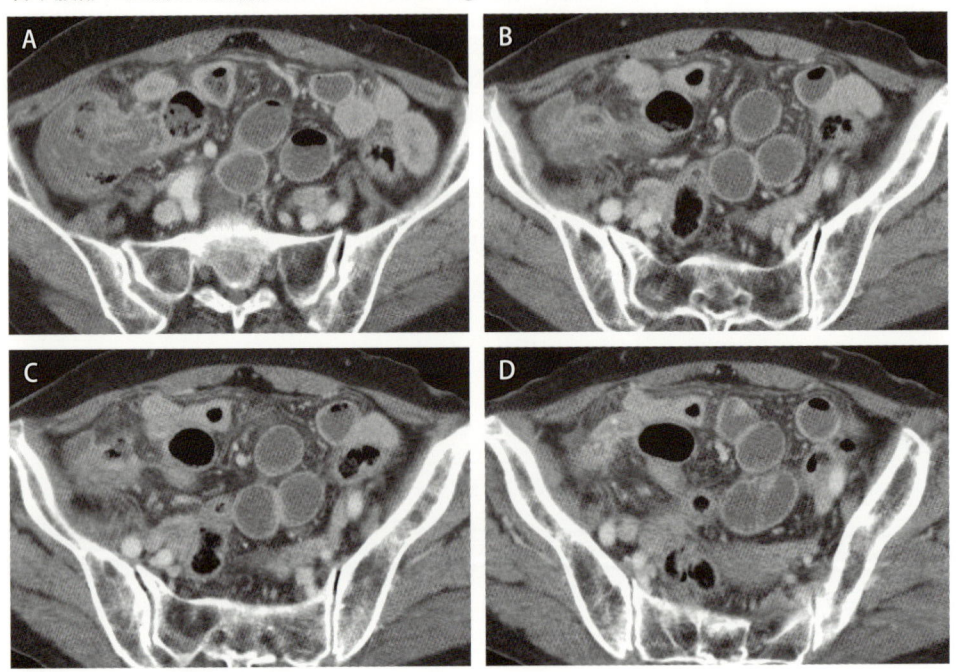

図1 症例1：来院時の造影CT画像
A～D）骨盤部レベルの横断像

初診担当医の診断：盲腸腫瘍による小腸閉塞症．
本当の診断は　　　：壊疽性虫垂炎穿孔と腹膜炎による麻痺性イレウス．

### ■ どこを見逃しやすいのか？ 見逃さないためには？
　　～CTでここまでわかる！（症例1）

#### 1）麻痺性イレウスと機械性小腸閉塞の鑑別診断
　図2A～Dにおいて液体内容物とガスで拡張した小腸を認める．まず，機械性腸閉塞か麻痺性腸閉塞かを調べる．下行結腸は普通便とガスを含み，拡張はない．盲腸は腫瘤様の壁肥厚を示すことから盲腸腫瘍による小腸閉塞と誤診してしまいそうである．しかし，回腸末端と盲腸は3層構造を保った状態で肥厚していることから炎症性病変が疑われる（ピットフォールp. 130参照）．

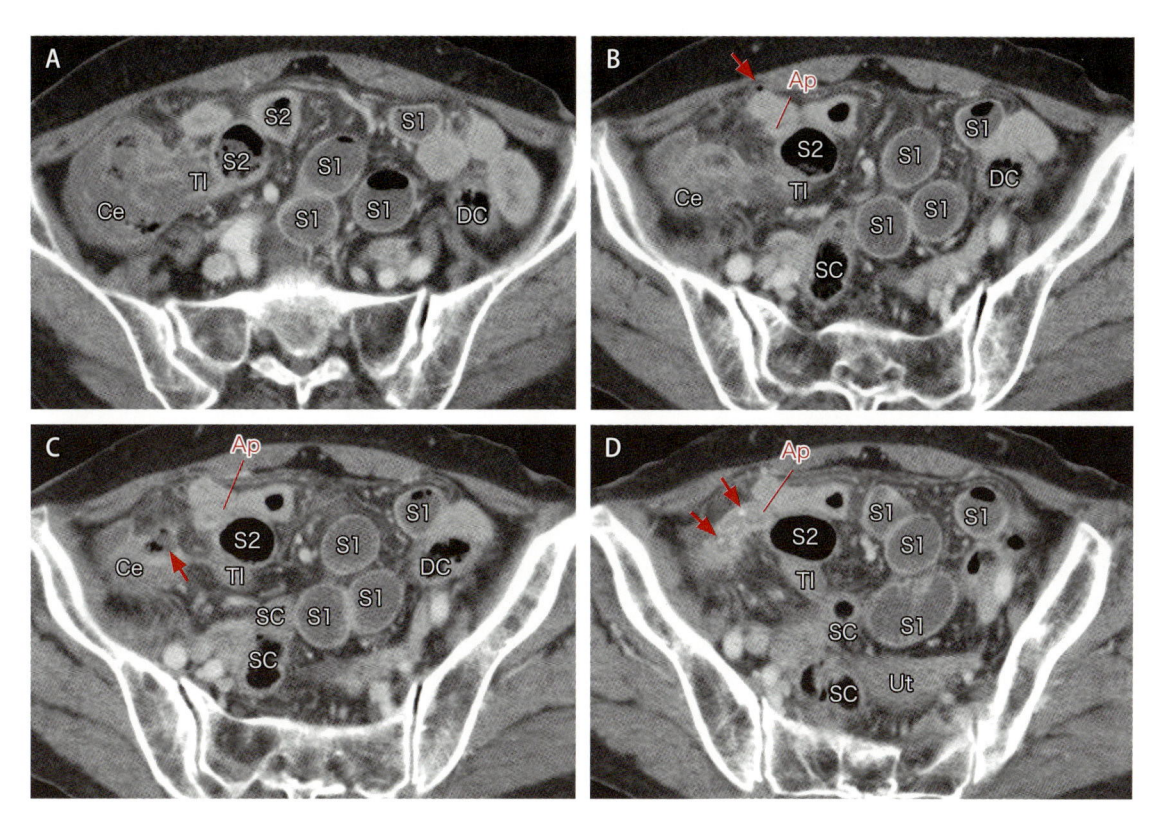

**図2　壊疽性虫垂炎穿孔と腹膜炎による麻痺性イレウス（図1再掲）**

液体内容物とガスで拡張した小腸〔S1〕と糞便様内容物やガスで拡張した小腸〔S2〕を認める（A〜D）．下行結腸〔DC〕には普通便とガスを認め，拡張はみられない．盲腸〔Ce〕と回腸末端〔TI〕は腸管壁の3層構造を保ちつつ著明に肥厚している（A〜C）．盲腸内側に腫大した虫垂〔Ap〕を認め，内部には糞石を伴う（D→）．肥厚した虫垂壁は造影剤による増強を認め，周囲脂肪織の濃度上昇と索状構造を伴う．虫垂根部において壁構造の一部が欠損し，ガスと液体を認める（C→）．ごく少量の腹腔内遊離ガスを認める（B→）．以上より虫垂炎の穿孔が示される．手術により，穿孔性壊疽性虫垂炎とこれによる汎発性腹膜炎と診断された．回腸末端と盲腸の壁肥厚は壊疽性虫垂炎の炎症波及が原因で，拡張した小腸は腹膜炎による麻痺性イレウスと考えられる．

Ap：虫垂，Ce：盲腸，DC：下行結腸，S1：拡張した小腸（液体内容物とガス），S2：拡張した小腸（糞便様内容物やガス），SC：S状結腸，TI：回腸末端，Ut：子宮

　誌面の都合ですべてのCT画像を呈示できないが，実際には拡張した腸管を全CTスライスで追跡し，transition pointの有無をチェックして機械性イレウス（小腸閉塞症）と鑑別しなければならない．本症例では明らかな小腸閉塞の所見がないことから麻痺性イレウスの可能性が示唆され，その原因を検索する．

## 2）麻痺性イレウスの原因検索

　盲腸内側を観察すると，腫大した管腔構造を認め，その先は盲端となっていることから虫垂であることがわかる（図2B〜D）．虫垂壁は造影剤で増強され，周囲脂肪織の濃度上昇を伴っている．さらに，虫垂根部において壁構造の一部が欠損し，ガスと液体を認めることから穿孔性壊疽性虫垂炎が強く疑われる（図2C）．回腸末端と盲腸の壁肥厚は壊疽性虫垂炎の炎症波及が原因で，拡張した小腸は腹膜炎による麻痺性イレウスと考えられる．

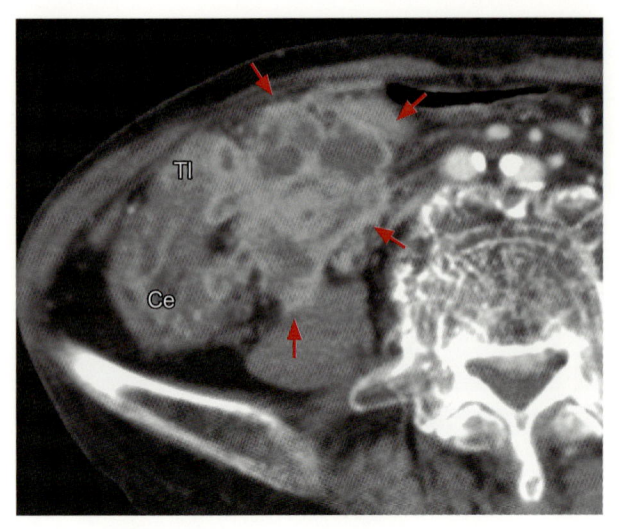

**図3 回盲部周囲膿瘍**
浮腫性壁肥厚を伴う盲腸内側に辺縁が造影される多房性腫瘤を認める（→）．回盲部周囲膿瘍が考えられる．その原因は憩室穿孔や虫垂穿孔が疑われるが，画像上の判別は困難である．手術により壊死した虫垂と膿瘍は一塊となっており，壊疽性虫垂炎穿孔による膿瘍形成と診断された．
Ce：盲腸，TI：回腸末端

### ●見逃さないためのポイント
- 拡張腸管を見たら，まず機械性腸閉塞の所見がないかをチェックする．
- 盲腸や上行結腸が虚脱していても麻痺性イレウスは否定できない．
- 麻痺性イレウスの可能性が疑われたときはその原因を検索する．
- 右下腹部痛：まず虫垂と憩室を探す．

### ■ 症例1のほかにこんな所見のこともある
　重篤な壊疽性虫垂炎では虫垂が同定できない場合がある．回盲部付近の膿瘍形成では，原因が虫垂炎か憩室炎か判断しにくい場合もある（図3）．

### ●ピットフォール：腸管壁の3層構造
造影CTを行うと，腸管壁は造影効果が高い内層（粘膜層），低い中間層（粘膜下層），高い外層（筋層，漿膜下層）にわかれる．炎症性疾患は，粘膜下組織浮腫と筋層の肥厚により低吸収の中間層が厚くなり，内・外層の血管が拡張するため，3層構造がより明瞭になることが多い．炎症性疾患は3層構造を保ったまま腸管壁が肥厚するのに対して，腫瘍性病変は通常3層構造が破壊されることが多い．

## ■ 見逃し注意症例2

### 症例2

72歳，男性．主訴：腹痛．
夕方より腹痛出現し，深夜に救急搬送された．腹部全体に圧痛と反跳痛あり．
CRP 2.3 mg/dL, WBC 2,460/μL.

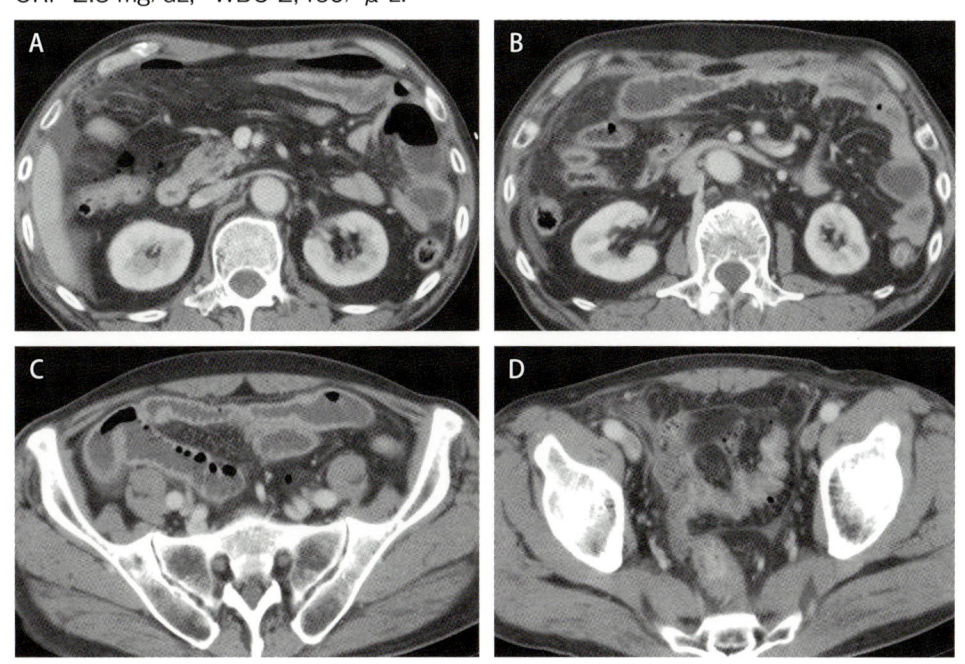

**図4 症例2：来院時の造影CT画像**
A，B）腎内レベル，C，D）骨盤部レベルの横断像

初診担当医の診断：消化管穿孔による麻痺性イレウス．
本当の診断は　　　：S状結腸憩室穿孔と腹膜炎による麻痺性イレウス．

## ■ どこを見逃しやすいのか？ 見逃さないためには？
～CTでここまでわかる！（症例2）

### 1）小腸閉塞か麻痺性イレウスか

液体内容物で拡張した小腸と普通便を含む上行結腸から小腸閉塞症と早合点してはいけない（図5）．拡張した小腸を追跡し，機械性閉塞がないかチェックする．腹腔内遊離ガス（図5 A，C →）に気づけば，消化管穿孔による麻痺性イレウスが疑われる．

### 2）消化管穿孔の部位と原因の検索

消化管穿孔が疑われた場合，可能な限り穿孔部位と原因疾患を読影することが重要である．図5Dにおいて，S状結腸は3層構造を保ったまま肥厚し，管腔外に泡沫状のガスを含む不自然な構造物を認める（→）．周囲脂肪織の濃度上昇（＊）と腹水（＊）を伴う．S状結腸には憩室（⇨）を認めることから，S状結腸憩室穿孔が強く疑われる．穿孔部から流出した糞便による腹膜炎が原因で麻痺性イレウスをきたした症例と考えられる．

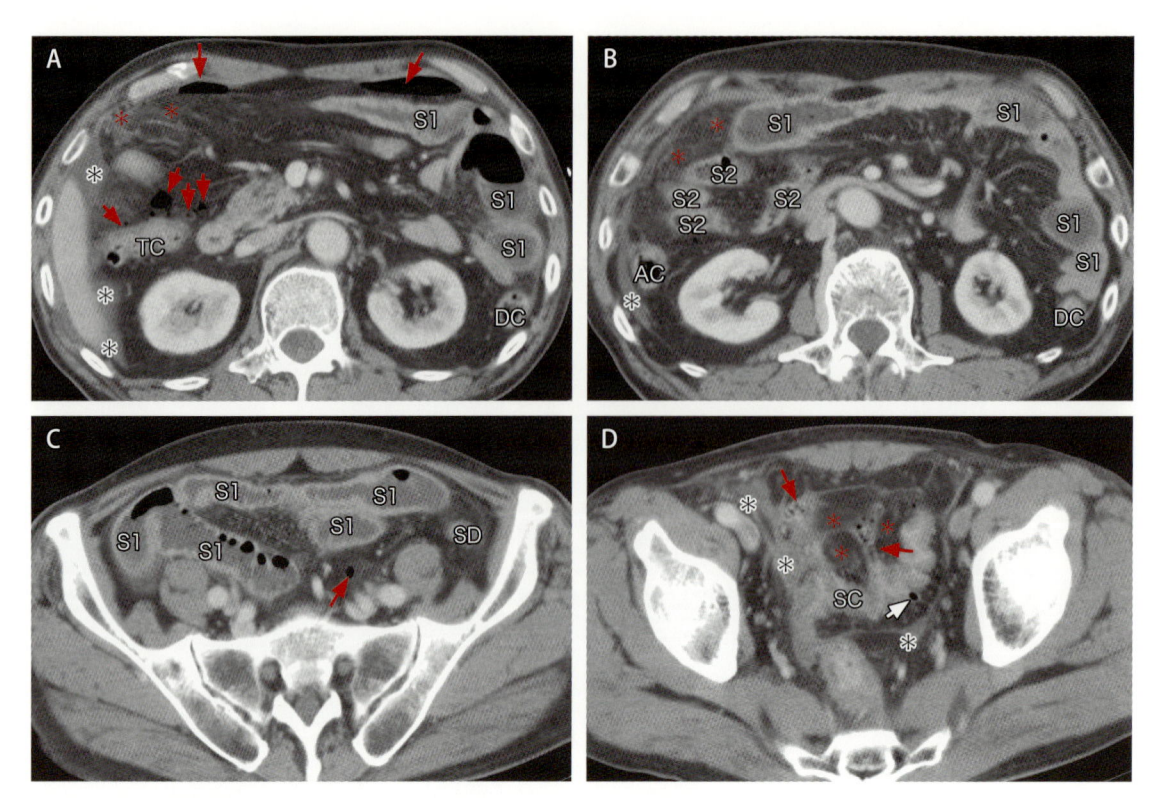

**図5　S状結腸憩室穿孔と腹膜炎による麻痺性イレウス（図4再掲）**
　液体内容物とガスで拡張した小腸（S1）と虚脱した上行結腸（AC）から，一見，小腸閉塞症が疑われる（A〜C）．しかし，腹腔内遊離ガス（A，C➡），腹水（A，D＊），脂肪織の濃度上昇（A，B＊）の所見から消化管穿孔とそれによる腹膜炎が疑われる．拡張した小腸は麻痺性イレウスと考えられる．Dにおいて，浮腫性壁肥厚を伴うS状結腸から糞便様の構造物を認める（D➡）．その周囲脂肪織の濃度上昇を伴い（D＊），S状結腸には憩室を認める（D⇨）．手術により，S状結腸憩室穿孔による糞便性腹膜炎と診断された．

AC：上行結腸，DC：下行結腸，S1：液体内容物とガスで拡張した小腸，S2：糞便様内容物を含む小腸，SC：S状結腸，SD：S状結腸–下行結腸移行部，TC：横行結腸

### ●見逃さないためのポイント
・腹腔内遊離ガスを観察できる条件で撮影する．
・消化管穿孔の部位と原因を読み解く．
・壁構造を欠く便塊（壁を欠く泡沫状ガスを含む構造物）に注意する．

### ■ 症例2のほかにこんな所見のこともある
　特発性結腸破裂で結腸間膜内に糞便が出ている場合や大量の糞便が出ている場合，周囲の結腸内糞便と紛らわしく見落とされやすい．壁構造を欠く便塊をチェックすることがポイントである（図6）．

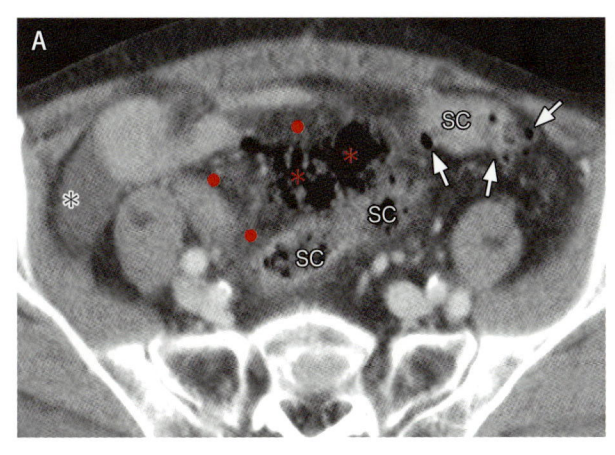

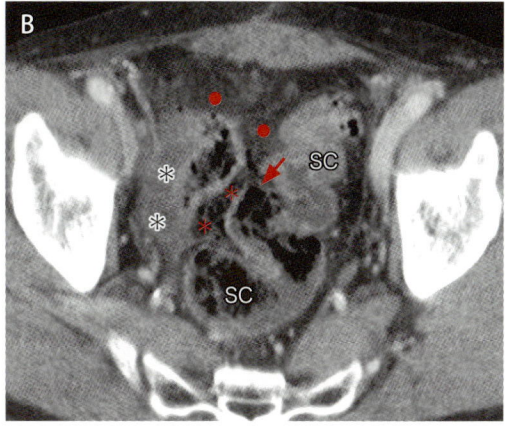

**図6　S状結腸破裂**
A) S状結腸に隣接して壁構造を欠く糞便様構造物を認める（＊）．周囲脂肪織の濃度上昇（●）と腹水（＊）を認める．S状結腸には憩室がいくつか観察される（⇨）．
B) S状結腸壁の一部に欠損部を認め，管腔外に糞便様構造物を認める（＊）．腸間膜脂肪織の濃度上昇（●）と膿性腹水を認める（＊）．手術によりS状結腸破裂（原因はおそらく憩室穿孔）による糞便性腹膜炎と診断された．

SC：S状結腸

# Advanced Lecture

## ■ 類皮嚢胞腫破裂に注意

　卵巣の類皮嚢胞腫破裂は，流出した油脂性の液体により緩徐な腹膜炎を招き，麻痺性イレウスの原因となる．感染により混濁した腹水や血性腹水のCT値は，水より高く発見されやすいが，卵巣類皮嚢胞腫の破裂で流出する油脂液は，通常の表示条件では腸間膜脂肪やガスと区別しにくい．window level（WL）を下げ，window width（WW）を広げた設定で，腹水の溜まる部位に不自然な脂肪濃度が存在しないかチェックする（図7）．

# おわりに

　CTから必ずしも麻痺性イレウスの原因を判断できないこともあるが，誤診や見落としによって患者の生命や予後にかかわるような体験はしたくない．多くの症例のCT画像に日ごろから慣れて，読影力をつけておこう．「急性腹症のCT演習問題（http://www.qqct.jp）」のイレウス（腸閉塞＋麻痺性イレウス）特集は，症例が豊富で解説が丁寧なのでトレーニングに最適である．

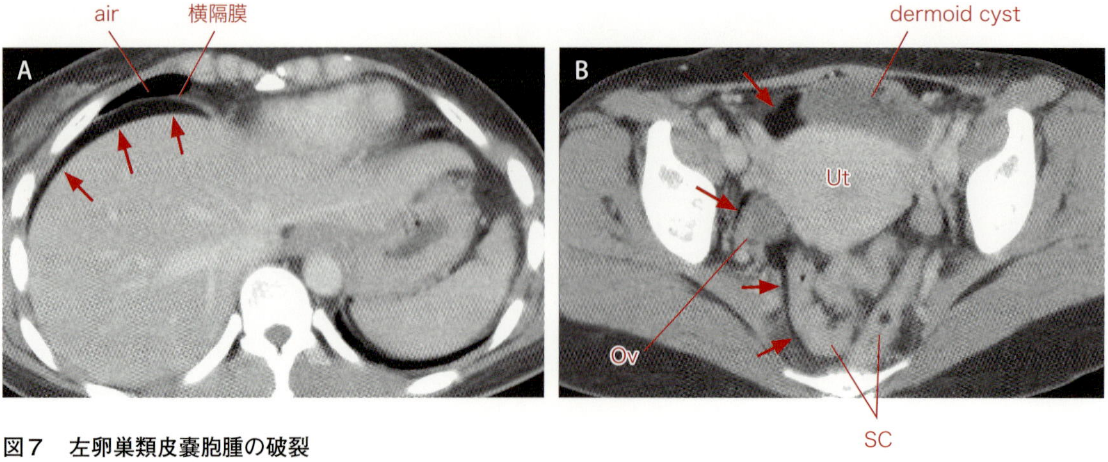

**図7 左卵巣類皮嚢胞腫の破裂**
A) 肝表面に油脂性の液体を認める（→）. 横隔膜を挟んで観察される肺内の空気（air）と区別せよ.
B) 子宮（Ut）右側に正常卵巣（Ov）を認める. 子宮腹側に左卵巣由来の類皮嚢胞腫（dermoid cyst）を認める. 類皮嚢胞腫の破裂により流出した油脂性の液体が臓器をとり巻くように腹腔内に分布している（→）. 油脂性の液体は緩徐な腹膜炎を招き, 麻痺性イレウスの原因となる. CTを見るときは脂肪を観察できる条件に設定することが肝要である.

air：空気, dermoid cyst：類皮嚢胞腫, Ov：卵巣, SC：S状結腸, Ut：子宮

## プロフィール

**下山恵司（Keiji Shimoyama）**
京都ルネス病院放射線科
専門：画像診断一般, IVR
北部京都の地で数少ない放射線科常勤医の一員として16年間勤務しています. CT, MRI, PET, 一般撮影, 検診などのすべての読影とIVRを常勤医2人でこなしています. 放射線科は病院において縁の下の力持ち的な存在です. これからもほかの診療科の先生と連携を密にして地域医療に貢献していきたいと考えています.

第3章 腹部画像で見逃しやすい

# 10. 孤立性SMA解離

大田信一

### ● Point ●

- 孤立性SMA解離は，SMAを意識して見なければ診断できない
- 解離腔が開存している場合，SMA内にフラップが確認される
- 血栓化した偽腔もしばしばみられる
- SMA解離に伴う腸管虚血や動脈瘤破裂の所見は，治療方針決定に重要である

## はじめに

　大動脈解離に合併しない上腸間膜動脈解離（以下，孤立性SMA解離）は，稀な疾患と考えられてきたが，近年の画像診断の発達に伴い報告例は増加している．急性例と慢性例が存在し，急性例では急性腹症の症状を呈することが多い．急性例，慢性例ともに臨床所見やCT所見としては軽微なことが多く，しばしば見逃しやすい疾患である．

## 1. 孤立性SMA解離の典型的な画像所見の特徴

### 1 造影CTによるSMA解離の発見

　単純CTで偽腔の新鮮血栓が高吸収を示すことや動脈周囲の脂肪織濃度上昇により，SMA解離を指摘できることがあるが，それらの所見は軽微であり，放射線科診断専門医でも困難なことが多い．一方，造影CTでは，偽腔の血栓化がない解離では動脈内にフラップが認識できる．また偽腔が血栓化している場合には偽腔の造影効果はなく，同心円状や半円状の偽腔が確認できる．

### 2 腸管虚血の診断

　治療方針の鍵となるSMA解離に伴う腸管虚血の所見（造影効果の低下している腸管，腸間膜浮腫，血性腹水）や動脈瘤形成・破裂の所見を見逃さない．これらの所見があった場合には，血管内治療を含む侵襲的治療法を考慮しなければならない．

## *2.* 見逃し注意！ 症例と画像診断のポイント

### ■ 見逃し注意症例1

#### 症例1

60歳，男性．主訴：胃痛．
胃痛精査のエコー検査で，肝腫瘤を指摘されて造影CT精査となった．肝腫瘤は，肝血管腫である．バイタルサインや血液検査上，異常は認めない．

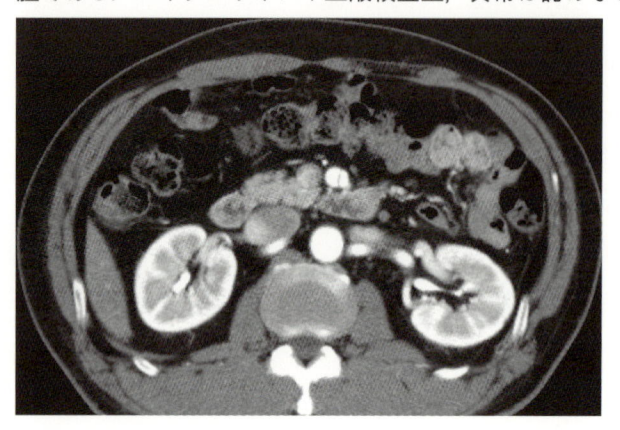

図1　来院時の造影CT動脈相（WL：80，WW：400）

初診担当医の診断：急性胃腸炎．
本当の診断は　　：SMA解離．

### ■ どこを見逃しやすいのか？ 見逃さないためには？ 〜CTでここまでわかる！（症例1）

#### 1）急性腹症の精査目的の造影CTでは常に血管に注意を払う

本書にある通り急性腹症を呈する疾患は多岐にわたるため，急性腹症の造影CTでは，観察するべきポイントが多数存在する．急激な発症の腹痛や背部痛以外には，主だった腹部症状やCT所見が乏しい場合には，腹腔動脈，SMAの解離や閉塞を念頭に置き，血管の走行を追う習慣を身につける．

#### 2）適切なウインドウとレベルで観察する（図2B）

図1のウインドウとレベル（WL：80，WW：400）は，肝臓などの実質臓器を観察する動脈相としては問題はないが，血管内腔を観察する場合には，血管腔自体が高吸収になりすぎ，解離腔が血栓化していない場合の動脈内のフラップが見えにくくなる．フラップがより観察しやすいようにウインドウとレベルをそれぞれ拡げて見ておく必要がある．ただし，血栓化している場合は，ウインドウとレベルを拡げすぎると，偽腔と周囲脂肪織との区別がつきにくくなるため，動脈相のみならず，門脈相や静脈相でも確認する．

#### 3）再構成画像で確認する（図3）

横断像のみで十分に診断は可能であるが，再構成画像（MPR：multi-planar reconstruction）を作成して解離腔が明瞭になる方向（冠状断，矢状断，斜位）で血管を観察する．これにより偽腔の状態や解離の範囲，entryやre-entry，分枝への解離の程度が明瞭に認識できる．

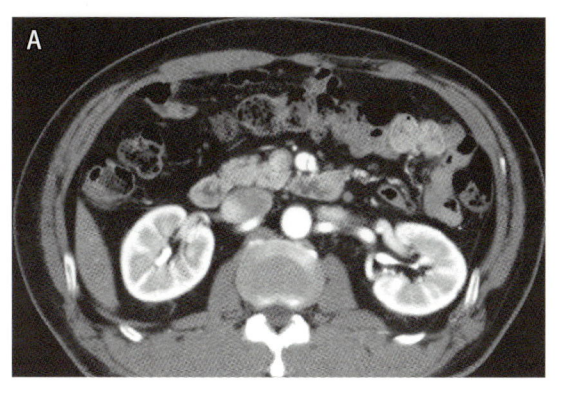

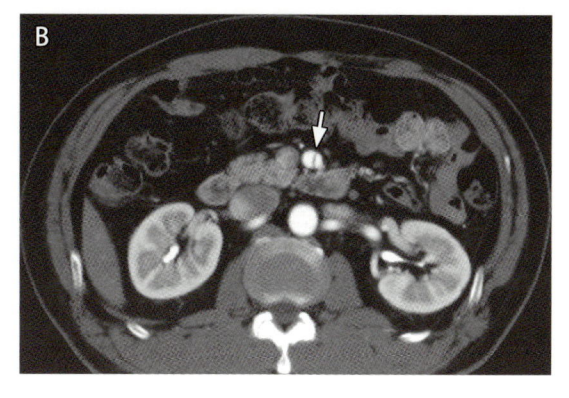

図2 図1と同じ造影CT動脈相
A）WL：80，WW：400．SMAにフラップを認め，偽腔の血栓化のないSMA解離と診断できる．しかし，フラップは造影剤のアーチファクトで，認識することがやや困難である．肝，腎，膵などの実質臓器を観察するにはいい条件であるが，SMAを含め，血管内を観察するには，ウインドウとレベルを拡げる必要がある．
B）WL：170，WW：530．ウインドウとレベルを拡げたことにより，血管内のフラップ（⇨）が明瞭に観察できる

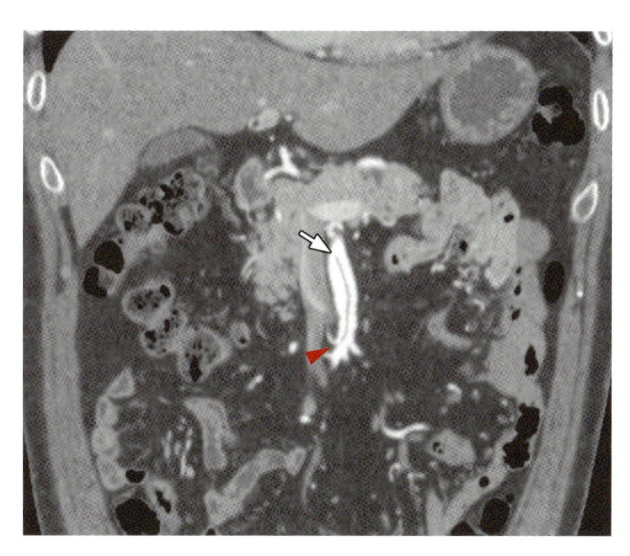

図3 冠状断によるSMA解離
SMA本幹にフラップが存在し，血栓化の認めない偽腔が明瞭である．解離はSMA本幹のみに限局しentry（⇨）とre-entry（▶）も明瞭に描出されている

## ■ 見逃し注意症例2

### 症例2

60歳，男性．主訴：腹痛．
大腸癌にて骨盤全摘の既往あり．体温37.0℃，心拍136回/分，血圧177/123 mmHg，SpO$_2$ 96％．上腹部痛が出現し，造影CT施行．

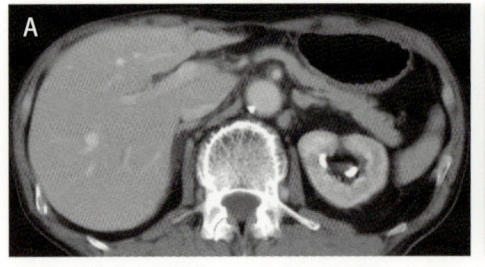

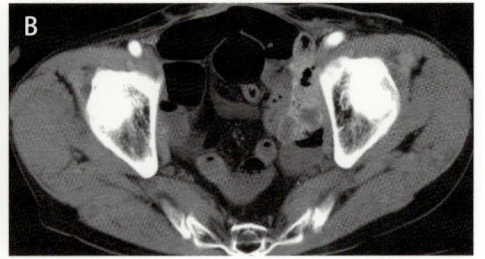

図4　症例2：初診時の造影CT画像
A）造影CT門脈相，B）骨盤レベルの造影CT動脈相

初診担当医の診断：SMA解離/血栓．腸管虚血の所見はない．
本当の診断は　　：SMA解離，小腸壊死．

## ■ どこを見逃しやすいのか？ 見逃さないためには？
　　～CTでここまでわかる！（症例2）

### ●腸管虚血の所見を念頭に（図5）

　SMA解離や血栓などで腸管に虚血を生じれば，侵襲的治療の適応になる．SMA解離の診断に至れば，次に腸管虚血の有無を診断する．腸管虚血の有無は，絞扼性イレウスの診断時と同様に，動脈相・静脈相での腸管壁の染まりや腸間膜浮腫，血性腹水の有無などを捉える（図5）．また動脈瘤やその破裂の所見の有無にも気をつける．

### ●見逃さないためのポイント
・急性腹症の診断時のみに限らず，血管の走行を追う習慣を身につける．
・血管内のフラップや血栓化した偽腔の所見からSMA解離を疑えば，ウインドウやレベルを変更したり，再構成画像を作成して確定診断し，解離の状態や範囲を捉える．
・SMA解離による腸管虚血や動脈瘤破裂などの所見の有無を確認し，治療方針に役立てる．

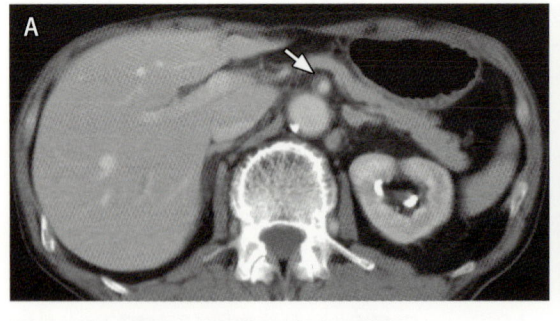

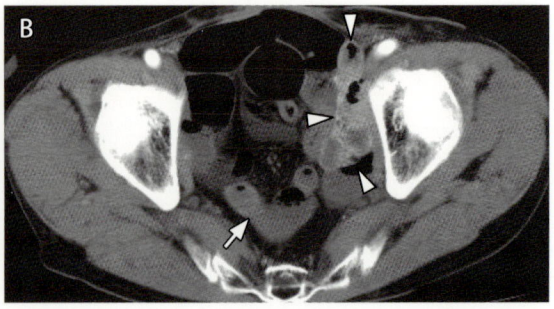

図5　SMA解離，小腸壊死（図4再掲）
A）造影CT門脈相．SMAに同心円状に低吸収域（⇨）を認める．偽腔の血栓化したSMA解離と診断できる．
B）骨盤レベルの造影CT動脈相．骨盤全摘のため，骨盤底部に小腸（⇨）が存在する．左側の小腸壁の造影効果（▷）はあるが，それ以外の小腸壁の造影効果は認めず，腸管虚血が示唆される．即日，小腸切除術が施行された

## 3. こんな所見のこともある（図6）

### 症例3

51歳，男性．心窩部痛精査のため造影CT施行，SMA解離と診断．

SMA解離の診断時の造影CTでは，腸間膜血腫や血性腹水は認めるが，動脈瘤や活動性出血を認めないため，保存的治療にて退院となった．しかし，4カ月後，腹腔内出血をきたし，緊急血管造影検査が施行された．背側膵動脈より造影剤の血管外漏出の所見を認め，コイル塞栓術が行われた．臨床経過より分節性中膜融解症（segmental arterial mediolysis：SAM）による動脈瘤破裂，孤立性SMA解離と診断された．

孤立性SMA解離の原因として，動脈硬化症，線維筋性異形成，SAM，外傷，高血圧などがあげられる．SAMでは動脈の中膜の融解が起こり，フィブリン沈着を伴った間隙が形成され，その後，内膜が断裂して動脈壁に解離を生じ，残された外膜が拡張して動脈瘤が形成される．SMA解離に加え，動脈瘤や血腫を認めた場合は，SAMを第一に考慮すべきである．

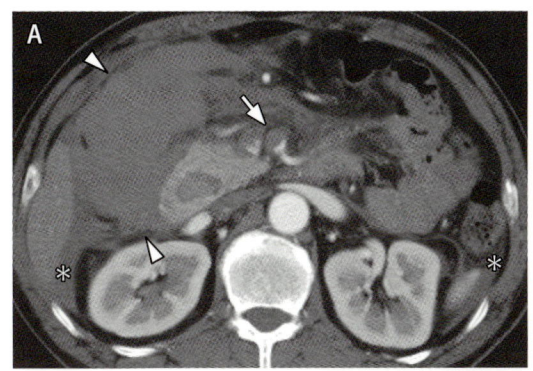

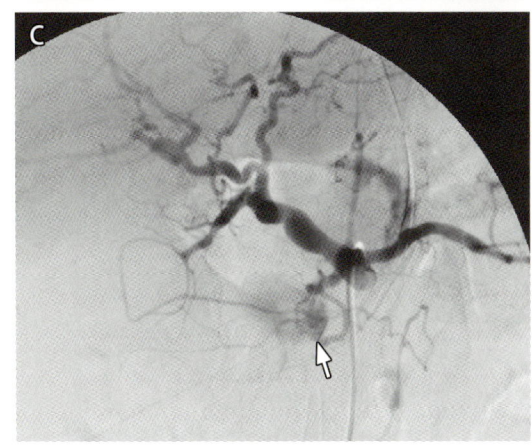

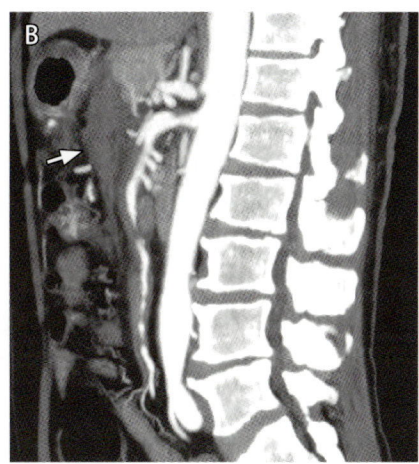

**図6 SAMによる孤立性SMA解離**

A）造影CT動脈相．51歳，男性．心窩部痛精査のため造影CT施行．SMA本幹に解離（⇨）があり，偽腔は造影されず，血栓化が疑われる．真腔は狭小化を認める．腸間膜や前傍腎腔に血腫（▷）を認め，Morison窩や左傍結腸溝に血性腹水（＊）を認める．
B）矢状断によるSMA解離．SMAには広範な解離を認め，偽腔の血栓化と真腔の口径不整を認める．膵尾側の横行結腸間膜に血腫（⇨）を認める．
C）緊急血管造影（DSA）．腹腔動脈造影で腹腔動脈根部より分岐する背側膵動脈からの血管外漏出像（⇨）を認める．偽動脈瘤からの出血であり，コイル塞栓術により止血された．肝動脈に数珠状の壁不整を認める

# Advanced Lecture

## ■ 孤立性SMA解離の治療方針

　孤立性SMA解離の診断がつけば，治療方針を決める必要がある．ガイドラインはなく，定まった治療法はないが，慢性期の血栓化した解離が偶然見つかれば，治療の必要はない．急性期の治療法は大きく保存的治療と侵襲的治療がある．臨床的にも画像診断においても腸管虚血症状がなければ，保存的治療が基本であり，入院管理下で絶食，補液をし，血圧が高ければ降圧治療を併用する．抗血栓療法（抗凝固療法，抗血小板療法，血栓溶解療法を含む）の必要性は症例，施設により異なり，議論の余地が残っているが，真腔の狭小化が著明であれば考慮しなければならない．腸管壊死があれば緊急開腹手術を行うが，壊死に至らない強い腸管虚血症状であれば血管内治療（ステント留置）か緊急手術（バイパス術）を考慮する[1]．ステント留置は技術的難易度が高いうえ，術後合併症（塞栓症やステント閉塞など）のリスクもあり安易に行うべきではなく，血管内治療か開腹手術のどちらを選択するかは十分な検討が必要である．

# おわりに

　孤立性SMA解離に限らず，SMA塞栓症もSMAに注目しなければ，見逃しやすい疾患である．急性腹症の症例では，血管を観察する習慣を身につけたい．
　さて図6Aの造影CTで，ほかに気づいた所見はあるだろうか？　画像診断では，大きな所見に気をとられて，ほかの所見を見落とすことが稀にある．自分なりに観察する順番を決めて丁寧に読影したい．ほかの所見は輪状膵である．

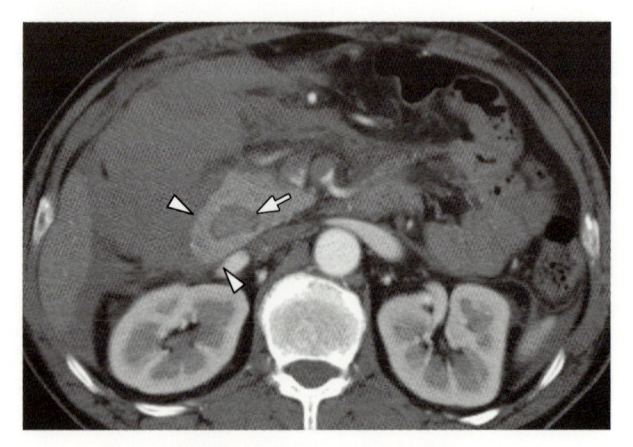

**図7　造影CT動脈相（輪状膵）（図6A再掲）**
　十二指腸下行脚（⇨）を取り囲む膵組織（▷）を認め，輪状膵だと診断できる

### 文献・参考文献

1）日下部治郎 ほか：ステント留置術が奏効した孤立性上腸間膜動脈解離の1例．日本消化器外科学会雑誌，45（4）：434-441, 2012

2) Sakamoto, I., et al.: Imaging appearances and management of isolated spontaneous dissection of the superior mesenteric artery. Eur J Radiol, 64 (1): 103-110, 2007
3) Verde, F., et al.: Isolated celiac and superior mesenteric artery dissection identified with MDCT: imaging findings and clinical course. J Comput Assist Tomogr, 6 (5): 539-545, 2012
4) 鈴木敬麿 ほか：孤立性腹部内臓動脈解離症例の検討〜本邦165既報告例を含めて〜．日本血管外科学会雑誌，21 (7)：773-780, 2012

## プロフィール

### 大田信一（Shinichi Ohta）
滋賀医科大学放射線医学講座
現在の放射線科医は，読影業務が主体になっていることは否めません．しかし，他科とのdiscussionや血管内治療などのIVR手技など，他科と密接にかかわりのあるやりがいある科です．本書を読んで，ぜひ，放射線科に興味をもっていただければ幸いです．

第3章 腹部画像で見逃しやすい

# 11. 血性腹水

加藤彩子

> **Point**
> ・突然の腹痛で発症した患者では腹腔内出血の可能性を考える
> ・血性腹水は単純CTで基本的には高吸収を呈するが，わかりにくい場合は，膀胱や囊胞などの濃度と比較したり，CT値を計測する
> ・ダイナミックCTで活動性出血がないか確認する

## はじめに

　夜間に下腹部痛を主訴に受診・搬送される患者は多く，腹腔内出血が原因であるケースも少なくない．また，外傷による腹部臓器損傷/出血も決して稀ではない．すでにショックバイタルになっていたり，短時間でショックに陥る可能性のある重篤な疾患であり，救急の現場ではCTによる迅速な診断がきわめて重要である．
　本稿ではCTにおける血性腹水の見かた，出血部・原因の同定のしかた，その他鑑別すべき疾患について解説する．

## *1.* 血性腹水の典型的な画像所見の特徴

### ◼ まずは腹水について

　腹腔内には正常でも数十mLの腹水が認められるが，体液流入と吸収の不均衡により，これを超えて存在している場合に病的な腹水貯留とされる．
　腹水は比重・蛋白濃度により大きく「漏出性」と「滲出性」に分けられる．それぞれの特徴および原因疾患については表1を参照．
　腹水が貯留しやすい部位は，**傍結腸溝**（図1A），**モリソン窩**（図1B），**肝周囲**（図1C），**脾周囲**（図1F），**ダグラス窩**（図1I）などである．少量であれば最も低い位置にあるダグラス窩のみにみられることも多いので，腹水の有無をみるときははじめに探すとよい．大量になるにつれそのほかの部位にも認められるようになる．ただしもちろん腹水の原因によって分布に偏りは生じる．

表1　腹水の性状と原因疾患

| 性状 | | 比重 | 蛋白濃度 | 原因疾患 |
|---|---|---|---|---|
| 漏出性 | 漿液性（淡黄色透明） | 1.015以下 | 2.5 g/dL以下 | 肝硬変，うっ血性心不全，ネフローゼ症候群 |
| 滲出性 | 膿性（黄色混濁） | 1.018以上 | 4.0 g/dL以上 | 細菌性腹膜炎，結核性腹膜炎 |
| | 乳び性（白濁） | | | 悪性リンパ腫，膵癌，結核性腹膜炎，門脈血栓，腹部外傷，フィラリア症 |
| | 血性 | | | 外傷性，非外傷性（表2参照） |
| | 粘液性（ゼリー状） | | | 腹膜偽粘液腫，悪性中皮腫 |
| | 胆汁性（黄褐色） | | | 胆嚢・胆管穿孔，急性胆嚢炎 |

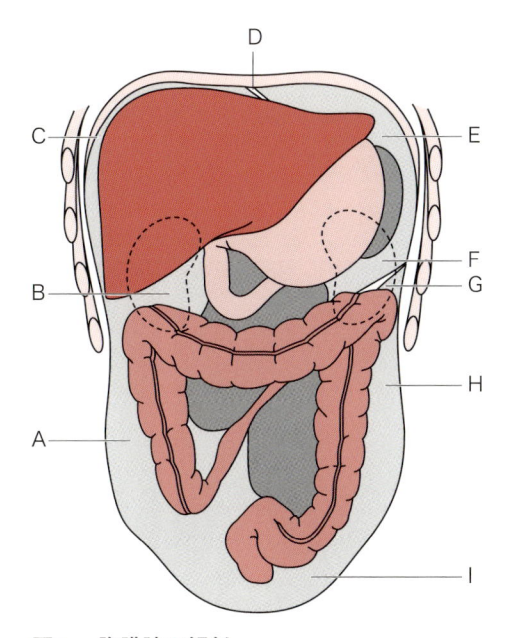

図1　腹膜腔の解剖
A）右傍結腸溝，B）肝腎陥凹（モリソン窩），C）右横隔膜下腔，D）肝鎖状間膜，E）左横隔膜下腔，F）脾周囲腔，G）横隔結腸ヒダ，H）左傍結腸溝，I）ダグラス窩
文献1より引用

## 2 血性腹水の原因

　原因としては大きく外傷性と非外傷性に分けられる．外傷性の場合ははじめから臓器損傷や出血がないか疑ってCTを撮像することになる．鑑別が問題となるのは非外傷性のものである．**表2**に非外傷性血性腹水の原因をまとめた．男性は腫瘍（肝細胞癌など）の破裂，女性では婦人科系疾患の頻度が最も高くなっている．

## 3 血性腹水のCT所見

### 1）まずは単純CTから[2]

　血性腹水は御存知の通りCTで高吸収を示すのが基本である．ただし**超急性期出血のCT値は30〜45 HUと水よりやや高い程度であり，高吸収として認識しづらいので注意が必要である．**出血

表2　非外傷性血性腹水の原因

| 腹部臓器 | ・多血性腫瘍（肝細胞癌や肝腺腫など）の破裂<br>・脾自然破裂（感染などによる） |
|---|---|
| 婦人科系 | ・卵巣出血<br>・卵巣嚢胞破裂<br>・子宮外妊娠破裂 |
| 血管病変 | ・腹部大動脈瘤破裂※<br>・脾動脈瘤破裂<br>・腫瘍や炎症（膵炎など）による動脈侵食 |
| 凝固異常 | ・肝不全<br>・血友病<br>・特発性血小板減少性紫斑病<br>・SLE |
| 特発性 | ・検索しても原因不明なもの |

※まずは後腹膜腔へ出血するが，前壁が破綻して腹腔内へ出血する（＝open rupture）と致命的になる

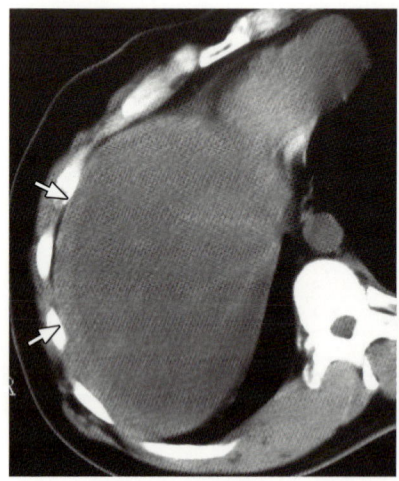

A）単純CT　　B）造影CT

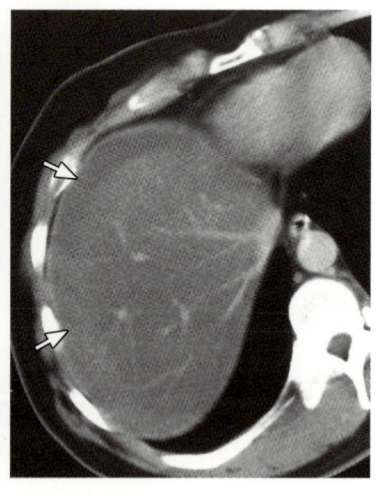

図2　血性腹水のCT所見
　単純CT（A）では肝表面の腹水（A⇨）は高濃度に見えている（脂肪肝のため目立ってみえるが）のに対し，造影後は通常の腹水と区別がつかない（B⇨）

から1時間程度で凝固が進む（血腫）と**CT値は60 HU以上**となり，はっきりした高吸収となる．
　典型的には血腫の中心部は高吸収（血餅），周囲は低吸収（血清）を示す．**最も高吸収な血腫は出血部のすぐ近くに認められる傾向にあり（sentinel clot sign），出血源の同定に役立つ．**
　さらに時間が経過すると血腫は縮小し，吸収値も低下してくる．
　上記の所見は造影してしまうとわからなくなることもあり，出血を疑う場合には**単純CTから撮像するのが基本**である（図2）．

### 2）造影CTで出血源を特定する
　出血が疑われたら，次に活動性出血の有無を確認するため，ダイナミックCTを撮像する．

活動性出血部は動脈相で造影剤漏出（extravasation）として認められる．典型的には血腫内部に直線状，ジェット状に広がる高吸収域として認められ，平衡相（60〜90秒）〜遅延相（120秒〜）にかけてじわじわと周囲に漏出部が広がっていく．この広がり方により出血のスピードが予測されるので，extravasationを疑ったら遅延相まで撮像していただきたい．

## 2. 見逃し注意！ 症例と画像診断のポイント

### ■ 見逃し注意症例1

**症例1**

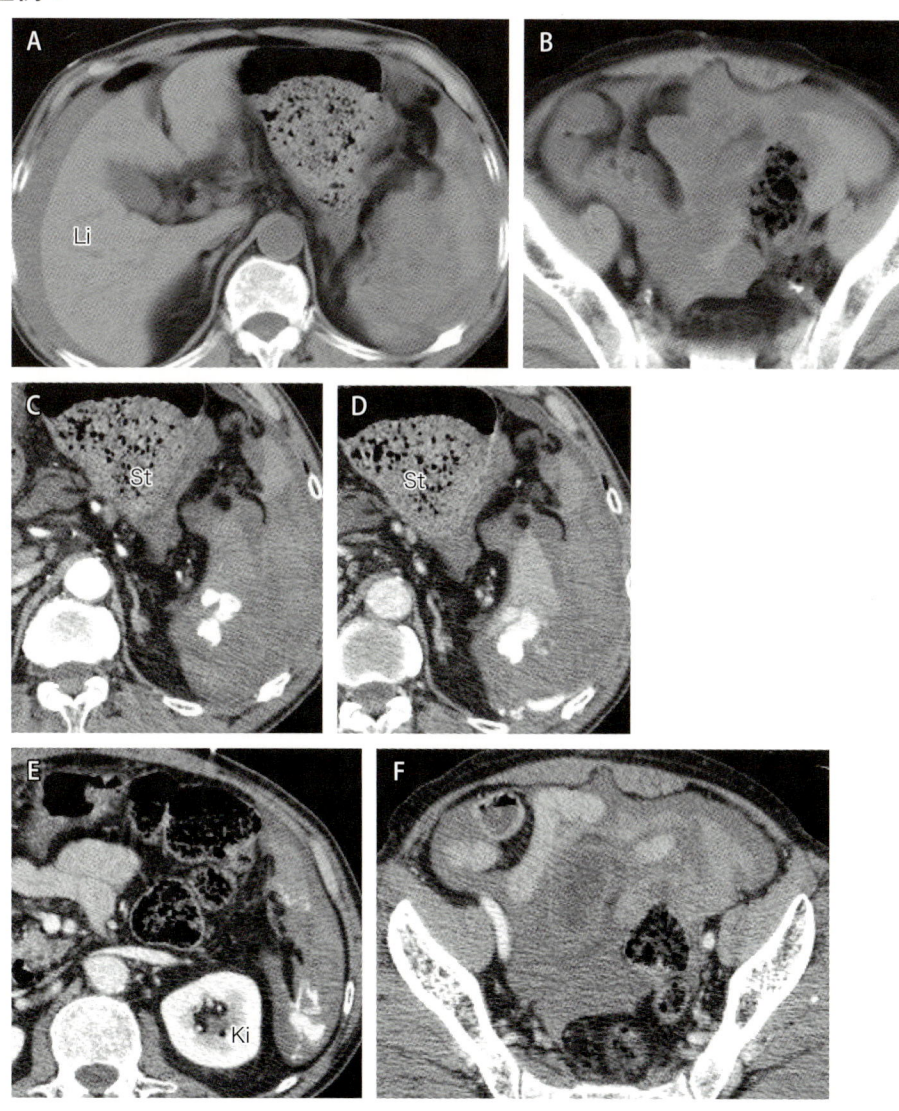

図3　症例1：初診時のCT画像
　　A，B）単純CT，C）造影CT（動脈相），D〜F）造影CT（平衡相）（A，C，DおよびB，Fはそれぞれほぼ同一レベル），Li：肝臓，St：胃，Ki：腎

> 69歳，男性．
> 主訴：1mの脚立から落下，左側胸部を強打した．上腹部に圧痛あり．
> 血圧低下あり（具体的な値は記載なし），Hb 8.3 mg/dL．
>
> 初診担当医の診断：腹腔内出血（出血源はわからず）
> 本当の診断は：外傷性脾臓・大網損傷および活動性出血．

## ■ どこを見逃しやすいのか？ 見逃さないためには？
　～CTでここまでわかる！（症例1）

### 1）外傷→まず単純CTで出血を疑う高吸収域がないか探そう！

　ある程度強い衝撃が加わっていると予想される外傷の場合は，症状が強くなくても出血や臓器損傷を疑う所見がないか丁寧に探す．

　本症例では肝脾周囲から骨盤内にかけて多量の腹水が認められる．左側腹部から左骨盤内には特に高濃度の腹水がみられ血性が疑われる（図4A, B ▷）．そこで左側の臓器に注目すると脾臓の構造がはっきりしないことから，脾臓の損傷，出血が示唆される．

### 2）ダイナミックCTで活動性出血部を同定する

　動脈相では脾門部付近に大動脈と同等の強い造影効果を示す部分がみられる（図4C ▷）．平衡相ではさらに背側から尾側にかけてより広範に造影域が広がっている（図4D, E ▷）．脾臓および大網からの出血が持続しているものと考えられる．平衡相で正常に造影される脾臓は腹側1/4程度のみである．血管造影にて脾動脈の主要分枝に断裂があり，ここから著明なextravasationが認められた．TAE（transcatheter arterial embolization：経動脈性塞栓術）を試みたが止血困難で，開腹手術に移行した．脾臓は断裂しており，摘出術が施行された．

### 3）その他の臓器にも損傷がないか丁寧にみる

　外傷では同時に複数の実質臓器が損傷されている可能性がある．①肝・膵・脾・腎などの臓器の形態が保たれているか，②単純または造影で周囲に比して異常濃度を呈している部分がないか，③腸管損傷を示唆するフリーエアがないかなどを確認する．

　また，小さな挫傷は単純CTではわかりにくく，造影CTで造影不領域として認識しやすいことが多い．

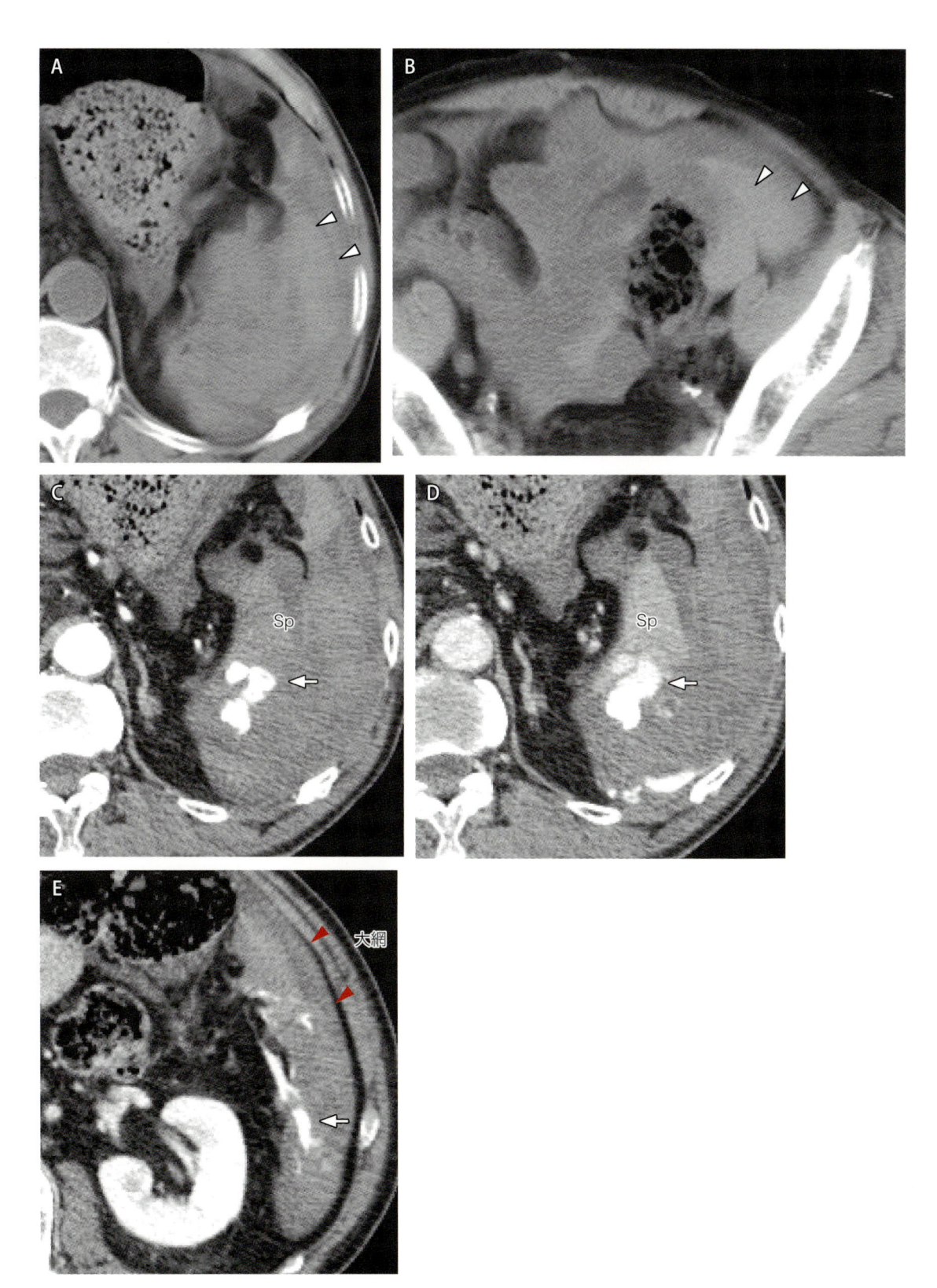

**図4 図3一部拡大**
A～Dは図3A～Dの一部拡大，EはDより尾側．Sp：脾臓

第3章 腹部画像で見逃しやすい

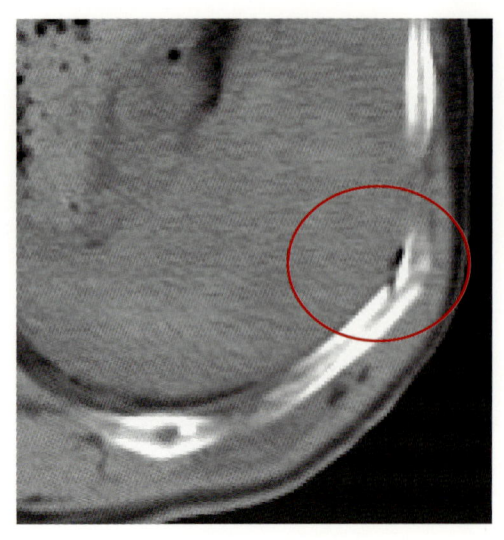

**図5　肋骨骨折**
図3 C，Dより約3 cm頭側の単純CT

> ● **見逃さないためのポイント**
> ・外傷で腹水をみたら，血性の可能性を考え，特に高吸収を示す部分から損傷臓器の予測をする．
> ・ダイナミックCTで血腫のなかの強い造影域（＝活動性出血部）がないか探す．その際必ず平衡相～遅延相を撮像する．
> （補足）骨折部から損傷臓器の予測を立てる．

　本症例では左に肋骨骨折がみられ（図5），左側に強い衝撃が加わっていることが予測される．実際左気胸も合併していた．

## ■ 見逃し注意症例2

### 症例2
　28歳，女性．
　主訴：一週間ほど前から心窩部痛あり．食後に突然腹痛の増強あり，下腹部全体に広がった．血圧 99/39 mmHg，下腹部正中・右側に圧痛（＋），WBC 9,100/μL，Hb 12.8 mg/dL，妊娠反応（－）．

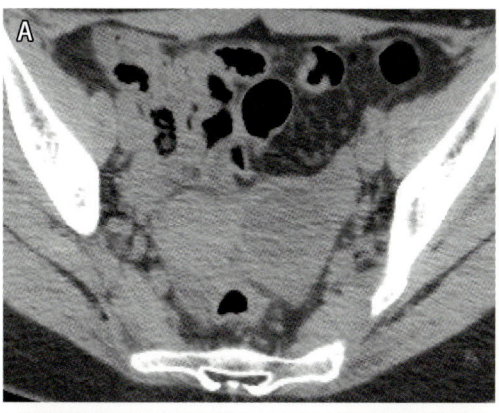

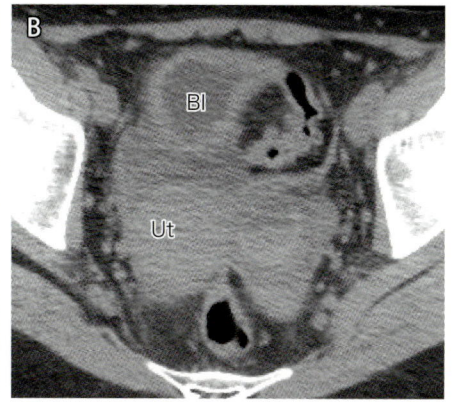

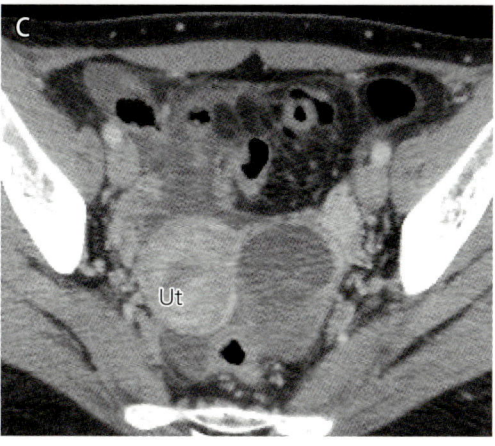

**図6　症例2：初診時のCT画像**
A，B）単純CT，C）造影CT（平衡相）
（A，Cはほぼ同一レベル，Bは約3cmほど尾側のレベル），Ut：子宮，Bl：膀胱

初診担当医の診断：異常なし（生理的腹水として見逃されていた）．
本当の診断は　　：左卵巣出血．

## ■ どこを見逃しやすいのか？見逃さないためには？
### 〜CTでここまでわかる！（症例2）

### ●腹水の量と濃度をチェック

　ダグラス窩や子宮前方に腹水を認める（図7A，B ➡）．生殖年齢の女性なので一見生理的腹水でもよいようにみえるが，膀胱内と比べると腹水の濃度はやや高く，fluid-fluid levelを呈している部分もみられる（図7B ⇨）．実際CT値を計測すると35〜40 HUほどであり，血性腹水を疑う．

　造影CT（図7C）では，子宮左側に約40 mm大の囊胞性腫瘤を認める（図7C＊）．左卵巣囊胞と考えられる．明らかなextravasationはみられないが背側で壁が不明瞭化しており高濃度の血腫を近傍に認めることなどから，左卵巣出血を疑う．

　バイタルは安定しており，保存的に加療された．その後エコーにてフォローされ，徐々に腹水の減少を認めた．

　卵巣出血の大部分が黄体囊胞からの出血が原因とされ，今回も矛盾しないと考えられる．**なお，子宮外妊娠破裂が鑑別として重要であり，妊娠反応の確認は必須である**（p. 152のAdvanced lecture参照）．

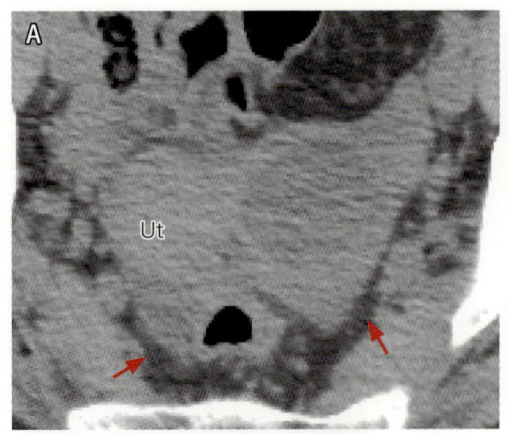

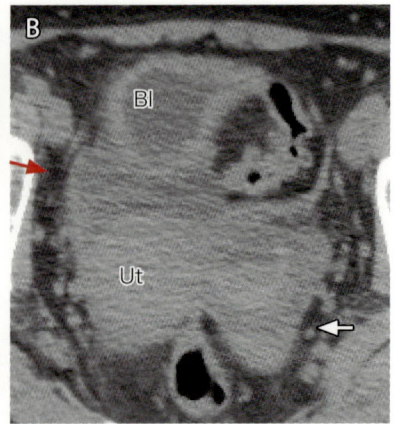

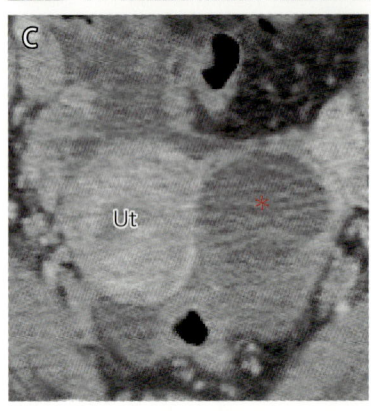

**図7　左卵巣出血（図6A～Cの一部拡大）**
A，B）単純CT，C）造影CT（平衡相）（A，Cはほぼ同一レベル，BはAより約3cmほど尾側のレベル），Ut：子宮，Bl：膀胱

● 見逃さないためのポイント
・卵巣出血は女性の血性腹水の原因として頻度が高く，常に念頭においておく．
・血性かわかりにくい場合は，膀胱内の濃度と比較したり，実際CT値を計測する．

## 3. こんな所見のこともある

### ■ 絞扼性イレウスによる腸間膜血腫，血性腹水

#### 症例3

　76歳，女性．主訴：心窩部から徐々に右下腹部へ移動する疼痛，嘔気あり．
　小腸は連続的に拡張し，air-fluid levelを呈する．近接する2カ所で嘴状の狭窄を認め（図8A，B ⇨），いわゆるclosed loopを形成している．絞扼性イレウスの所見である．絞扼されている腸管壁は浮腫状に肥厚し，ループ腸管の一部は造影不良になっている．骨盤内に少量腹水を認めるが，明らかな血性とはいえない．
　さらに4時間後CTが撮像された（図9）．

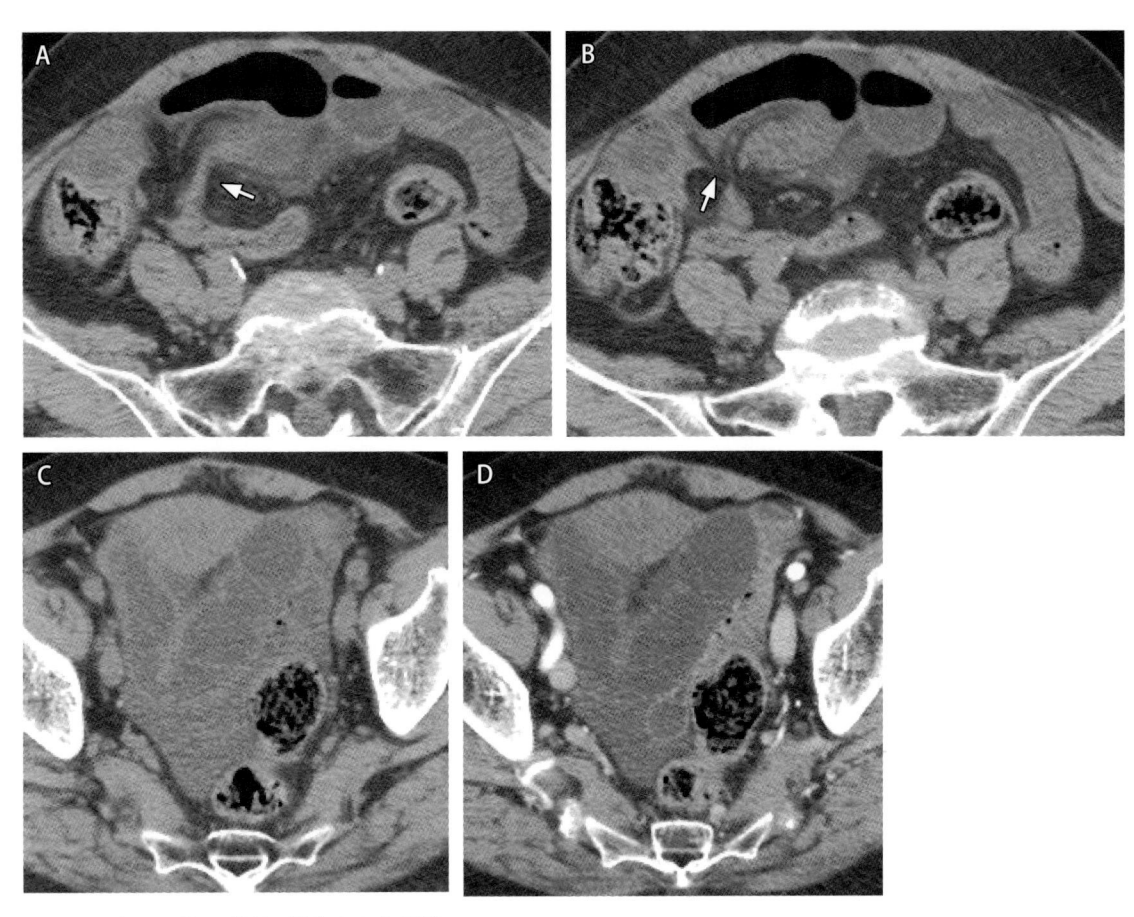

図8 発症から約5時間で撮像された単純CT
A〜C）単純CT，D）造影CT（動脈相，Cと同レベル）

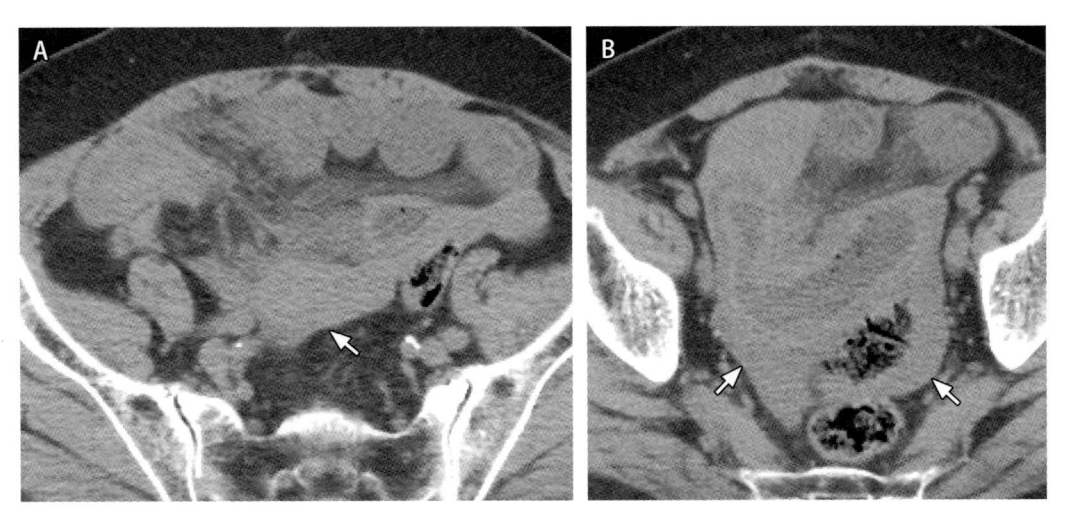

図9 来院後4時間で撮像された単純CT
BはAの約5cm尾側

腹水は増加し，明らかに高吸収を呈しており血性と考えられる（図9 A, B ⇨）．腸間膜にも血腫を認める．腸管壁も高吸収を呈しており，出血が示唆される．緊急開腹手術が施行され，大量の血性腹水とTreitz靱帯から終末回腸まで広範な壊死所見を認めた．腸管虚血が進行して出血壊死に陥ると血性腹水がみられることがあり，こうなる前に適切な診断を下す必要がある．

# Advanced Lecture

## ■ 子宮外妊娠中絶（卵管破裂）[3]

### 症例4

29歳，女性．主訴：3日前からの腹痛．ふらつきあり．妊娠反応（＋）．

まず単純CTにて肝脾周囲～骨盤内にかけて大量の腹水が認められる（図10A〜C※）．全体に濃度が高めだが，特に骨盤内の腹水は明らかに濃度が高く，血性を疑わなくてはいけない．

単純CT（図10C）で骨盤内右側に壁の厚い嚢胞様構造がみられ（⇨），動脈相（図10D）では内部に活動性出血を疑う早期濃染域を認める（▶）．卵巣出血が鑑別となるが，これより背側に子宮と連続する境界明瞭な嚢胞があり（図10D ⇨），こちらが右卵巣（嚢胞）と考えられる．妊娠反応陽性も併せ，子宮外妊娠（卵管妊娠）の破裂と診断された．

子宮外妊娠破裂は卵巣出血と並び若年女性の血性腹水の原因として重要である．卵巣出血と画像上の鑑別が難しいが，正常の卵巣が確認でき，かつ妊娠反応陽性であれば疑わしい．（ただし子宮内にエコーやMRIで胎嚢がないことを確認したうえでCTを撮像すること）

# おわりに

血性腹水は緊急の処置を要することが多い重要なサインである．診断の遅れが予後を左右することもあり，救急の現場では適切な診断を下すことが求められる．原因の特定はしばしば難しいこともあるが，上記にあげた鑑別を思い浮かべ，1つ1つの臓器を丁寧にみることで診断に結びつけることができる．ぜひ多くの症例をみて経験を積んでいただきたい．

### 文献・参考文献

1) Introduction to GI Radiology：Anatomy of peritoneum：http//www.med-ed. virginia. edu/courses/rad/gi/peritoneum/anat01.html
2) Furlan, A., et al.：Spontaneous abdominal hemorrhage：causes, CT findings, and clinical implications. AJR Am J Roentgenol 193（4）：1077-1087, 2009
3) Coulier, B., et al.：MDCT diagnosis of ruptured tubal pregnancy with massive hemoperitoneum. Emerg Radiol, 15（3）：179-182, 2008

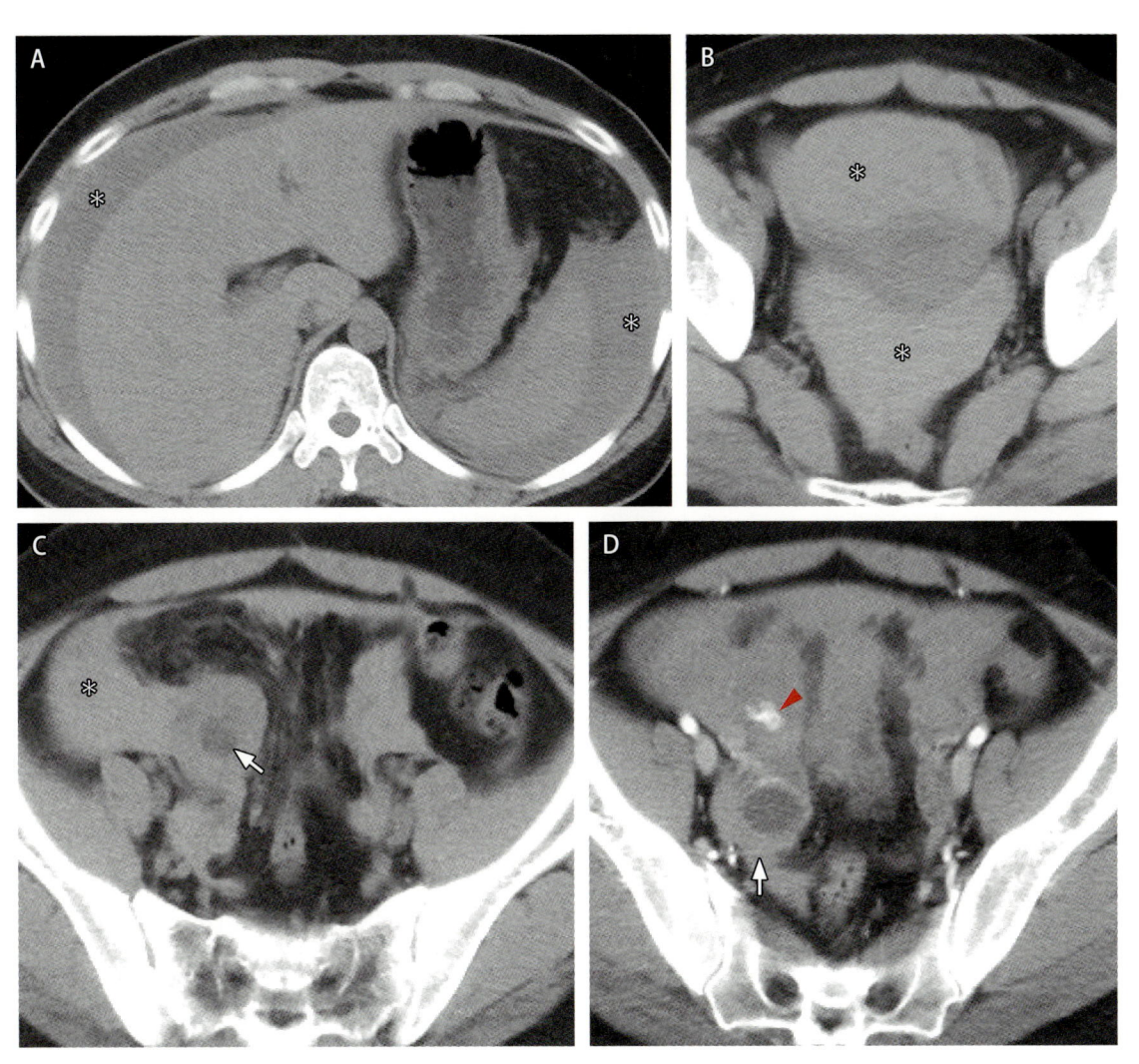

図10　症例4：子宮外妊娠中絶
A〜C）単純CT，D）造影CT単純（動脈相）

### プロフィール

**加藤彩子（Ayako Kato）**
京都市立病院放射線診断科
日々の画像診断から多くのことを学ばせていただいています．「一期一会」の精神で，一例一例を大切に読影するように心がけています．

第3章 腹部画像で見逃しやすい

# 12. 卵巣茎捻転

加藤彩子

### ●Point●

- 比較的若年女性の急性腹症をみたら，必ず鑑別の1つに卵巣茎捻転をあげる
- 卵巣嚢胞や腫瘍の捻転が多く，小児では正常卵巣が捻転を起こすこともある
- 血腫と卵巣血管の走行，卵巣（腫瘍）の造影効果に注目する
- 疑われたら超緊急以外はCTよりもMRIを

## はじめに

　比較的若年女性が急な腹痛で受診したとき，「卵巣茎捻転」という疾患がすぐさま鑑別にあがるだろうか．

　発症様式や検査データが非特異的なため正確な診断を下すことは一般に難しく，CTが撮像されることが多い．婦人科系急性腹症のなかでは子宮外妊娠や卵巣出血と並んで迅速な診断・処置が必要となる疾患であり，ぜひ鑑別に入れておく必要がある．特徴的な画像所見を知ったうえでほかの婦人科・消化器系救急疾患と鑑別できるようになることは，妊孕性温存のうえでも必須である．

## 1. 卵巣茎捻転の典型的な画像所見の特徴

### 1 卵巣茎捻転の特徴

　卵巣茎捻転とは，卵巣あるいは付属器全体が，固有卵巣索・卵巣提索を軸として捻転を起こした状態である（図1）．婦人科急性腹症のうち5番目に多く，約3％程度と頻度は比較的低い[2]．生殖年齢に多く，約17〜20％が妊娠に合併したとの報告がある．閉経後（約24〜27％）や小児（約15％）でも起こりうる[3]．

　捻転は周囲との癒着を起こしにくい**成熟嚢胞性奇形腫**や**機能性嚢胞**などの良性疾患に合併することが多く，悪性腫瘍では稀である．サイズは5 cm以上のものが多い．小児では約半数が腫瘍に合併して起こるが，正常卵巣の捻転の頻度が高いことに注意する．これは，固有卵巣索が長く可動性に富んでいる，相対的に卵巣が大きいなどの解剖学的理由が要因としてあげられる[4]．

　また，妊娠合併例では子宮の増大や分娩直後の子宮の急激な退縮などにより捻転を起こしやすいと言われる．通常は片側性で，左側は右側の約2倍起こりやすい．

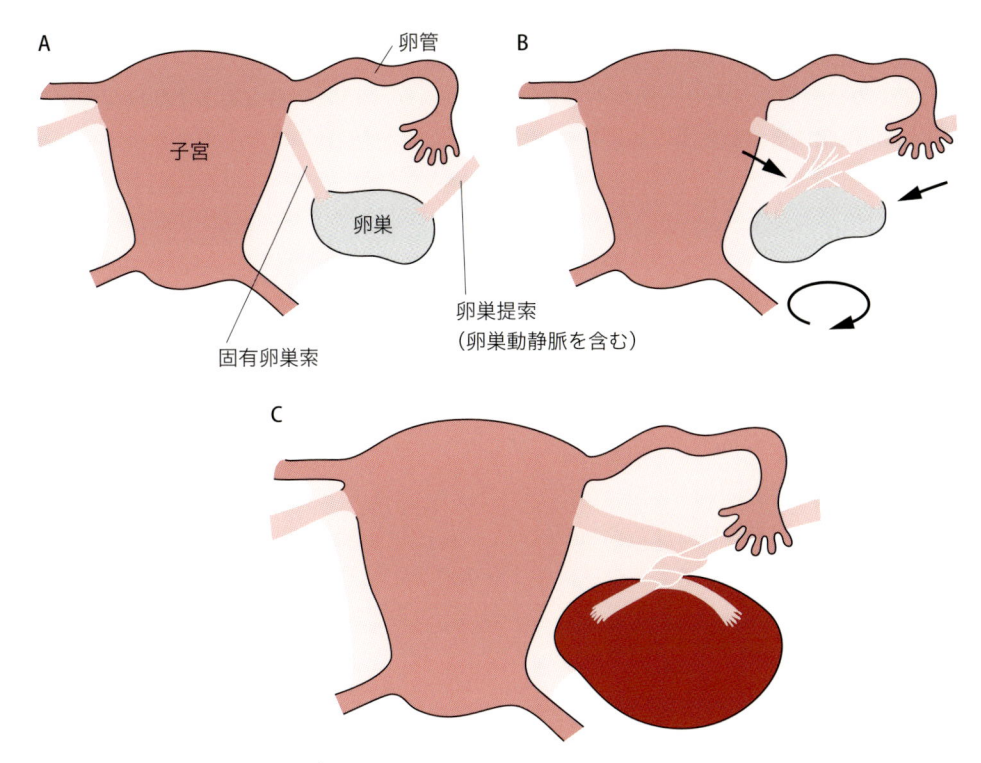

**図1 卵巣茎捻転のイメージ図**
A）正常，B）靭帯（卵巣提索，固有卵巣索）のねじれが起こる，C）静脈のうっ滞から卵巣腫大，卵巣出血をきたす
文献1を参考に作成

　急激な下腹部痛，嘔気・嘔吐，下痢などの症状で発症するが，**急性腹症型は約40％程度で，1～2週間前から軽度の腹痛を自覚していることも多い**．また，捻転から壊死，破裂に至ると汎発性腹膜炎やDIC（播種性血管内凝固症候群）をきたし，重篤な状態になりうるので早期の正確な診断が求められる．
　そのほか，鑑別しなければならない婦人科急性腹症には，①子宮外妊娠（破裂），②卵巣出血，③卵巣嚢腫破裂，④卵巣過剰刺激症候群（OHSS），⑤急性付属器炎，などがある．

## 2 典型的な画像所見[5, 6]

　通常卵巣捻転を疑った場合はエコーが第一選択となるが，夜間の救急ではCTが撮像されることが多いと思われる．上述の通り，妊娠に伴うことも少なからずあるので，患者が否定しても必ず妊娠反応は確認する．陰性であればCT検査を施行する．（陽性であればすぐに婦人科コンサルトを）
　卵巣茎捻転は一般に以下のように進行する．
① まず静脈のうっ滞が起こり，患側に拡張した血管が認められる．子宮は間膜の短縮により患側に偏位する．
② 静脈うっ滞により卵巣は腫大し，壁が浮腫状に肥厚し，出血を起こす．

③さらに進行すると動脈も閉塞して出血性梗塞，壊死，破裂に至る．

　CTでは上記を反映した所見を探すことになるが，特に梗塞を起こす前は診断困難なことが多い．卵巣血管を含む茎部の渦巻状の捻転像を認めれば確定診断となるがはっきり描出されないことも多い．

　間接所見としては，
・腫瘤の子宮方向への突出と血管の集中
・卵管腫大，卵巣腫瘍／囊胞壁肥厚，卵巣実質の腫大
・卵胞間距離の開大
・腹水貯留
　さらに梗塞に陥ると
・腫瘍／囊胞内への出血，血腫形成
・造影効果の消失

　などの所見がみられる．造影効果に関しては，特に囊胞の捻転では壁や隔壁の染まりのみで判断しなければならず，注意しなければならない（症例1参照）．また，もともと単純CTで血腫により壁が高吸収を呈しているのを，造影後CTのみを見て造影効果ありと誤って判断しないように注意する．

## 2. 見逃し注意！ 症例と画像診断のポイント

### ■ 見逃し注意症例1

#### 症例1

72歳，女性．

主訴：嘔気，腹部全体の強い痛み．次第に左下腹部に限局してきた．明らかな圧痛なし．

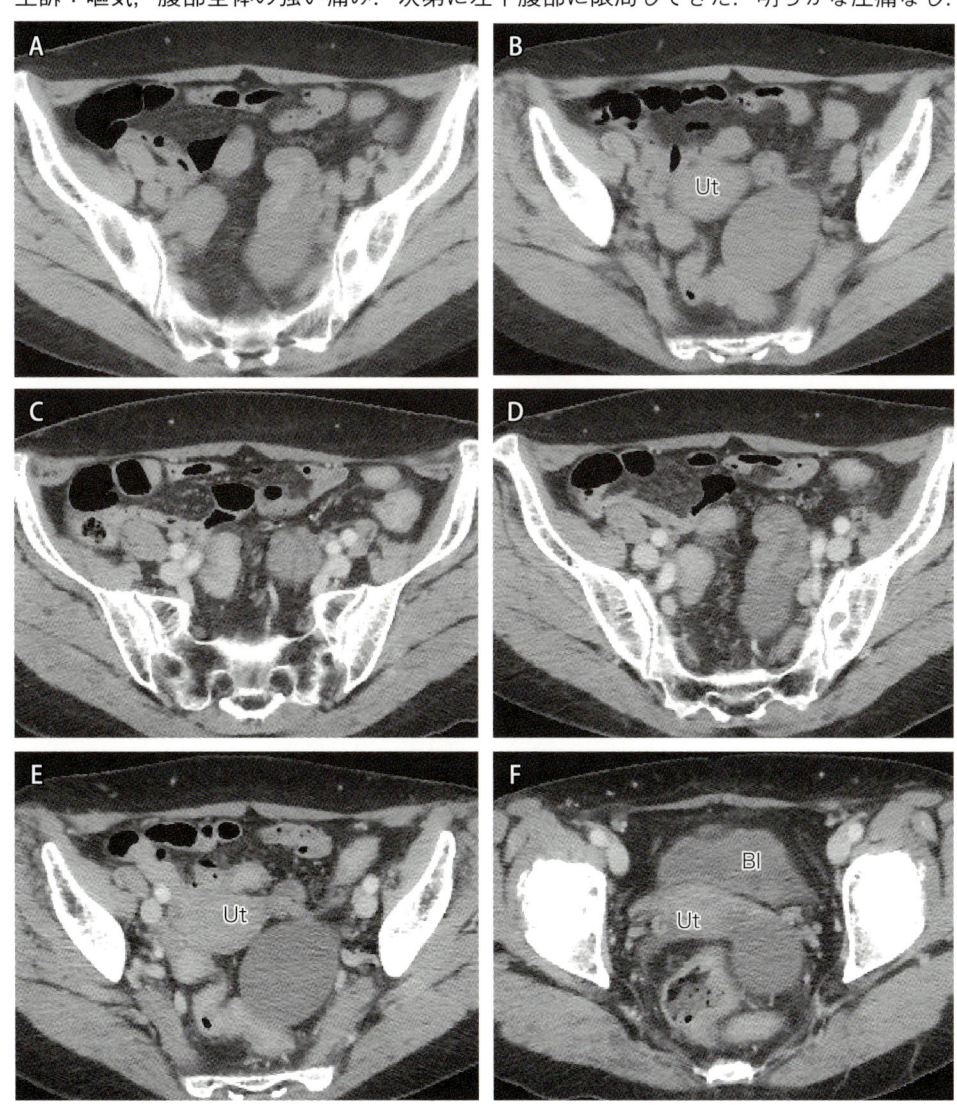

**図2 症例1：初診時のCT画像**
A，B）単純CT，C～F）造影CT（A，DおよびB，Eはそれぞれ同一レベル），Ut：子宮，Bl：膀胱

初診担当医の診断　：左卵巣嚢胞のみ（原因わからず）．

本当の診断は　　　：左卵巣嚢胞捻転．

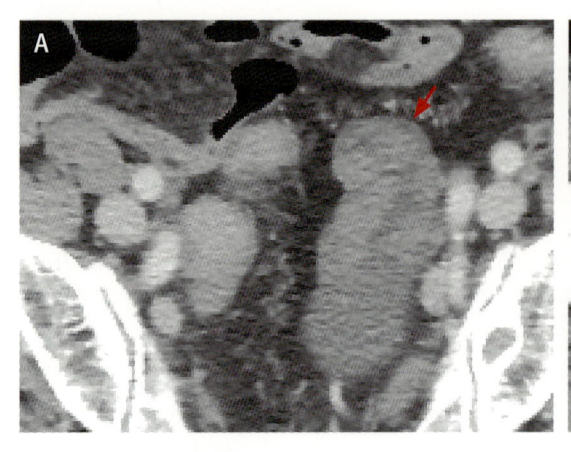

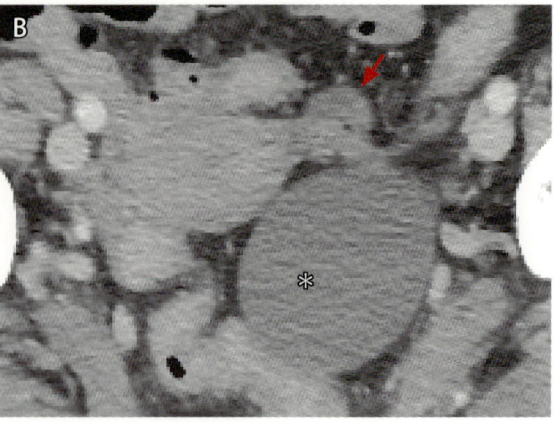

図3　左卵巣嚢胞捻転
　　A）図2Dを一部拡大，B）図2Eを一部拡大

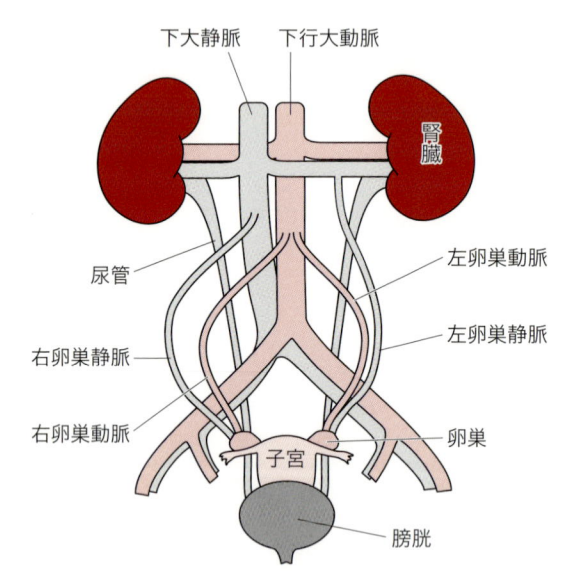

図4　卵巣動静脈の走行

## ■ どこを見逃しやすいのか？ 見逃さないためには？
　～CTでここまでわかる！（症例1）

### 1）卵巣嚢胞＋強い腹痛→破裂や捻転を疑う！
　　子宮の左側に連続する嚢胞構造があり，左卵巣嚢胞と考えられる（図3B※）．急性腹症の例で卵巣嚢胞をみた場合は，破裂や捻転を疑ってかかる必要がある．

### 2）子宮と卵巣嚢胞の間の「渦巻き構造」を探す
　　子宮と嚢胞との間に捻れたような渦巻き状の管状構造が認められ（図3A，B➡），嚢胞は子宮方向に引き寄せられている．直接こうした所見がみられれば，捻転を強く疑うことができる．
　　もう1つ重要な所見が卵巣静脈の走行である．
　　通常は右卵巣静脈は直接下大静脈に，左卵巣静脈は左腎静脈に流入する（図4参照）．

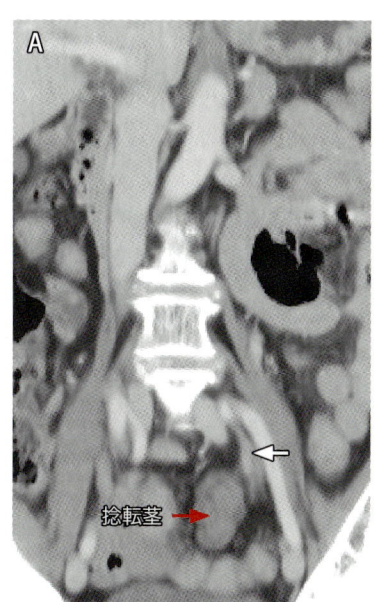

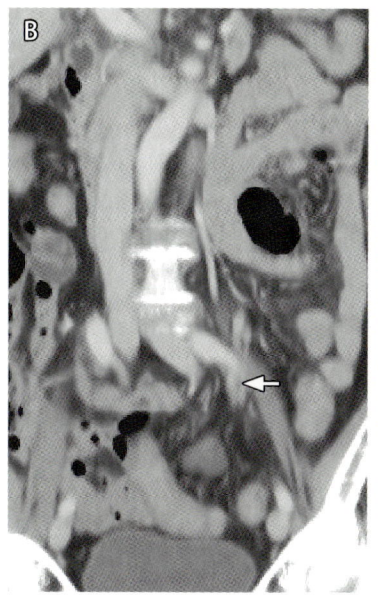

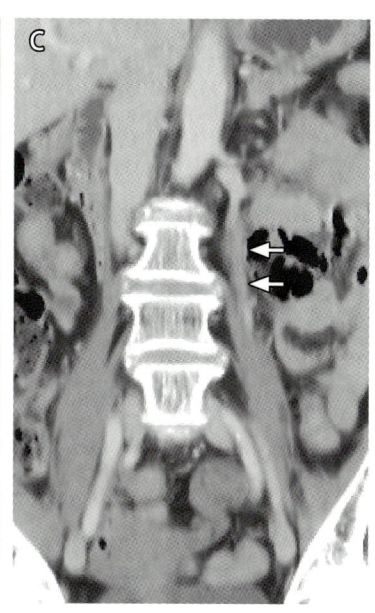

図5　症例1：造影後期相（冠状断）

　本症例では渦巻き構造に巻き込まれている血管を頭側に追っていくと，左腎静脈に連続することから，卵巣静脈であると判断できる（図5A～C ⇨）．これが確診所見となるので，**捻転を疑ったら卵巣静脈の走行を確認してほしい**．

　また，骨盤内腫瘤が大きすぎる場合など，卵巣由来か判断に迷うケースも多々ある．この場合にも卵巣静脈が同定できれば鑑別に役立つので，覚えておくと有用である．

### 3）造影効果は保たれているか，出血がないかチェックする

　上述の通り，卵巣囊胞の場合は造影効果の有無がわかりにくいが，同じレベルの単純・造影CT（図2のBとE）を比較すると，壁が全く造影されていない．さらに，単純CTで囊胞内の吸収値が高く，捻れた茎も高吸収を呈している．血腫が疑われ，造影効果の欠如からはすでにviabilityは乏しくなっていることが予想される．

　その後左卵巣囊胞が摘出されたが，すでに出血壊死に陥っていた．ちなみにCTでははっきりしなかったが内部には乳頭状の増生があり，病理で漿液性囊胞性腫瘍（境界悪性）であることが確認された．

#### ●見逃さないためのポイント
・子宮と卵巣との間の渦巻き構造や不自然なひきつれがないか探す．
・卵巣静脈の走行にも注目する．
・囊胞の場合は壁の造影効果をみる．

■ 見逃し注意症例2

### 症例2

37歳，女性．
主訴：2週間前からの左下腹部痛．
圧痛あり．筋性防御なし．発熱，炎症反応（＋），CRP 4.51 mg/dL．

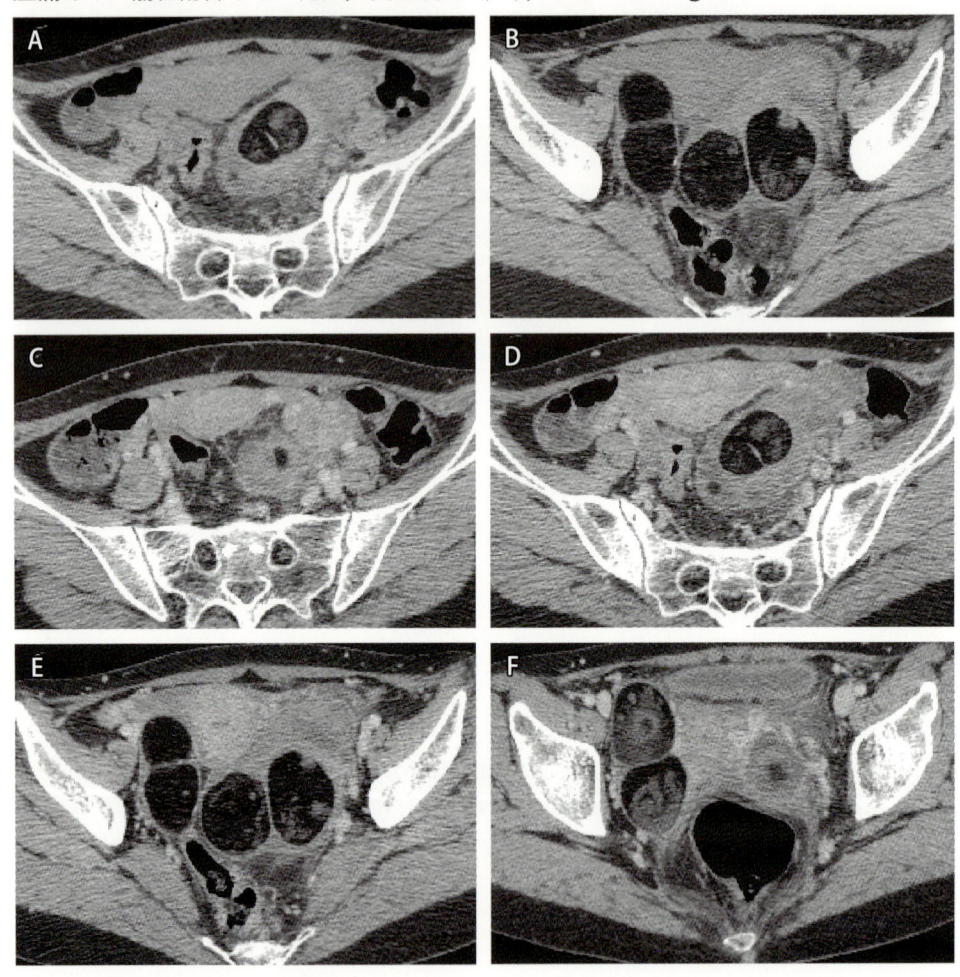

**図6　症例2：初診時のCT画像**
A，B）単純CT，C～F）造影CT．頭側からA，B．頭側からC→F．B，Eは同じレベル．

初診担当医の診断　：骨盤内感染症．
本当の診断は　　　：両側卵巣腫瘍（成熟卵巣奇形腫），左卵巣腫瘍茎捻転．

■ どこを見逃しやすいのか？　見逃さないためには？
　～CTでここまでわかる！（症例2）

1）卵巣腫瘍＋腹痛→やはり捻転の可能性がないかチェック！

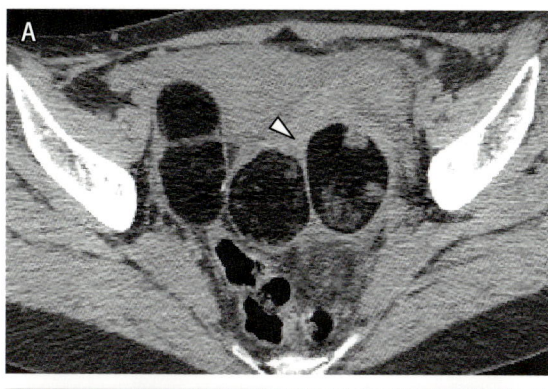

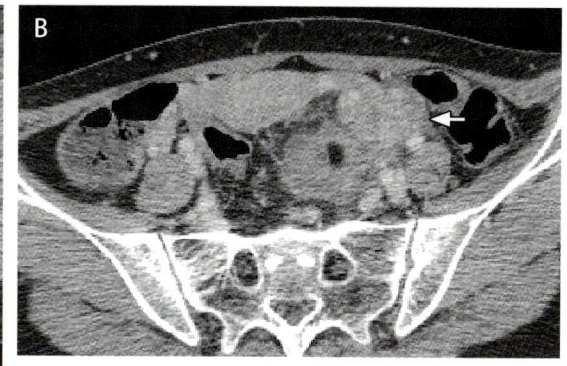

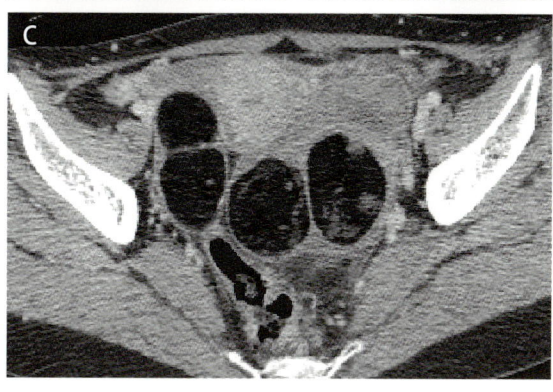

図7　両側卵巣腫瘍，左卵巣腫瘍茎捻転
A）図6B再掲，B）図6C再掲，C）図6E再掲

## 2）血腫がないか，造影効果は保たれているか？

　単純CTで子宮の両側に腫瘤を認める．いずれも内部に脂肪濃度の塊があり，非脂肪成分からなる充実成分が混在している．成熟嚢胞性奇形腫を疑う所見である．明らかな血性腹水は認められず，脂肪織混濁が認められること，炎症所見などからはじめ骨盤内感染が疑われた．

　ただ，よく観察すると右卵巣腫瘍に比べて左卵巣は腫大し，単純CTでも間質がかなり高吸収を示している（図7A ▷）．血腫の疑いがある．

　注意してみると，子宮と左卵巣腫瘍の間には捻れたような管状構造が認められ（図7B ⇨），正中に左卵巣が寄っている．ここで捻転の可能性を疑う．

　単純CTで卵巣間質が高吸収を示しているので造影効果の有無がわかりにくいが，造影前後のCT値を測るとほとんど造影されていないことがわかる（図7A，Cを比較）．

　この後緊急手術が施行された．左卵巣は暗赤色で壊死しており，子宮側に6回転していた．左付属器切除を行い，右は腫瘍摘出のみ施行された．

### ●見逃さないためのポイント

・卵巣腫瘍をみたら捻転も考慮する．特に若年女性の成熟嚢胞奇形腫の頻度は高く，捻転の原因となることが多い．
・徐々に絞扼される場合もあり必ずしも急性腹症として発症しないことがある．
・卵巣の不自然な腫大，血腫を疑う高吸収域がないかチェックする．

## 3. こんな所見のこともある（図8）

　正常卵巣捻転の例．腫大した捻転卵巣の内部に複数の卵胞と考えられる囊胞を認める（図8 ⇨）．卵巣間質の浮腫により卵胞間の距離は開大し，辺縁に押し付けられたように並んでいる（MRIの方がわかりやすい）．これも卵巣捻転を示唆する所見の1つである．

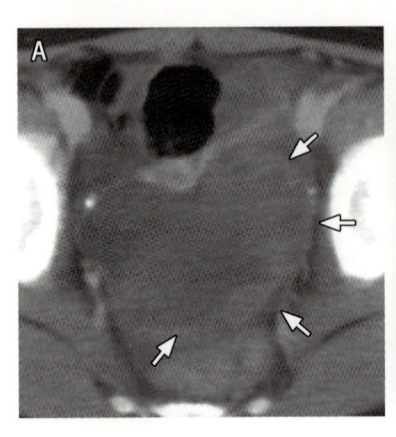

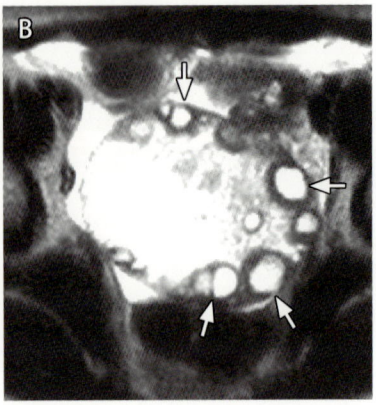

**図8　正常卵巣捻転**
　　A）造影CT，B）単純MRI（T2強調画像）

# Advanced Lecture

## ■ 卵巣不全捻転と鑑別を要した卵巣膿瘍

　卵巣茎捻転はその他のさまざまな婦人科急性腹症と鑑別が困難なことが少なくない．以下，症例呈示．

### 症例3

　30歳，女性．主訴：数日前より下腹部痛あり，徐々に増強．発熱あり．
　CT所見：骨盤内に多数の囊胞様構造を含む大きな腫瘤性病変を認める（図9B ▷）．単純CTではやや高濃度の腹水を認め（図9A ※），腫瘤と子宮の間には腫大した卵管のような管状構造がみられた（図9C ⇨）．造影効果は保たれている．卵巣腫瘍不全捻転が疑われ，3日後にMRIが施行された．
　拡散強調画像にて，左卵巣腫瘍内の多数の囊胞様構造は強い高信号を示している（図10A）．囊胞壁には強い造影効果が認められる（図10B）．卵巣腫瘍と子宮との間に癒着を疑うひきつれがみられるが捻転茎は明らかでない．
　以上より左卵巣卵管膿瘍と診断され，左付属器切除と右卵管切除（癒着が強かったため）が施行された．子宮や直腸などにも強い癒着を伴っており，ある程度時間の経過したものと考えられた．
　卵巣茎捻転で壊死，破裂に至った場合は高度の炎症所見がみられることがあり，しばしば骨盤内感染症との鑑別を要する．**高濃度の腹水を見たときは，出血のほかに膿などの高蛋白成分を反映している場合もあることは心に留めておいていただきたい．**

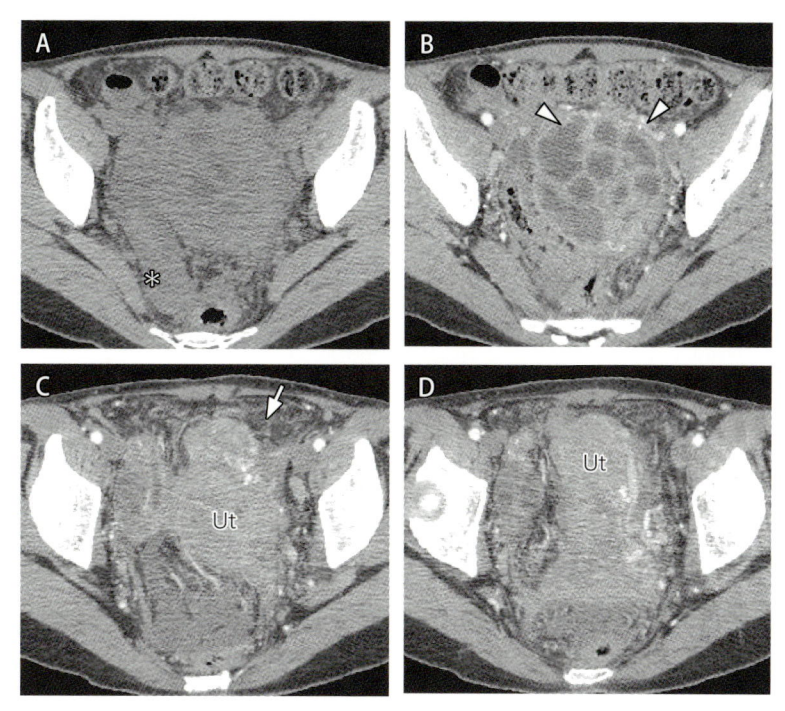

図9　症例3：来院時のCT画像
A）単純CT，B〜D）造影CT（早期相），Ut：子宮

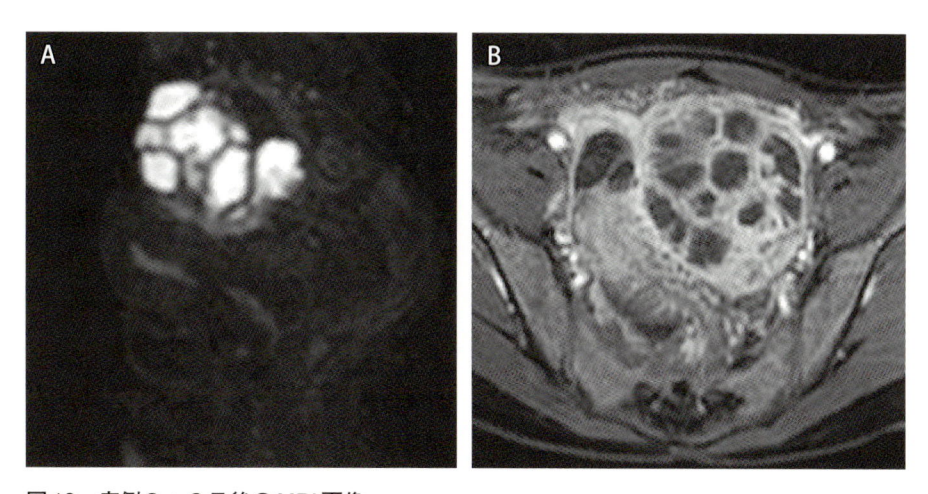

図10　症例3：3日後のMRI画像
A）矢状断拡散強調画像，B）脂肪抑制Gd造影T1強調画像

## ■ MRIの意義について

　MRIは，CTに比して腹水の性状評価や，卵巣腫瘍や囊胞の質的診断などにおいて優れている．また，多方向で撮像することで捻転茎も良好に描出される．卵巣茎捻転は妊娠可能年齢が対象となることが多く，はじめからこの疾患が疑われる場合にはCTよりMRIを率先して行うようにしていただきたい．

# おわりに

卵巣茎捻転は生殖可能年齢の女性に多い疾患であるだけに，早期に正確な診断を下すことが卵巣切除を回避するために非常に重要となる．遭遇する頻度は少ないかもしれないが，女性の急性腹症を見たら鑑別の1つとして念頭におき，ぜひ丁寧な読影を心がけるようにしてほしい．

### 文献・参考文献

1）Netter's Obstetrics and Gynecology 2nd Edition.（Smith, R.），p. 344, Saunders, 2008
2）Hibbard, L. T.：Adnexal torsion. Am J Obstet Gynecol,152：456-461, 1985
3）Bouguizane, S., et al.：Adnexal torsion：a report of 135 cases. J Gynecol Obstet Biol Reprod,32：535-540, 2003
4）Guthrie, B. D., et al.：Incidence and trends of pediatric ovarian torsion hospitalizations in the United States, 2000-2006. Pediatrics, 125：532-538, 2010
5）Chang, H. C., et al.：Pearls and pitfalls in diagnosis of ovarian torsion. Radiographics, 28：1355-1368, 2008
6）「ここまでわかる急性腹症のCT（第2版）」（荒木 力/著），メディカル・サイエンス・インターナショナル，2009

### プロフィール

加藤彩子（Ayako Kato）
京都市立病院放射線診断科
プロフィールは第3章-11参照．

第3章　腹部画像で見逃しやすい

# 13. 骨盤内尿管結石

加藤彩子

> **Point**
> - 尿路結石の同定のためにはまず単純CTをとる．拡張した腎盂尿管を丁寧に追跡すること
> - 骨盤内では静脈結石と紛らわしいことが多い．尿管結石・静脈石それぞれに特徴的なCT所見を押さえておく
> - 合併症（膿瘍形成や尿溢流など）の検索には造影CTが有用

## はじめに

　尿路結石，特に尿管結石の嵌頓は頻度の高い救急疾患である．かなり強い痛みを訴えることが多く，特に研修医1年目ではじめて遭遇したときは大動脈瘤や解離ではないかと焦った経験もあるのではないだろうか．一分一秒の診断の遅れが命にかかわるものではないが，見逃されると腎盂腎炎や腎膿瘍から敗血症を併発し，命取りにもなりかねない．上〜中部尿管に結石が存在する場合は比較的診断が容易だが，骨盤内ではしばしば静脈石との鑑別が困難な場合がある．
　本稿では，尿管結石の診断についていくつかポイントをあげて解説したい．

## *1.* 尿管結石の典型的な画像所見の特徴

### ❶ 尿路結石を疑う際のCTの意義

　尿路結石の患者は突然の強い下腹部痛や側腹部痛，背部痛で発症することが多い．"colic pain"と言われる鋭い痛みが特徴的とされるが，**まず必ず除外しなければならない疾患は大動脈瘤破裂や大動脈解離である**．腹部エコーを施行して結石や水腎症が認められればよいが，そうでなければこれらの疾患の否定のためにもCTを施行する意義がある．さらに結石嵌頓による腎盂腎炎，膿瘍，尿溢流などの合併症も同時に検索することが可能である．

### ❷ 尿路結石の同定〜はっきりしなければ2次所見に注目

　尿路結石は，そのほとんど（約90％）がカルシウムを含んでおり，単純X線写真でも半分以上は診断可能とされる．しかし尿酸結石やシスチン結石などX線透過性のものは単純X線写真では診断できない．**CTではこれらの尿路結石も含めほとんどすべての結石が高吸収を呈し，99％は診断できると考えてよい**．

表　尿管結石の2次所見に対するCTの感度と特異度

| 2次所見 | 感度（%） | 特異度（%） |
| --- | --- | --- |
| 尿管拡張 | 90 | 93 |
| 腎周囲腔の索状影 | 82 | 93 |
| 腎盂腎杯拡張 | 83 | 94 |
| 腎腫大 | 71 | 89 |

文献1より引用

　尿路結石の診断のためにはまず**単純CT**を撮像する（造影してしまうと小さなものは尿路内の造影剤に紛れてしまう可能性がある）．

　尿管結石は①腎盂尿管移行部（ureteropelvic junction：UPJ），②総腸骨動脈との交叉部，③尿管膀胱移行部の3つの生理的狭窄部に多い．

　大きな結石が尿管内に嵌頓している場合は，まずは**腎盂腎杯から尿管の拡張がみられる**．これを丁寧に追っていけば尿管を閉塞している高吸収の構造物（＝結石）を同定できることが多い．

　しかし，十分な薄さのスライスが得られない，結石が微小，尿管周囲脂肪織が少ないなどの理由でこうした確診所見が得られないことはしばしばある．

　このような場合は以下のような2次所見を拾う必要がある．

　①腎盂腎杯・尿管の拡張：些細な拡張にも注意する．
　②腎周囲の索状影：腎筋膜および線維隔壁の浮腫による．腎盂腎炎や腎梗塞，外傷などでもみられる．
　③腎腫大

　それぞれの所見の感度/特異度は**表**の通り[1]．

　特に片側の尿管拡張と腎周囲腔の索状影の組み合わせは，positive predictive value（陽性的中率）は99％とかなり高い．

## 3 骨盤内尿管結石と静脈石の鑑別[2, 3]

　静脈石（phleboliths）とは，静脈内血栓が部分的に石灰化してできるもので，静脈圧上昇による血管壁損傷などが原因とされている．

　尿管の走行路の近傍に生じることが多いのでしばしば下部尿管内結石との鑑別が困難なことがある．これらの鑑別に有用なCT所見として，以下のものが言われている．

### 1) rim sign
・尿管結石の周囲にみられる軟部影で，尿管浮腫を反映している．
・尿路閉塞から4〜24時間でみられる．
・尿管結石に対する感度は72％，特異度は92％（静脈石では陽性率約2％）
・小さいと高率にみられる（4 mm以下で91％）が，5 mm以上の結石でははっきりしないことが多い（尿管が引き伸ばされるため）．

### 2) comet-tail sign
・静脈石から連続して尾のようにのびる軟部組織濃度で，虚脱/閉塞した静脈を反映している．
・静脈石に対する感度は65％，特異度は100％（尿管結石ではみられない）．

　ただしいずれも感度は低く，これらの所見がみられないからといって否定はできないことに注

意する．また，骨盤内は古い炎症などで索状影が目立つことも多く，参考程度にしておいた方が無難かもしれない．

尿管拡張が乏しい場合は走行を追いづらいが，単純でも尿管口は同定できることが多い．**尿管口より尾側にみられる石灰化は，少なくとも尿管結石ではありえない．**

また，尿管周囲の脂肪織濃度上昇のみみられて結石が判然としない場合は，最近膀胱内に排出された可能性があるので，膀胱内も同時に探す．

### 4 造影CTでわかること

単純CTのみで尿管結石の診断が得られれば基本的に造影は不要である．ただし，上記のように静脈石との鑑別に迷う例や高度の炎症所見を伴う場合，尿管外溢流を疑う場合などは有用である．

腎の造影不良や造影剤排泄遅延があれば尿路閉塞（結石）が疑わしい．また，尿路が造影される前のタイミングであれば周囲の血管が染まることで尿路が同定しやすくなる．感染については後述する（症例2）．

> ●**大血管疾患の可能性があればダイナミックCTを！**
>
> 単純CTで水腎症も尿路結石もはっきりしなかった場合，必ず鑑別しなければならない重篤な疾患＝大動脈瘤破裂や急性大動脈解離，の除外が必要となる（臨床所見から鑑別可能なことが多いと思われるが）．
>
> 画像上は単純でも瘤の破裂は明らかなことが多いが，大動脈解離はわかりづらいことがあるので注意する．少しでも大血管疾患の可能性が残るのであれば迷わずダイナミックCTを施行してもらいたい．

## *2.* 見逃し注意！ 症例と画像診断のポイント

### ■ 見逃し注意症例1

#### 症例1

57歳，女性．主訴：右下腹部痛，右腰痛．

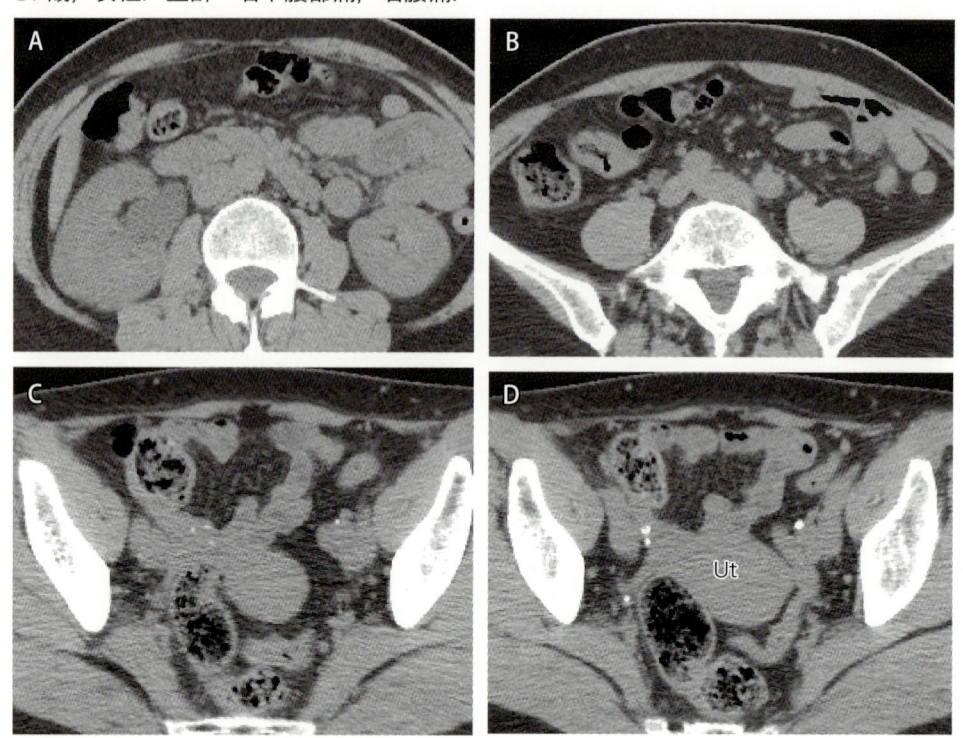

図1　症例1：初診時の単純CT画像
　　A～D）いずれも単純CT（頭側よりA→B．DはCの4mm尾側），Ut：子宮

初診担当医の診断：右水腎症（原因はわからず）．
本当の診断は　　：右尿管結石嵌頓，水腎症．

### ■ どこを見逃しやすいのか？ 見逃さないためには？
### 〜CTでここまでわかる！（症例1）

#### 1）腎盂尿管の拡張をみたら尿管を注意深く追跡する

　図1Aで，右腎盂の拡張を認める．また，右腎は左側に比して腫大し，周囲脂肪織に軽度の索状影を伴っている．このまま拡張した尿管（図2A ▷）を追跡していくと，図2Bで尿管内に嵌頓している小さな結石が同定できる（図2B ▷）．冠状断でわかりやすい（図2C ▷）．本症例では尿管拡張がそれほど目立たず，単純のみではやや追跡が難しいのだが，できるだけ薄いスライスをつくってもらい（〜2mm）注意して追っていけば同定可能である．

#### 2）尿路結石vs静脈石

　図2Bでは子宮（Ut）の左右腹側にもそれぞれ石灰化がみられ，尿管結石と紛らわしい

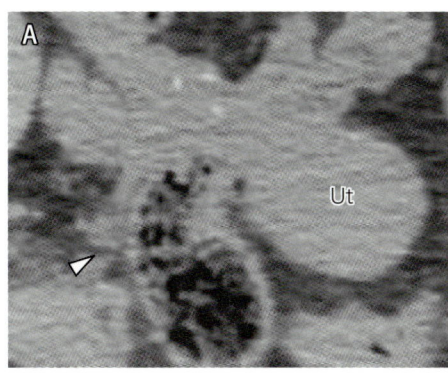

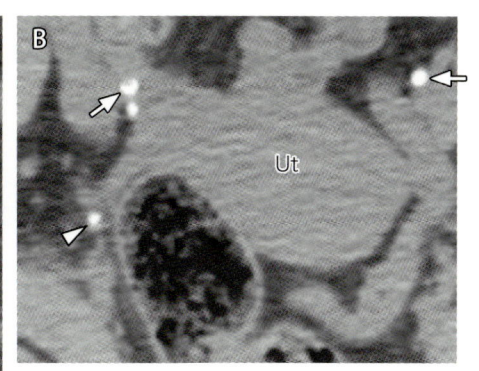

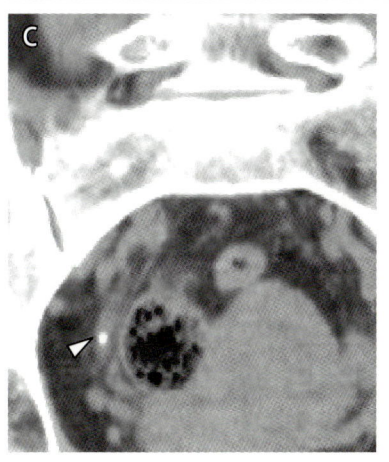

図2　右尿管結石嵌頓，水腎症（図1再掲）
A）図1Cを一部拡大，B）図1Dを一部拡大，
C）図1と同じ患者の単純CT（冠状断），Ut：子宮

（図2B ⇨），問題の右尿管結石の周囲には毛羽立ちがみられる（rim sign）のに対して，左の石灰化周囲にはそうした所見がみられず，脂肪織はきれいである．右側は子宮広間膜に重なり評価不能であるが，右尿管の走行路とは離れているので異なる．いわゆるcomet-tail signははっきりしないが，いずれも静脈石でよいと考えられる．

● 見逃さないためのポイント
・拡張した尿管を丁寧に追跡すること．
・尿管周囲の浮腫性変化（rim sign）がないか？

## ■ 見逃し注意症例2

### 症例2

25歳，女性．
主訴：1週間続く高熱（最高40℃），全身倦怠感．
腹部広範囲に軽度圧痛（＋），WBC 7,300/μL，CRP 18 mg/dL，尿中白血球（2＋）．
まず腹部単純CTを提示する．

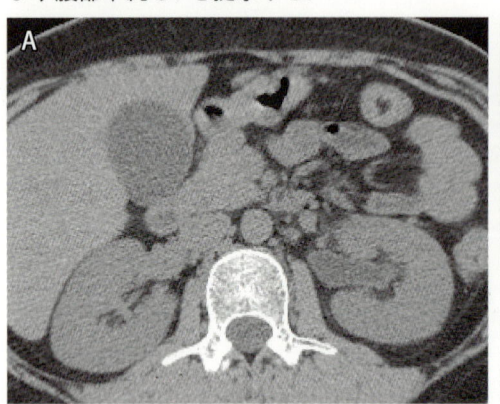

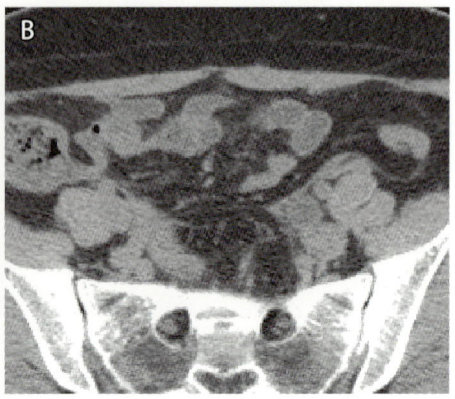

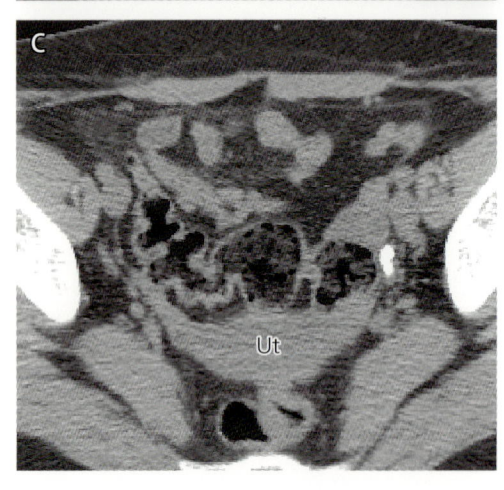

図3 症例2：初診時の腹部単純CT画像
A〜C）単純CT（頭側よりA→C．BはCの約4cm頭側），Ut：子宮

初診担当医の診断：左尿管結石，水腎症．
本当の診断は　　：上記に加え，左腎盂腎炎（急性巣状細菌性腎炎）．

## ■ どこを見逃しやすいのか？見逃さないためには？
### 〜CTでここまでわかる！（症例2）

　左腎盂尿管の拡張が認められ，症例1と同様に拡張した尿管を追跡していくと骨盤内左側に粗大な結石が嵌頓していることがわかる（図4A，B ⇨）．左腎周囲脂肪織がやや混濁してみえるが，尿管結石に伴う所見でも説明可能である．

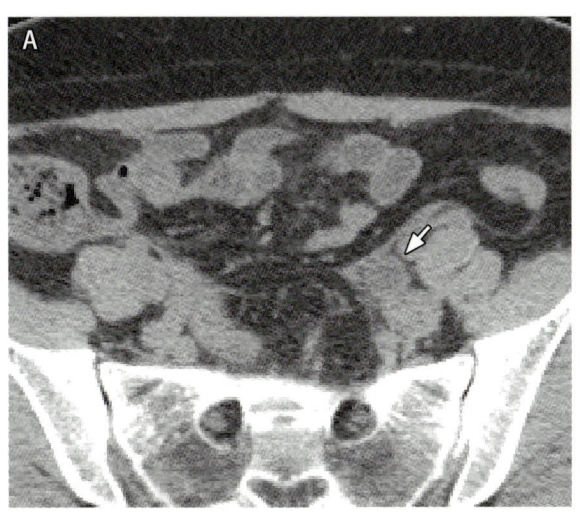

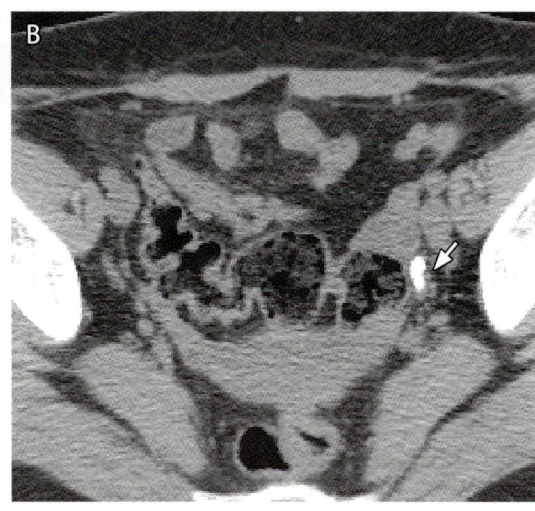

図4　骨盤内尿管結石嵌頓（症例2）
A）図3Bを一部拡大，B）図3Cを一部拡大

次に造影検査を施行した（図5）．

すでに腎盂尿管に造影剤が排泄されているが，右尿管が造影されているのに対し左尿管は造影不良である（図5 ⇨：左尿管，➡：右尿管）．造影剤排泄遅延があることがわかる．

また，よく観察すると左腎上極には楔型/腫瘤状の造影不領域がみられる（図5 ▶）．高度の炎症所見も併せて急性巣状細菌性腎炎（AFBN）が疑われ，抗生剤治療が施行された．

通常の腎盂腎炎では造影早期相で造影低下域がみられるが，後期相では周囲腎実質同等に造影される．**後期相まで造影低下が持続する場合はAFBNへの進行を疑う**．さらに進行して腎膿瘍に至ると，すべての相で全く造影されない部分（液化）がみられるようになり，単純CTでも水と同様の低吸収を示す．膿瘍であればドレナージが必要となるので適切な診断が必要である．

### ●見逃さないためのポイント
尿路結石に加え，高度の炎症所見がある場合はAFBNや膿瘍を疑い造影検査も施行する

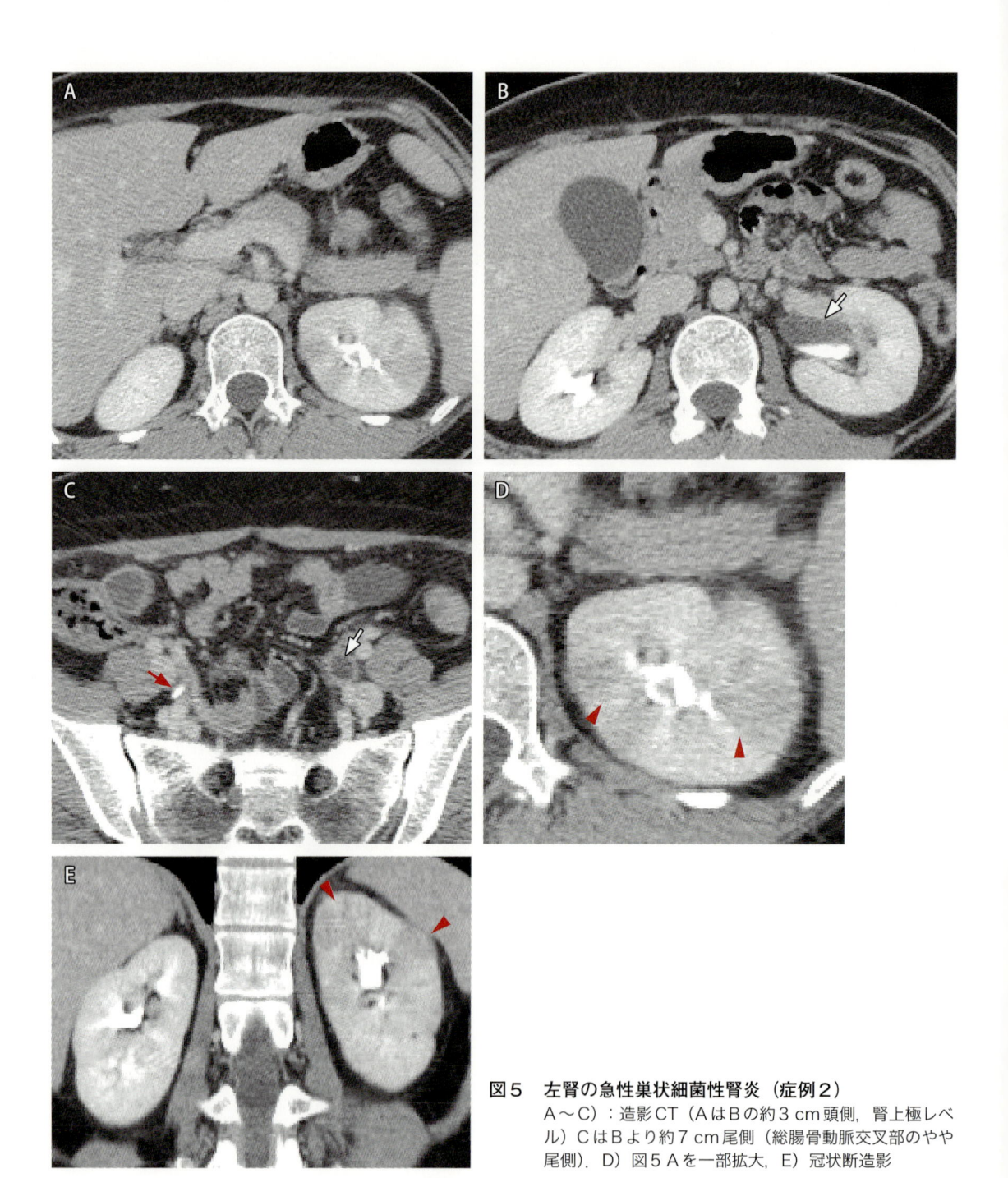

**図5 左腎の急性巣状細菌性腎炎（症例2）**
A〜C）：造影CT（AはBの約3 cm頭側，腎上極レベル）CはBより約7 cm尾側（総腸骨動脈交叉部のやや尾側）．D）図5Aを一部拡大，E）冠状断造影

## 3. こんな所見のこともある

> **症例3**
> 36歳，女性．主訴：突然の背部痛，腹痛．

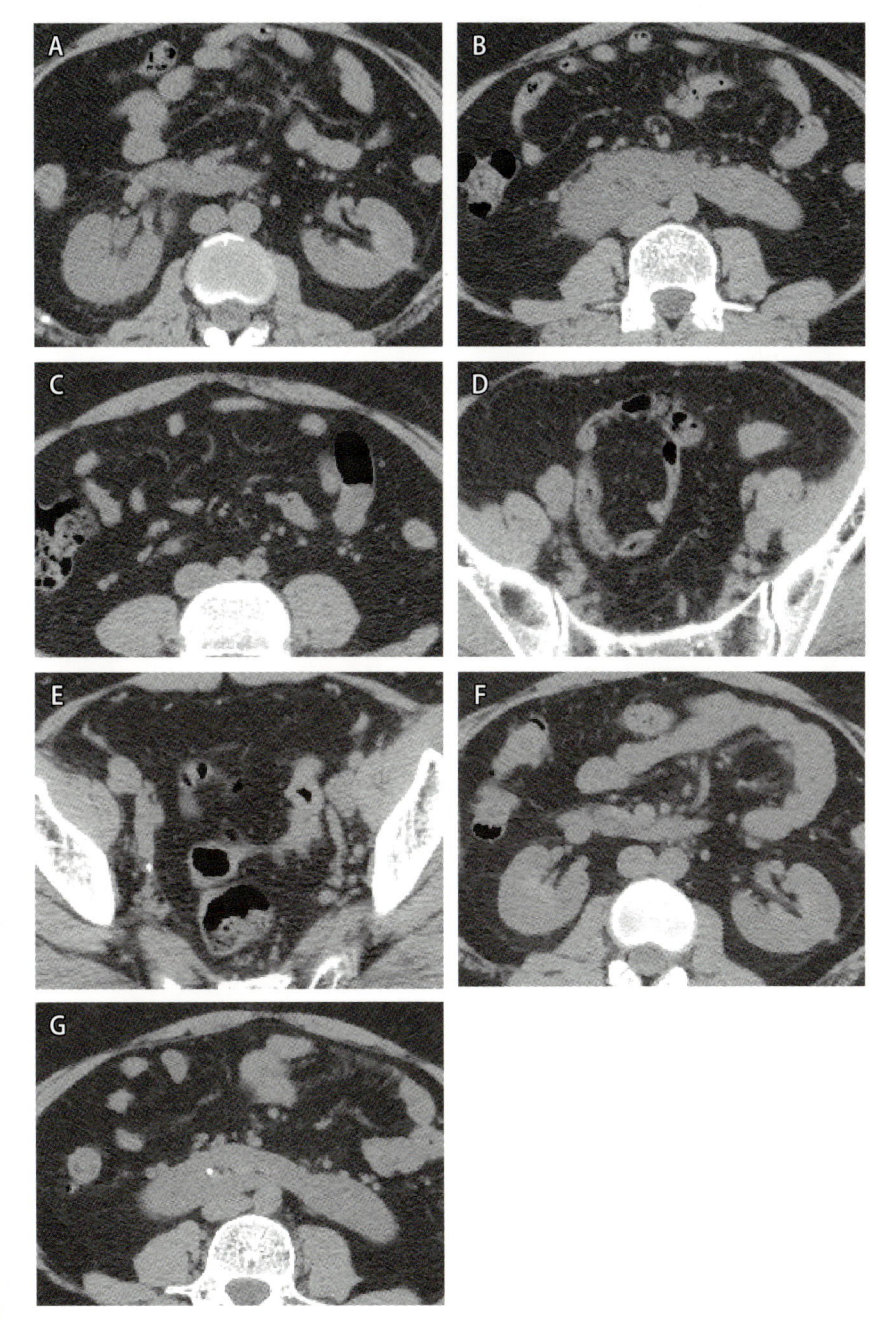

**図6 症例3:単純CT画像**
　A〜E)来院時単純CT.頭側より順にA→E.(B)Aの約3cm尾側,E)Dの約2cm尾側).
　F,G)A〜Eの8カ月前の単純CT(それぞれA,Bとほぼ同じレベル)

初診担当医の診断：馬蹄腎のみ（結石はわからず）.
本当の診断は　　　：馬蹄腎に合併した右尿管結石，水腎症.

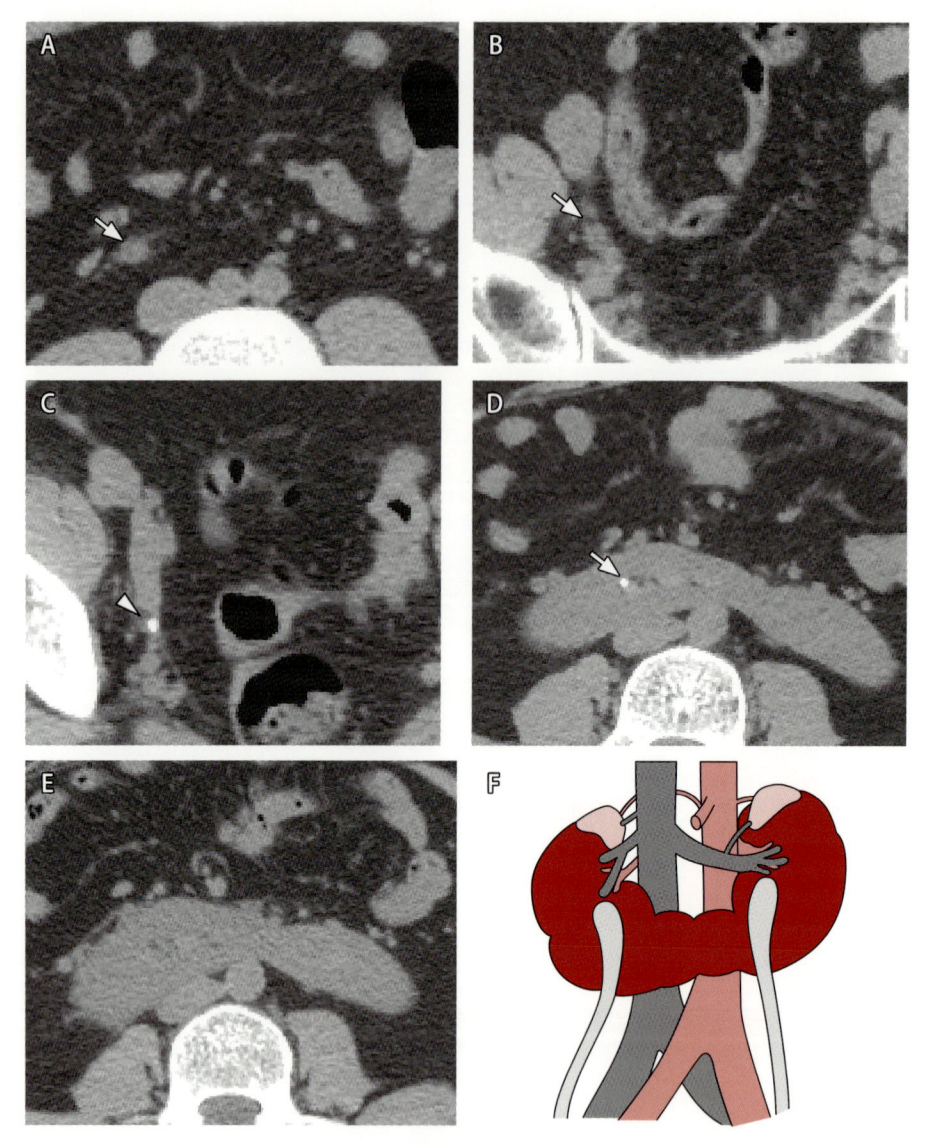

**図7 馬蹄腎に合併した右尿管結石，水腎症**
A）図6Cを一部拡大，B）図6Dを一部拡大，C）図6Eを一部拡大，D）図6Gを一部拡大，E）図6Bを一部拡大，F）馬蹄腎のシェーマ

## ■ どこを見逃しやすいのか？ 見逃さないためには？
### ～CTでここまでわかる！（症例3）

　図6Aでは軽度拡張した腎盂と右腎周囲腔の索状影がみられる．尿管結石を疑って尿管を追跡していくと，約3cmほど尾側で尿管が不明瞭となり，腎臓自体の形態がおかしいことに気づく．左右の腎が癒合する，いわゆる「馬蹄（鉄）腎」の所見である（図6B，図7F）．さらに尾側に行くと再び拡張して周囲脂肪織混濁を伴った尿管と思われる構造が同定でき（図7A，B ⇨），骨盤内（図7C）で小さな結石が嵌頓しているのがわかる．癒合部までは腎の腹側に尿管が位置しており少々わかりづらいが，やはり丁寧に見ていけば追跡は可能である（図7D）．
　8カ月前のCTと比較すると，癒合部近傍の右腎盂に結石（図7D ⇨）が認められたが，今

回のCT（図7E）では消失している．おそらくこれが今回尿管内に落下し，嵌頓したものと考えられる．

**このように過去にCTが撮像されている場合は比較してみるのも有用である．**

馬蹄腎は左右の腎が下極で癒合する先天異常であるが，腎結石や感染を合併しやすいことが知られている．この方はほかにも小さな腎結石が複数認められた．

## おわりに

尿管結石は頻度の高い救急疾患であり，ぜひ多くの症例をみて適切に診断できるようになっていただきたい．

### 文献・参考文献

1) Smith, R. C., et al.：Acute ureteral obstruction：value of secondary signs of helical unenhanced CT. AJR Am J Roentgenol, 167：1109-1113, 1996
2) Heneghan, J. P., et al.：Soft-tissue "rim" sign in the diagnosis of ureteral calculi with use of unenhanced helical CT. Radiology, 202：709-711, 1997
3) Al-Nakshabandi, N. A.：The soft-tissue rim sign. Radiology 229：239-240, 2003

### プロフィール

**加藤彩子（Ayako Kato）**
京都市立病院放射線診断科
プロフィールは第3章-11参照．

第3章 腹部画像で見逃しやすい

# 14. O-157腸炎のCT診断

三品淳資

> **Point**
> ・CTで右結腸優位の著明な壁肥厚を見たら，腸管出血性大腸菌O-157（以下，O-157）腸炎を疑う

## はじめに

　細菌性腸炎に対するCT検査は，細菌性腸炎自体の診断と，急性虫垂炎や大腸憩室炎の否定が一度にでき，腹痛・下血症例のトリアージにおいて，迅速かつ有力な診断ツールである．

## 1. O-157腸炎の典型的な画像所見の特徴

　O-157腸炎は肥厚部の，**分布と厚さ**でCT診断する．すなわち，**右結腸優位**（盲腸・上行結腸・横行結腸のいずれか）の**肥厚**を確認し，さらに実測して肥厚の程度がどの程度，著明なのかを判断する．

# 2. 見逃し注意！ 症例と画像診断のポイント

## ■ 見逃し注意症例

### 症例

強い腹痛と下血を訴えて救急受診した成人6症例（図1 A〜F）.

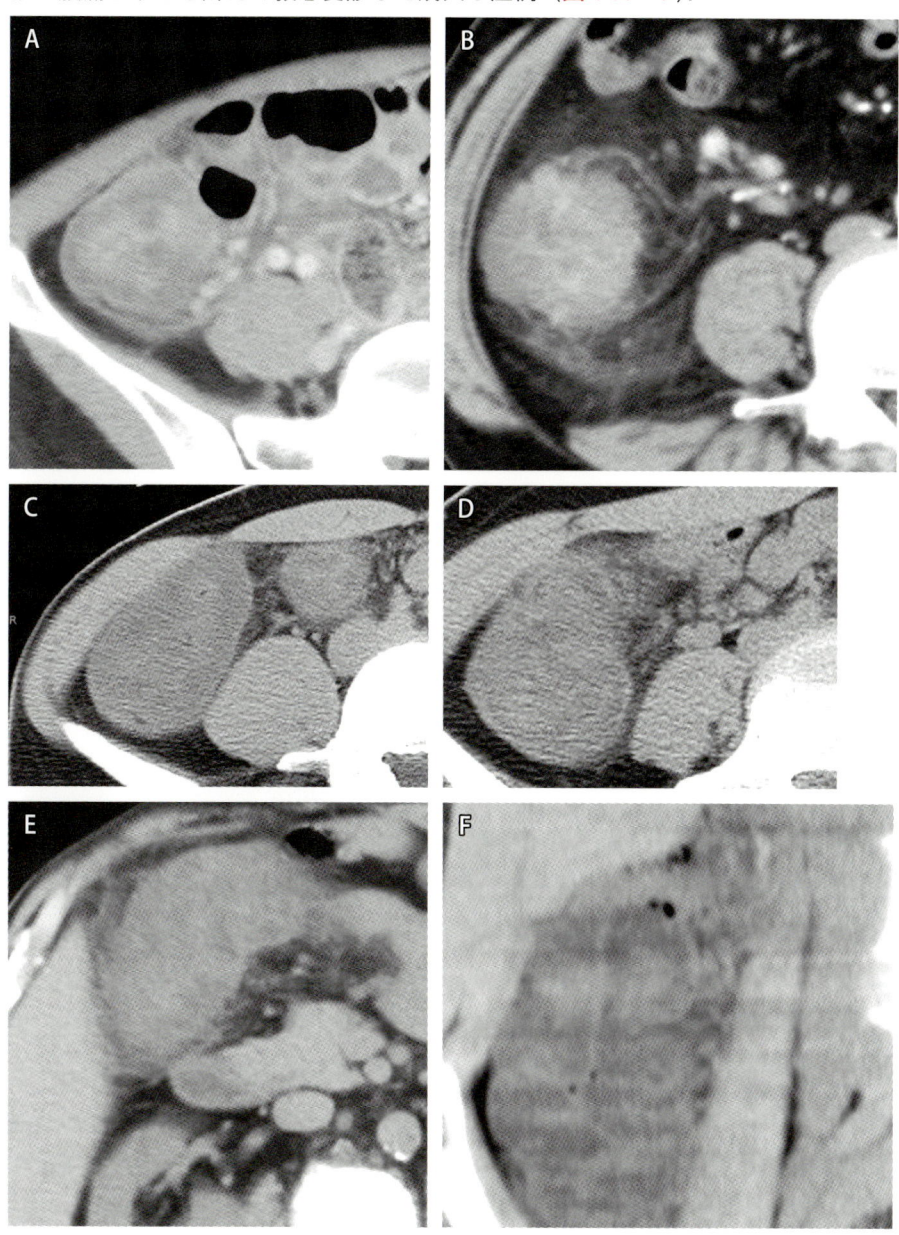

図1　初診時のCT画像
　　　A〜B）造影CT，C〜E）単純CT，F）単純CT冠状断像

初診担当医の診断：感染性腸炎あるいは憩室炎.
本当の診断は　　　：O-157腸炎.

表　代表的細菌性腸炎における腸管壁肥厚

| | 1.0〜1.4 cm | 1.5〜1.9 cm | 2.0〜2.4 cm | 2.5〜2.9 cm | 3.0〜3.4 cm | 3.5 cm以上 | 平均値 | 最大値 | 右結腸肥厚 |
|---|---|---|---|---|---|---|---|---|---|
| O-157（21例） | - | 33% | 33% | 24% | 10% | - | 2.0 cm | 3.0 cm | 100% |
| サルモネラ（40例） | 33% | 58% | 10% | - | - | - | 1.5 cm | 2.0 cm | 93% |
| カンピロバクター（57例） | 44% | 47% | 9% | - | - | - | 1.4 cm | 2.4 cm | 96% |
| 偽膜性腸炎（15例） | 27% | 20% | 13% | 20% | 27% | 27% | 2.2 cm | 4.2 cm | 40% |

代表的細菌性腸炎の，最大厚の頻度，その平均・最大値，右結腸優位の肥厚の頻度（原因菌が判明し，かつ最大厚1 cm以上の160例，いずれも非集団感染例）

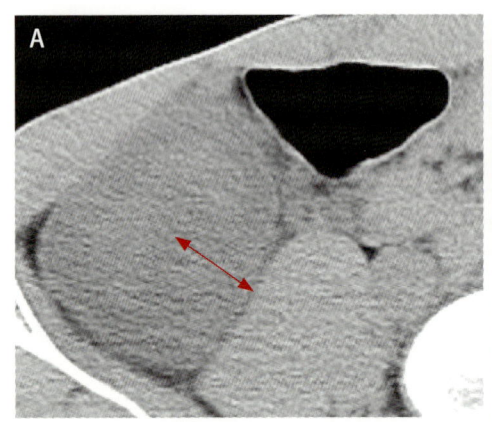

図2　O-157腸炎経過症例，右結腸の単純CT
A）初診時（⬌：最大厚2.5 cm以上），
B）5日後（⇨：壁肥厚は消失し，内腔に大量の液内容）

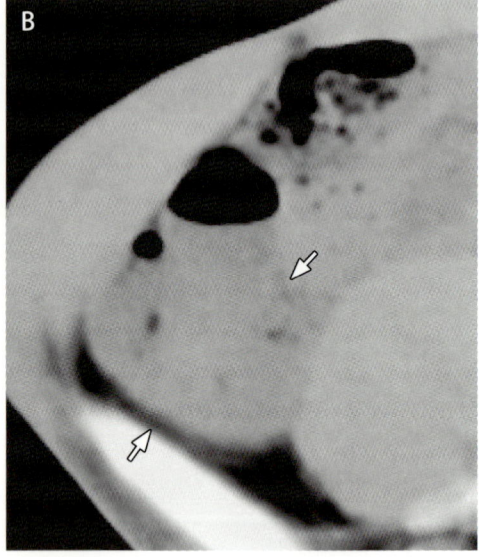

■ どこを見逃しやすいのか？　見逃さないためには？〜CTでここまでわかる！

　ポピュラーな細菌性腸炎（カンピロバクター，サルモネラ，O-157）では，いずれも**右結腸**が最も腫れる．自施設CT例の集計（**表**）を参照されたい．下行結腸が最も腫れる虚血性大腸炎とは分布から容易に鑑別できる[1]．

　さらにほかの細菌よりも，O-157を，より強く疑う診断材料として，**下血・血便の存在**と，**一回り抜きん出た著明な壁肥厚**をあげる．ともにベロ毒素の関与が大きい．自施設例では90％に経過中，**下血・血便**がみられた．O-157腸炎の壁肥厚の程度は，ほかの細菌性腸炎よりも抜きん出ており，最大厚2.5 cm以上の肥厚を示す細菌性腸炎は，**O-157と偽膜性腸炎のみ**である（**表**）．また図1〜3はいずれも**最大厚2.5 cm以上のO-157腸炎例のCT像**であるが，ボンレスハムのような丸々とした腫張が特徴的で，見た目も印象的である．

　急性虫垂炎や大腸憩室炎に伴う二次性の右結腸肥厚は，筆者の経験上，O-157腸炎ほどは強くなく，（右結腸だけでなく下行結腸全域にまで及ぶ）長い肥厚も稀である（原病変の存在が決定的

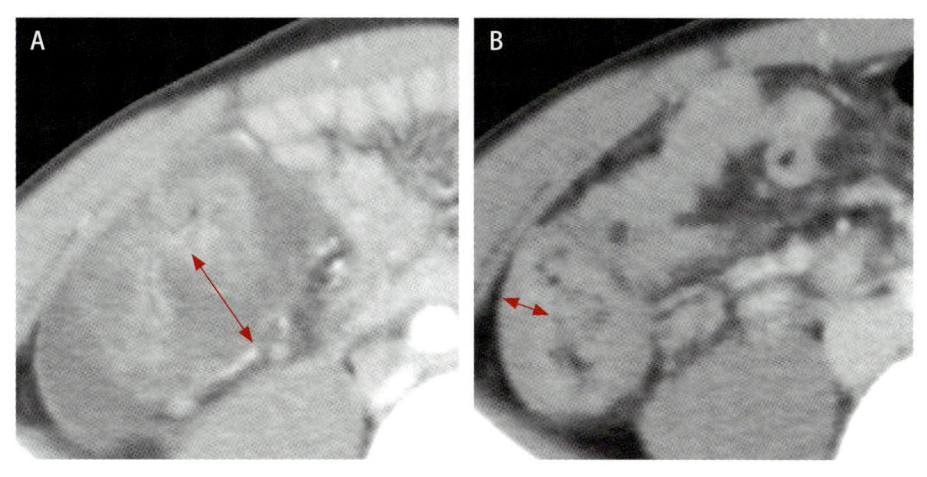

**図3　O-157腸炎経過症例（HUS合併例），右結腸の造影CT**
A）初診時（最大厚2.5 cm以上：◀▶），B）1カ月後（壁肥厚はやや改善するも残存：◀▶）

ではあるが）．また偽膜性腸炎〔以下，PMC（psudomembranous colitis）〕との鑑別では，2.5 cm以上の壁肥厚が，直腸-S状結腸にある場合は，容易にPMCとCT診断できる．一方，右結腸優位の壁肥厚を示す型のPMCでは，直腸も壁肥厚（1.5 cm以上）をきたしていることが多く（当院集計6例中5例），鑑別の参考になる．ほかに，症状（O-157：出血 v.s. PMC：水様性下痢），患者背景（O-157：肉食の機会，若年者 v.s. PMC：抗生剤使用の先行，高齢者・入院患者），簡便な診断法（直腸を見て偽膜を見つける，便中抗体検査）などが手掛かりとなる．

ちなみに，**細菌性腸炎における全大腸炎を**，CTでどう判断したらよいか，について触れる．自施設O-157腸炎例を例に取ると，**下行結腸**での最大厚が1.0 cm以上の症例は48%，その最大値は1.3 cmで，下行結腸では肥厚の程度が軽くなる．筆者は，軽度の壁肥厚については，1 cm以上や壁内層構造の出現を目安にして，肥厚範囲の判断材料としている．

## 3. こんな所見のこともある

O-157腸炎の取り扱いは，保健所への届け出や溶血性尿毒症症候群（以下，HUS）の合併という点で，ほかの細菌性腸炎と異なる．**HUS脳症**の一例を示す（図4）．

症例によって壁肥厚の経過もさまざまで，数日の経過で壁肥厚が改善する例（図2），1カ月後でも強い壁肥厚が残存している例（HUS合併例）（図3）もある．腸管壁肥厚が時間的にダイナミックな現象で，O-157腸炎であっても，撮影のタイミングなどによっては，ほかの細菌性腸炎と区別できない場合もあり得ることを知っておく（表）．

また計測にあたっては，重力の影響に気をつける．重力方向にへしゃげて，断面が楕円形となった腸管を，**冠状断像で測った場合，楕円の長い方の径を計測することとなりoverdiagnosis**となる（図5）．

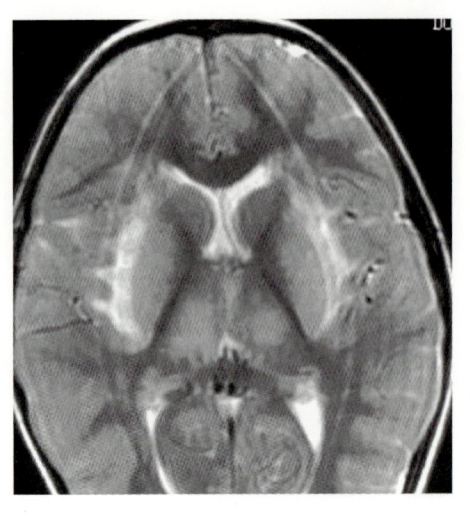

図4　HUS脳症症例，MRI T2強調画像
両側基底核・視床に左右対称性の高信号を認める
HUS：hemolytic uremic syndrome

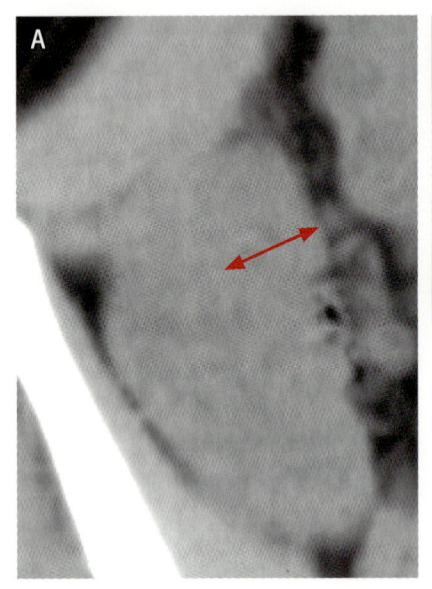

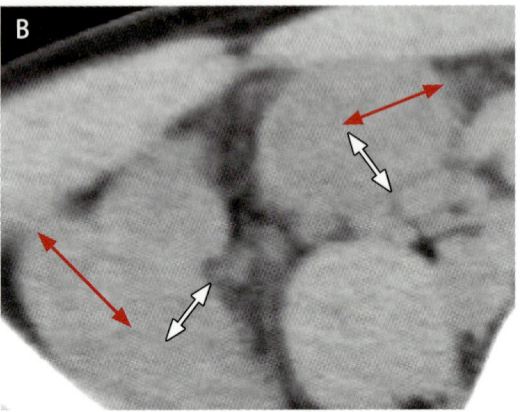

図5　壁厚計測の注意点
A）冠状断で計測すると一見，2.5 cm以上だが..（⟷），B）横断像で確認すると楕円の長径を計測してしまっている（⟷）．楕円の短径（⟷）を計測するのが正しい

## おわりに

　O-157腸炎のCT像はimpressiveで，今回呈示した画像のイメージを頭においておけば，確実な診断が可能である．

　謝辞：救急診療に日夜あたっておられる当院諸先生方へ深謝いたします．

## 文献・参考文献

1) 三品淳資:感染性腸炎と偽膜性腸炎:原因菌の推定, 臨床画像, 29, 113-115, 2013

### プロフィール

**三品淳資(Atsushi Mishina)**
宇治徳洲会病院放射線科
研修医時代に腸管肥厚と肺炎のCT像に美を感じ,以来,追っかけ続けている診断専門医.

第3章 腹部画像で見逃しやすい

# 15. Crohn病

佐藤滋高，井上明星，古川　顕

● Point ●

・穿孔や腸閉塞などの合併症によって救急疾患となることがある

・活動期のCrohn病の画像に慣れたら，次に合併症を探す癖を

## はじめに

　Crohn病は消化管の慢性肉芽腫性炎症性疾患で，潰瘍性大腸炎とともに患者数が近年大きく増加している．発病には，感染・免疫・遺伝子・食事・精神的要素などとの関連が指摘されるが，明らかな病因は不明である．罹患に性差はなく，15～25歳に発症のピークがみられる．

　病変は粘膜下層のリンパ濾胞の過形成にはじまり，次第に炎症が消化管全層さらに漿膜外，隣接臓器に及ぶ．形態的にはアフタ様潰瘍・線状潰瘍・敷石状潰瘍を形成し，消化管壁は肥厚し，しばしば瘻孔・膿瘍形成，腸閉塞，穿孔を合併する．

　Crohn病は慢性疾患で救急受診例は少ないが，消化管穿孔や腸閉塞などの合併症によって救急疾患となることがある．

## 1. Crohn病の典型的な画像所見

　病変は区域性・全層性・非連続性で，口腔から肛門まで全消化管に病変が生じうるが，回腸末端に好発する．Crohn病の80％が小腸病変を伴い，大腸病変のみのものは20％である．

　CT・MRIでは回腸・右側結腸の腸管壁の限局性肥厚や内腔の狭小化，病変分布，瘻孔や膿瘍形成，腸間膜リンパ節腫大，腸間膜線維脂肪増殖などがとらえられ，発病初期の粘膜病変を除くとその診断能は95％を超え，診断に重要な役割を果たす．

　活動性の高い病変では，高度の壁肥厚・層状濃染（粘膜と漿膜の著明な濃染と粘膜下の浮腫）・腸間膜血管増生（comb sign）などの所見を認める（図1）．

　Crohn病は，病変の活動性や合併症の有無，種類からさまざまな治療選択がなされるが，その判断においても画像診断の果たす役割は大きい．また，腹部CT検査は穿孔による腹腔内遊離ガスや腹腔内膿瘍の検出に優れ，救急を要する病態についても重要な情報を提供する．

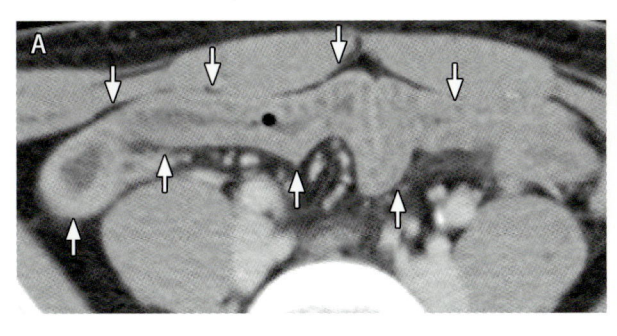

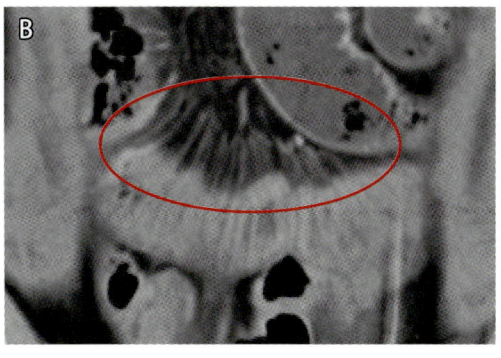

図1　Crohn病の腹部造影CT（早期相）の所見
　　A）回腸罹患部は小腸壁肥厚をきたし，粘膜面と漿膜面の層状濃染像を呈する．B）回腸の壁肥厚と病変部に分布する血管増生（comb sing）を認める

## 2. 見逃し注意！ 症例と画像診断のポイント

### ■ 見逃し注意症例1

#### 症例1

半年前にCrohn病と診断され，寛解維持療法中の20歳代，女性．
前日にBBQで肉摂取・飲酒をした後，腹痛が出現し，その後増強して嘔吐をくり返すため救急受診した．
バイタルは安定．下腹部に圧痛あり，反跳痛なし．

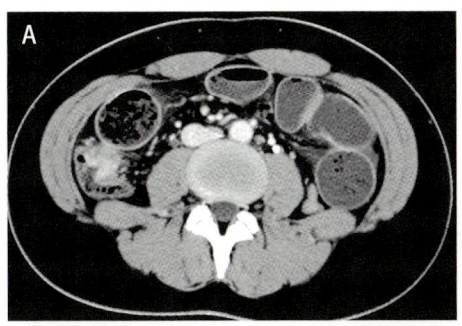

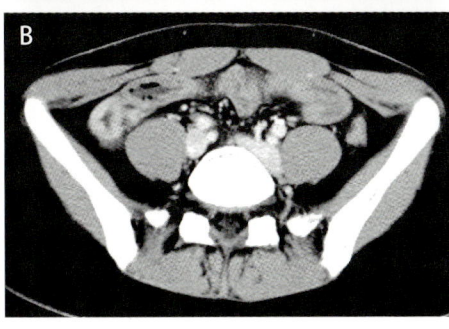

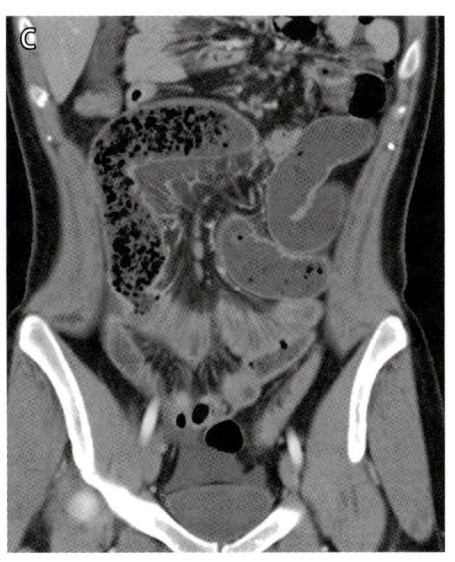

図2　腹部造影CT
　　頭側からA，B，冠状断像C

初診担当医の診断：Crohn病の再燃．
本当の診断は　　：Crohn病の狭窄病変に起因する小腸閉塞症．

保存的治療で症状は軽快し，生物学的製剤が導入された．

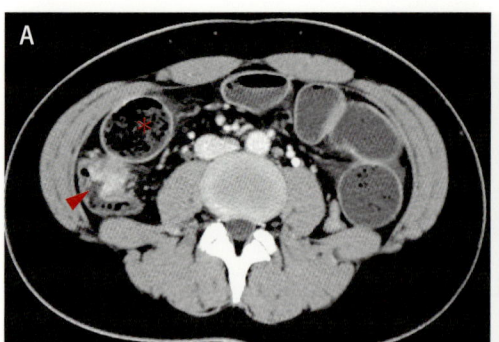

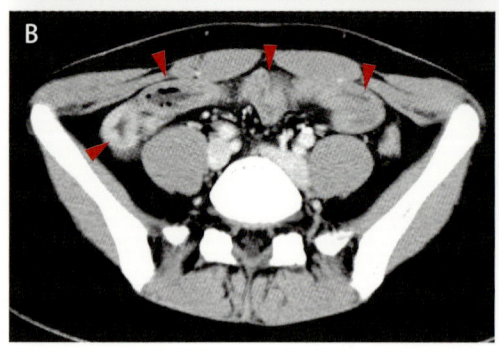

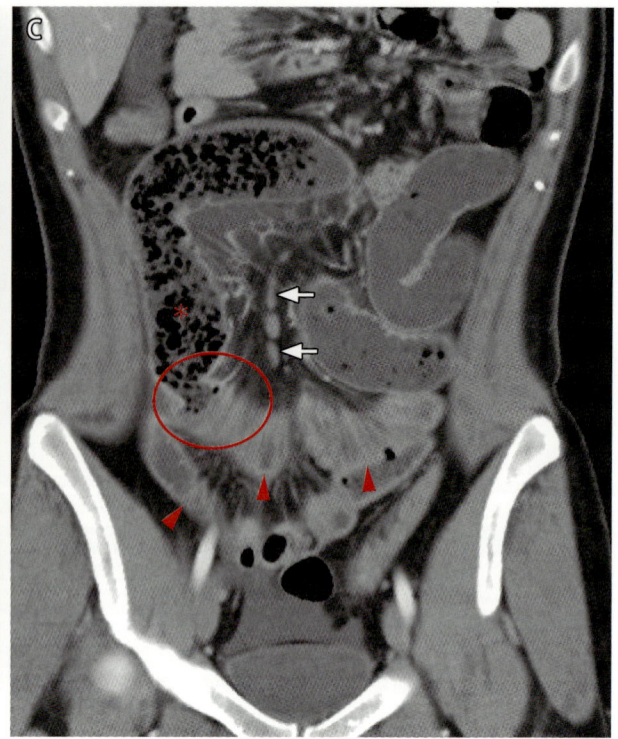

**図3 Crohn病に合併した小腸閉塞症（図2再掲）**
頭側からA，B．冠状断像C．

## ■ どこを見逃しやすいのか？ 見逃さないためには？
### ～CTでここまでわかる！（症例1）

　Crohn病は慢性に経過する疾患で，今回の症例のように既往歴が明らかな場合が多い．経過中に急性症状を訴えた場合には，病変の再燃やそれに伴う合併症の評価が画像診断に求められる．Crohn病変による腸閉塞は代表的な合併症であり，その診断には口側腸管の拡張と肛門側腸管の虚脱，ならびにtransition zone，すなわちCrohn病変を慎重に検索することが重要である．

　本症例では，回腸・回腸末端・上行結腸に造影効果を伴う壁肥厚を複数認める（図3A～C▶）．腸管膜内には小リンパ節が散在している（図3C⇨）．活動期のCrohn病を疑う所見である．さらに回腸の壁肥厚の口側腸管には液体貯留を伴う拡張を認め（図3C○），腸閉塞を合併していると考えられる．小腸内容は糞便様に見え（small bowel feces sign[注1]）（図3A，C＊），狭窄部位が近傍にあると示唆される．拡張腸管の連続性を丁寧に追い，closed loop obstruction[注2]を形成していないこと，また，造影不良腸管がなく，絞扼を起こしていないことを確認し，Crohn病による単純性腸閉塞と診断した．また，CT所見から，急性活動性病変による腸閉塞と考えられたため，保存的療法が選択された．

　Crohn病では腹部手術や腹膜炎の既往をもつ患者も少なくなく，腹腔内の癒着索状物などが原因となりclosed loop obstruction[注2]による絞扼性腸閉塞を起こす場合もあるため注意を要する．また，瘢痕性病変による腸閉塞に対しては外科的治療を要するため，狭窄病変が活動性病変なのか，瘢痕性病変なのかを鑑別することも重要である．

注1）small bowel feces sign
　　拡張した小腸内にガスと微細な糞便様の物質が認められる所見．閉塞部において腸管内容物が停滞して水分が吸収され，野菜などの未消化な食物残渣が集積することによって生じると考えられており，閉塞部位の同定に有用な所見である．

注2）closed loop obstruction
　　腸管の離れた2点が1カ所で絞め付けられている状態で，閉鎖腔に相当する腸管がclosed loopと呼ばれる．原因としては癒着性の索状物が最も多い．closed loop型の腸閉塞は必ずしも絞扼を生じるわけではないが，絞扼の原因となることが多い．

●CT読影のポイント
・腸閉塞を見つけたら，必ず絞扼性腸閉塞の否定を．
・狭窄病変が活動性病変なのか瘢痕性病変なのかの鑑別を．

## ■ 見逃し注意症例2

### 症例2

生来健康な20歳代，男性．
3日前より微熱出現，突然の激しい下腹部痛と嘔吐が出現し救急受診した．腹部は板状硬で筋性防御が著明であった．

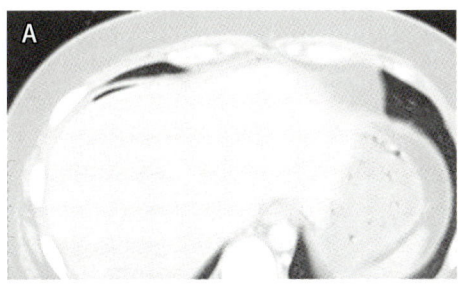

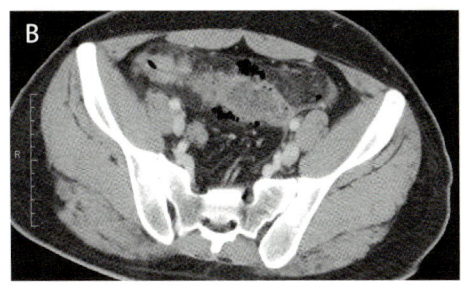

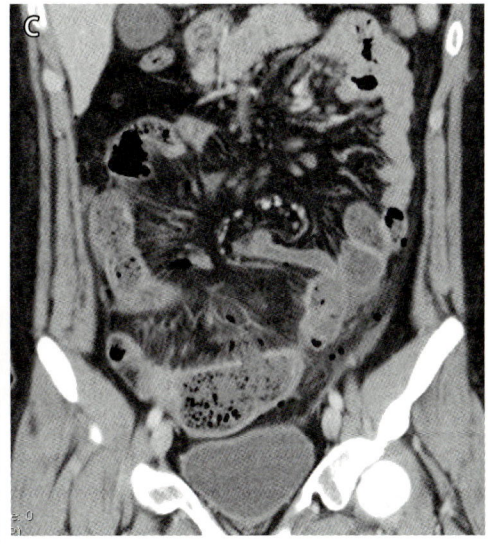

図4　腹部造影CT
　　A）肝臓レベル（肺野条件），B）骨盤レベル，C）冠状断像

肝周囲に腹腔内遊離ガスがみられ，回腸末端周囲には脂肪織混濁と腹腔内遊離ガスを認める．
初診担当医の診断：回腸穿孔に伴う汎発性腹膜炎．
本当の診断は　　　：活動期Crohn病による回腸穿孔と汎発性腹膜炎．

初診担当医の診断にもとづき手術が施行された．回腸末端から20 cmの部位に狭窄を認め，その口側に穿孔を認めた．病理検査でCrohn病と診断された．

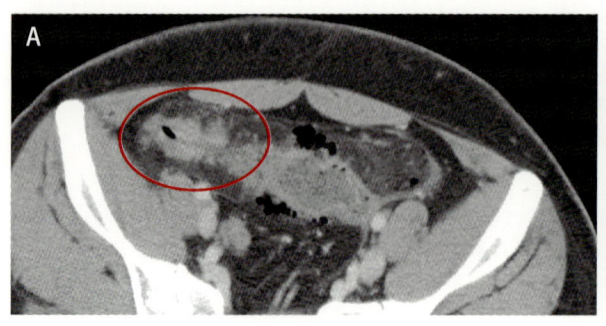

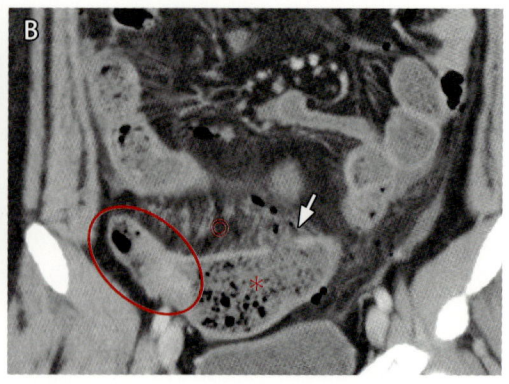

**図5　活動期Crohn病による回腸穿孔と汎発性腹膜炎（図4一部再掲）**
　A）図4Bを一部拡大，B）図4Cを一部拡大

## ■どこを見逃しやすいのか？ 見逃さないためには？
### 〜CTでここまでわかる！（症例2）

　急性腹症で重要なことは，限られた時間のなかで可能な限り診断に近づき，適切な治療選択，すなわち，手術が必要かどうかを正しく判断することである．消化管穿孔は，手術が遅れると致命的であり，特に下部消化管穿孔の診断は容易でないため，初診担当医の注意深い診断が重要である．

　小腸穿孔は消化管穿孔のなかでも頻度が低く，外傷や魚骨などの異物，炎症性腸疾患や悪性腫瘍や薬剤の合併症など原因が多彩で，遊離ガスの量も少ないことが多いため診断は容易でない．
　症例2では回腸末端に壁肥厚と粘膜濃染を伴った狭窄部位があり（図5A，B○），周囲には腸間膜血管増生（comb sign）が認められる（図5B◎）．活動性炎症性病変を示唆する所見であり，Crohn病も鑑別診断にあげられる所見である．口側腸管にはsmall bowel feces signが認められ（図5B＊），同狭窄病変が腸閉塞を起こしていることを示している．また，この拡張腸管には一部壁の連続性が途絶えた部位（図5B⇨）がみられ，その周囲には脂肪織混濁と腹腔内遊離ガスを認める．活動期Crohn病による回腸穿孔と汎発性腹膜炎と考えられる．潰瘍性病変の急性増悪や腸管内圧上昇が原因で発症したと考えられた．

　Crohn病のなかには合併症が初発症状で，救急受診時，既往が明らかでない場合がある．また，Crohn病における腸管穿孔は合併症のなかでも1〜2％と発症頻度が比較的低いうえ，回盲部に多いため，穿孔性虫垂炎と紛らわしい．読影に際しては，正常虫垂の検索と周辺腸管壁の異常所見を丁寧に読影することにより，穿孔部位，責任病変の正しい評価が可能になる．読影全般に言えることだが，漫然と読影していては見逃すような所見も，鑑別疾患を整理し，鑑別にあがる疾患の特徴的な所見を探しながら読影することで，拾いあげることができる．たとえCrohn病の既往がなくても，若い患者の急性腹症では，一度，"まさか，Crohn病じゃないよね？"と自問することで正診にいたる症例を必ず経験されるはずである．

### ●見逃さないためのポイント
救急受診時にCrohn病と診断されていない症例もある．若い患者の急性腹症では頭の片隅に炎症性腸疾患を．

## まとめ

　Crohn病の患者が救急受診する場合は炎症の再燃か合併症である．まずCrohn病の活動性を評価し，次に合併症の有無について判断する必要がある．合併症のなかでも腸閉塞と穿孔性腹膜炎は緊急性も高く，診断における画像の役割が重要であるため，腸閉塞と穿孔について概説した．

### 文献・参考文献

1) 古川　顕：腹部・骨盤部の炎症性疾患の画像診断．臨床画像，25（7）：757-767，2009
2) Furukawa, A., et al.：Cross-sectional Imaging in Crohn disease. Radiographics, 24 (3)：689-702, 2004
3) 寺嶋真理子：炎症性腸疾患．救急医学，33（10）：1352-1357，2009

### プロフィール

**佐藤滋高（Shigetaka Sato）**
市立長浜病院放射線科（診断部門）
現在，専門医取得に向けて修行中の後期研修医です．
個人的には診断の基本は病歴聴取と身体所見につきると考えます．熟練の診断医は病歴聴取と身体所見だけで90％以上の正診率というデータもあるそうです．検査前確率をあげておかないと（あるいは下げておかないと），どんなに優秀な検査も結局結果で迷うことになります．「とりあえずCT！」ではなく，鑑別疾患あるいは除外したい疾患を想定したうえで，適切な検査を選択しましょう．困ったときにはどうぞ放射線科までご相談ください，一緒に必要な検査を考え，読影をしましょう．

**井上明星（Akitoshi Inoue）**
滋賀医科大学放射線科
プロフィールは第3章-17参照．

**古川　顕（Akira Furukawa）**
首都大学東京健康福祉学部放射線学科

第3章　腹部画像で見逃しやすい

# 16. 気腫性腎盂腎炎

佐藤滋高，古川　顕

> ● Point ●
> ・見逃すと致死的ないわゆる red flag である
> ・糖尿病の既往歴＋尿路症状でこの疾患を思い起こす必要がある
> ・疑ったときにはすみやかに CT を撮影すべきである

## はじめに

　尿路感染症は救急外来でよく遭遇する疾患で，多くは病歴聴取と尿検査で診断され，抗菌薬投与のみで軽快する軽症例が多い．そのなかにあって，気腫性腎盂腎炎は決して頻度の高い疾患ではないが見逃すと致死的であり，救急の場ではこういった疾患までカバーできる能力が要求される．

　気腫性腎盂腎炎は急性で重篤な腎実質の壊死性細菌性感染症である．報告例の集計では男女比で1：4と女性に多く，90％以上に管理不十分な糖尿病の合併を認める．したがって中高年女性の糖尿病患者に尿路感染症を見た場合にはこの疾患に注意する必要がある．

　症状は突然発症のことも2～3週間かけてゆっくり進むこともあり，発熱が最も多く，続いて側腹部あるいは背部痛，嘔気・嘔吐などの訴えがあるが，いずれも非特異的で，通常の急性腎盂腎炎とほぼ同様である．起炎菌は大腸菌とクレブシエラが大部分を占める．ガスの発症機序は明確に解明されていないが，糖尿病を基礎疾患とするために，組織内のブドウ糖濃度が上昇し，血流低下と免疫能低下をきたした状況下で嫌気性発酵が促進され気腫が生じるものと考えられている．

　気腫性腎盂腎炎の画像所見は特徴的かつ特異的で，CTさえ撮影されれば診断は容易である．そのため，病歴と身体所見，初期検査から気腫性腎盂腎炎の可能性を想起しCT撮影に結びつけることができるか否かが正診にいたる分水嶺となる．

## 1. 気腫性腎盂腎炎の典型的な画像所見

　気腫性腎盂腎炎の診断で最も重要なものは画像所見であり，腎実質内や腎周囲に存在するガスを同定することによって確定診断がなされる．以下に各画像診断の特徴を述べたが，特にCTは診断を確定し，治療方針を決定するうえで有用な検査であり，本稿では主にCT診断について述べる．

### 1 KUB（腹部単純X線写真）

腎実質内や腎周囲にガス像を認める．ただし，腸管ガス像が多い場合には診断が困難であることがある．CTが登場するまではKUBにより診断され，KUBによる分類がなされてきたが，予後と相関せず治療方針の参考にならないことから現在はほとんど使用されていない．

### 2 腹部エコー

腎実質内や腎周囲に散在性の高輝度領域としてガス像を検出できるが，ガスが多い症例では音響効果により全体像が把握しにくくなる．また，糖尿病患者に合併することが多いため，肥満により描出不良なことも少なくない．

### 3 CT

腎実質内または腎周囲に病巣が進展し，櫛状・斑状もしくは腎被膜下に存在するガス像を同定することで診断可能である．また，腎実質の破壊や液貯留についても評価可能である．CTはガスの検出感度が高いことから正診率が高く，class分類（後述）による重症度評価や治療方針の決定に有用である．

## 2. 見逃し注意！ 症例と画像診断のポイント

### ■ 見逃し注意症例

**症例**

60歳代，女性．
著明な脱水，高血糖，CRP 40 mg/dL．感染源精査目的でCTが撮影された．

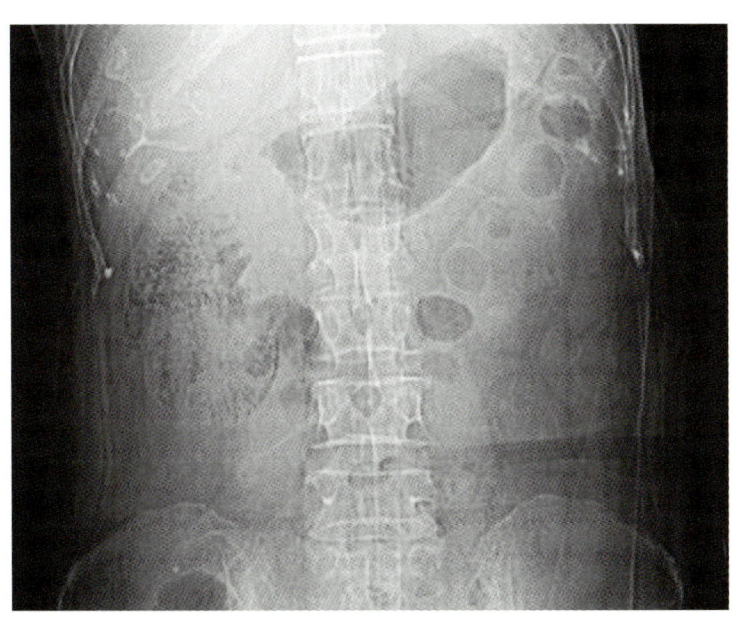

**図1　症例：初診時の単純CTスカウト像**
（京都市立病院診療部　早川克己先生のご厚意による）

(症例続き)

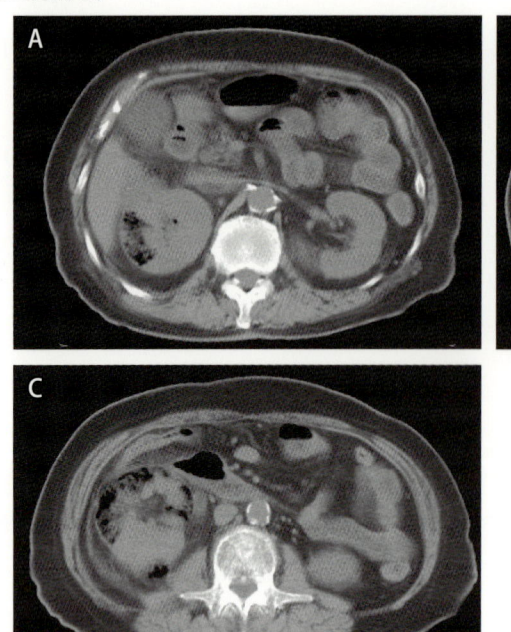

**図2　症例：初診時の単純CT横断像**
頭側からA，B，C

CT撮影目的　：感染源精査．
本当の診断は：気腫性腎盂腎炎．

## ■ どこを見逃しやすいのか？ 見逃さないためには？～ CTでここまでわかる！

　気腫性腎盂腎炎の診断根拠となる腎実質内や腎周囲のガス像はきわめて明瞭な所見で，まず見逃すことはない．したがって，正しく診断できるかどうかは病歴聴取と身体所見，初期検査からこの疾患を疑ってCT撮影が施行されるかどうかにかかっている．ただし，軟部影を見やすく調整された通常の腹部CTでは，少量のガス像は同定しにくい場合もあり，腹腔内free airと同様で，肺野条件（ウインドウ幅1,500 HU/ウインドウレベル～600 HU）のようなウインドウ幅の広い条件で画像表示して見逃さないように注意する必要がある（図5）．
　本症例でも腎実質内部のガス像は容易に認識できる（図3，4）．
　また，肺野条件で表示することで，ガス像はより明瞭となり詳細な評価が可能となる（図5）．

### ●見逃さないためのポイント
・なにより気腫性腎盂腎炎を疑ってCTを撮影すること．
・ウインドウ幅を広げることで，ガス像はより認識しやすくなる．

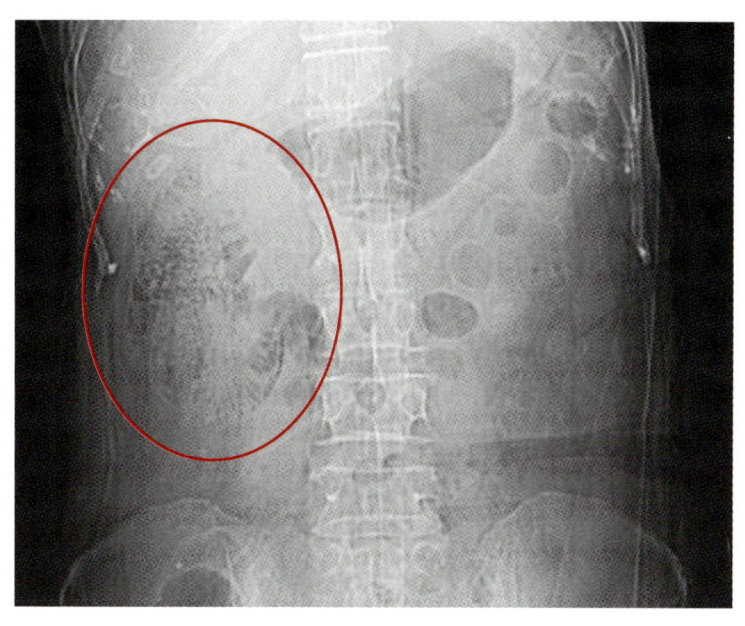

**図3　気腫性腎盂腎炎（図1再掲）**
右腎に一致して泡沫状のガス像を認める（○）

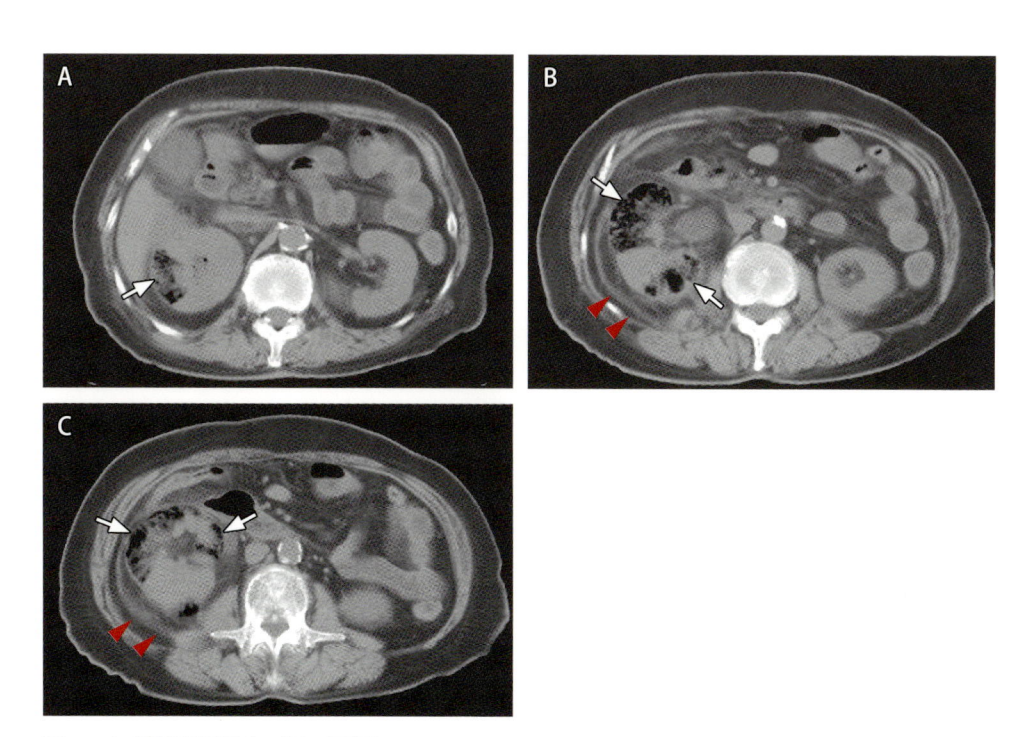

**図4　気腫性腎盂腎炎（図2再掲）**
右腎臓は腫大，Gerota筋膜は肥厚し，腎周囲腔の脂肪織に濃度上昇を認める（B，C ▶）．これらは急性腎盂腎炎でも認める画像所見である．腎実質の内部には散在性に境界明瞭なガス像を確認できる（A〜C ⇨）．液体貯留は認めない．左腎臓は形態的に正常である

第3章　腹部画像で見逃しやすい

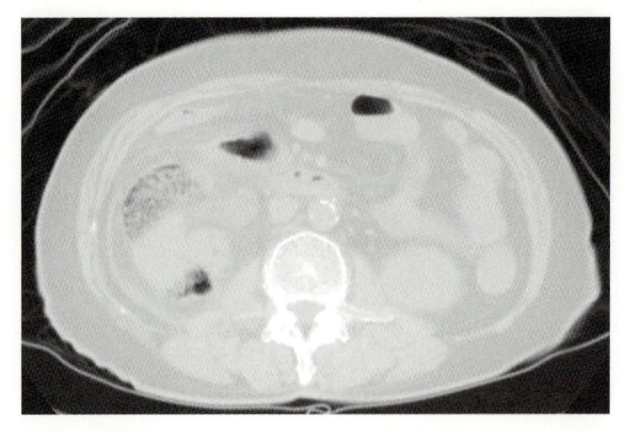

**図5 気腫性腎盂腎炎：単純CT（肺野条件）**
腎実質内のガス像は明瞭になっている．線状・櫛状のガス像を認め，ガスは実質内に限局していることがわかる

**表　Huangらの分類**

| class | 腹部CT |
|---|---|
| class 1 | 腎盂内にガスのとどまるもの（気腫性腎盂炎） |
| class 2 | ガスが腎実質内に限局するもの |
| class 3A | ガスおよび膿瘍が腎周囲腔に及ぶもの |
| class 3B | ガスおよび膿瘍がGerota筋膜を超えて腎傍腔まで達するもの |
| class 4 | 両側の気腫性腎盂腎炎もしくは片腎の気腫性腎盂腎炎 |

文献1を参考に作成

# Advanced Lecture

## ■ 治療方針決定のために

　CTは気腫性腎盂腎炎の診断に最も信頼性のある検査法であり，Huangらが提唱するようにガスの分布や量，膿瘍の有無，腎実質の破壊の程度から，気腫性腎盂腎炎の重症度を評価することや，それにもとづく治療方針の決定に有用である（**表**）．

　この分類は予後を反映しており，死亡率はclass 1で0％，class 2で10％，class 3Aで29％，class 3Bで19％，class 4で50％と報告されている．

　さらにHuangらはこの分類をもとに治療のアルゴリズム（**図6**）を作成し，今日では基本的にこのアルゴリズムを参考に治療方針が決定されている．

## おわりに

　気腫性腎盂腎炎のCT所見について概説した．冒頭にも述べたように気腫性腎盂腎炎は決して頻度は高くないが，見逃すと致命的な疾患である．本疾患では，CTが診断や治療法選択の決め手

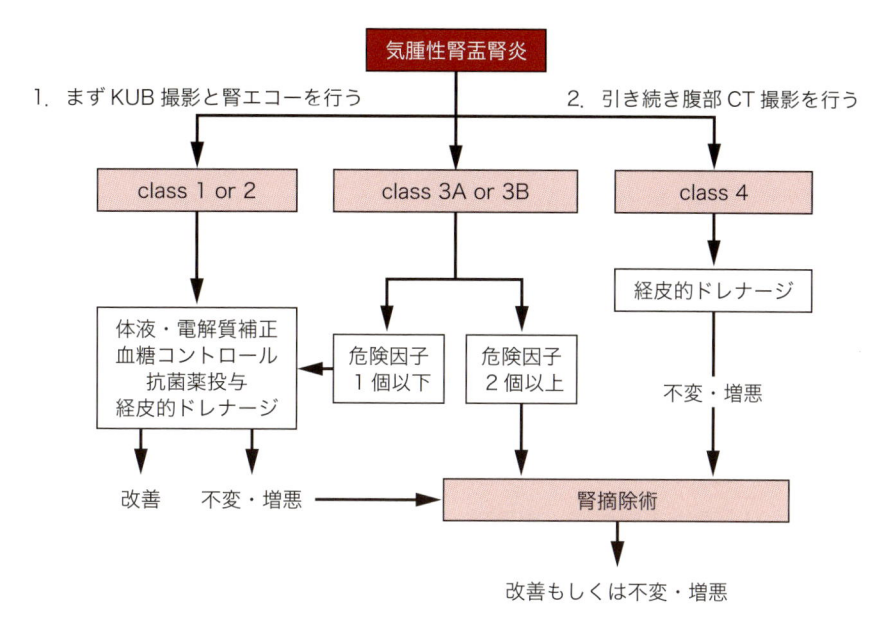

```
                          気腫性腎盂腎炎
        1. まずKUB撮影と腎エコーを行う    2. 引き続き腹部CT撮影を行う
                ↓            ↓            ↓
          class 1 or 2   class 3A or 3B   class 4
                              ↓              ↓
                                        経皮的ドレナージ
          体液・電解質補正    ↓      ↓           ↓
          血糖コントロール  危険因子  危険因子    不変・増悪
          抗菌薬投与   ← 1個以下   2個以上
          経皮的ドレナージ
            ↓    ↓           ↓
          改善  不変・増悪  →  腎摘除術
                              ↓
                        改善もしくは不変・増悪
```

危険因子：血小板減少，急性腎不全，意識障害，ショック

**図6　治療アルゴリズム**
文献1より引用

となるため，臨床家はその可能性を的確に判断し，機を逃さずCTを施行することが望まれる．

### 文献・参考文献

1) Huang, J. J. & Tseng, C. C. : Emphysematous pyelonephritis : clinicoradiological classification, management, prognosis, and pathogenesis. Arch Intern Med, 160（6）：797-805, 2000
2) 安田　満：気腫性腎盂腎炎．臨床泌尿器科，65（1）：23-29, 2011

### プロフィール

**佐藤滋高（Shigetaka Sato）**
市立長浜病院放射線科（診断部門）
プロフィールは第3章-15参照．

**古川　顕（Akira Furukawa）**
首都大学東京健康福祉学部放射線学科

第3章 腹部画像で見逃しやすい

# 17. 急性巣状細菌性腎炎

井上明星

### ● Point ●

- 急性巣状細菌性腎炎は急性腎盂腎炎が進行し，腎膿瘍に至る前段階である
- 治療方針が異なる腎膿瘍，腎腫瘍，腎梗塞と鑑別することが重要である

## はじめに

　感染症が腫瘤を形成し，画像上，腫瘍性病変と鑑別を要することがある．腎臓にも腫瘍性病変と紛らわしい感染症として，急性巣状細菌性腎炎（acute focal bacterial nephritis：AFBN）が知られている．AFBNは急性腎盂腎炎が重症化し，腎膿瘍に至る前段階の病態と考えられている．
　AFBNは，治療方針が異なる腎膿瘍，腎腫瘍，腎梗塞と画像所見がしばしば類似する．もちろん，患者背景，臨床症状，血液所見により総合的に評価するべきであるが，特徴的な画像所見を熟知し，適切な診断・治療に至ることも大切である．
　一般的に認識されている急性腎盂腎炎，AFBN，腎膿瘍のCT所見を解説し，他疾患と鑑別するうえでのCT所見のポイントについて述べる．

## 1. 急性腎盂腎炎，急性巣状細菌性腎炎，腎膿瘍の典型的な画像所見の特徴

　尿路感染症は女性に多い疾患であるが，尿路閉塞，神経因性膀胱の患者にもよく起こる．小児にみられた場合は，泌尿器奇形を精査する必要がある．感染経路の大多数は尿道からの上行性感染であるが，免疫力が低下した患者では血行性感染も起こりうる．
　腎実質に感染が波及した際には，急性腎盂腎炎→AFBN→腎膿瘍と進行する．どの段階でも腎周囲腔脂肪織の乱れ（dirty fat sign），腎筋膜肥厚や橋架様隔壁（bridging septa）の肥厚が認められることがある．これらは尿路閉塞，外傷，腫瘍でもみられる非特異的所見であるが，何らかの異常があることを示唆する所見である．ただし，健常者でも目立つ場合もあり，臨床症状を考慮する必要がある．また上行性感染では腎盂壁の肥厚がみられることもある．一般的に知られている画像所見を以下に示す[1, 2]．

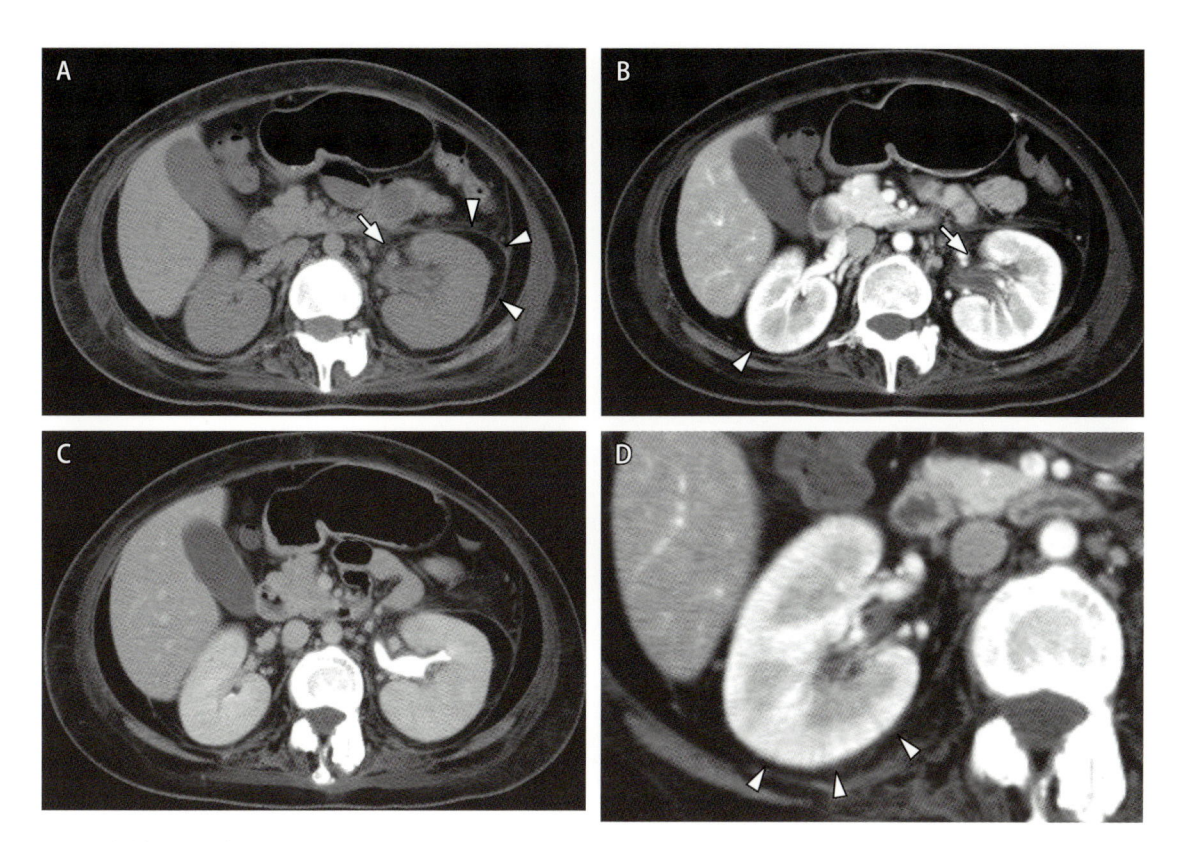

**図1　急性腎盂腎炎**
A) 単純CT，B) 造影CT (皮髄相)，C) 造影CT (排泄相)，D) Bの拡大．
32歳，女性．SLEに対してステロイド加療中．主訴は40℃台の発熱，悪寒．濃尿があり，尿検査でグラム陰性桿菌が検出された．
単純CTでは左腎腫大と左腎筋膜の肥厚（A▷）と左腎門部中心に脂肪織の混濁（dirty fat sign）を認める（A⇨）．造影CT (皮髄相) では右腎盂壁が肥厚している（B⇨）．左腎皮質に楔状の造影不良域がみられる（B，D▷）．造影CT (排泄相) では腎実質は均一に造影されている．急性腎盂腎炎と診断された

## 1 急性腎盂腎炎（図1）

　腎実質の動脈収縮を反映し，皮髄相で楔状または放射状の造影不良域がみられる．腎実質相では腎実質と同程度に造影される．初期の段階では所見が軽微であり，異常がみられないこともある．

## 2 急性巣状細菌性腎炎（AFBN）（図2）

　集合管が菌体で閉塞あるいは周囲間質の浮腫により狭窄し，局所腎機能が低下する．皮髄相で楔状あるいは巣状の造影不良域がみられ，腎実質相でも造影不良である．

## 3 腎膿瘍（図3）

　感染巣が液化（膿瘍化）した状態を反映して，すべての相で造影効果が完全になくなる．治癒後は瘢痕化する．

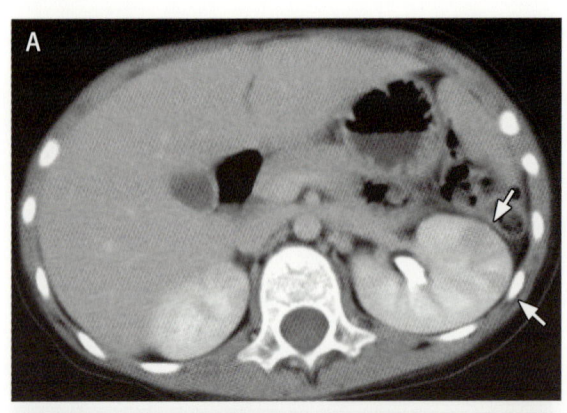

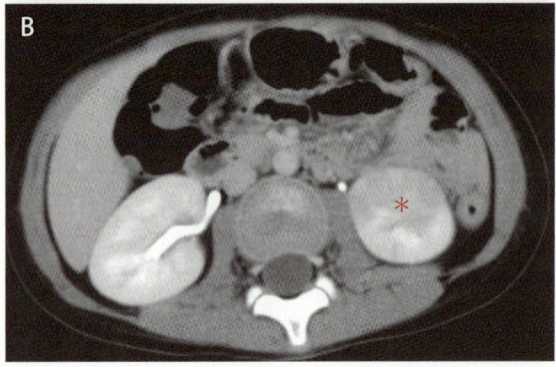

**図2 急性巣状細菌性腎炎（AFBN）**
A，B）造影CT（排泄相）
5歳，男児．2日前からの発熱，嘔吐．WBC 22,400/μL，CRP 8.5mg/dLと高値であり，尿中白血球反応は陽性であった．
左腎には複数の楔状造影不領域を認める（A⇨）．
左腎下極には巣状の造影不良域を認める（B＊）．
AFBNと考えられる

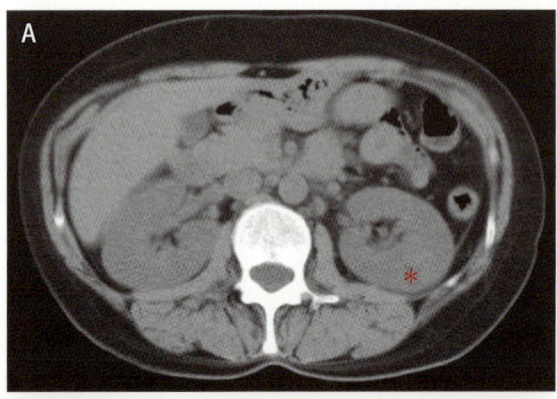

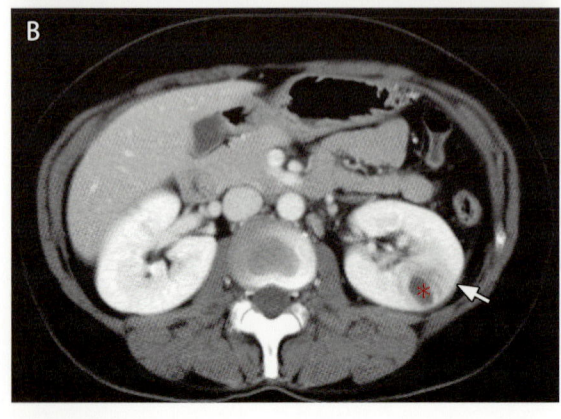

**図3 腎膿瘍**
A）単純CT，B）造影CT（腎実質相）
46歳，女性．発熱．単純CTでは左腎実質に低濃度域を認める（A＊）．造影CT腎実質相では造影されず液化（膿瘍化）していると考えられる（B＊）．周囲の腎実質は造影不良で血流低下が示唆される（B⇨）

## *2.* 見逃し注意！ 症例と画像診断のポイント

### ■ 見逃し注意症例1

#### 症例1

33歳，男性．主訴：腰痛，発熱．

糖尿病の加療中．体温40.8℃．WBC 9,700/μL，CRP 18.0 mg/dL．尿中白血球（＋／−）．

発熱の原因検索のため造影CTが撮影された．

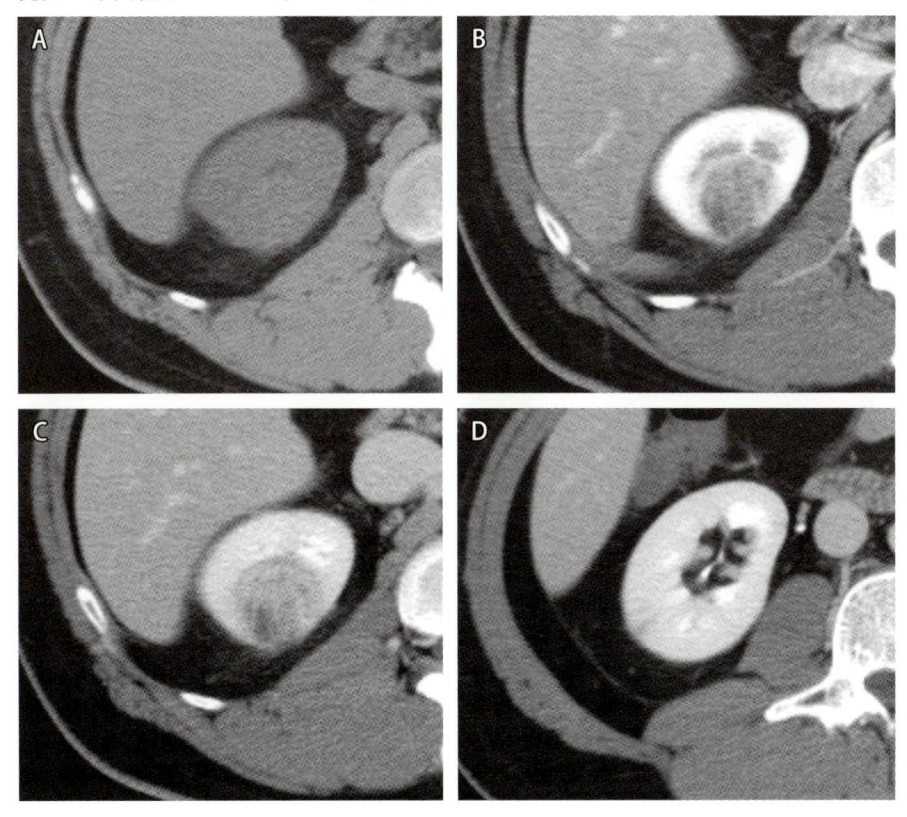

**図4　症例1：初診時のCT画像**
　　A）単純CT，B）造影CT（皮髄相），C，D）造影CT（腎実質相）

初診担当医の診断：右腎上極に乏血性腫瘤を認める．腎細胞癌と考える．
本当の診断は　　　：急性巣状細菌性腎炎（AFBN），腎膿瘍（軽度）

## ■ 見逃し注意症例 2

### 症例 2

58歳，男性．主訴：血尿．

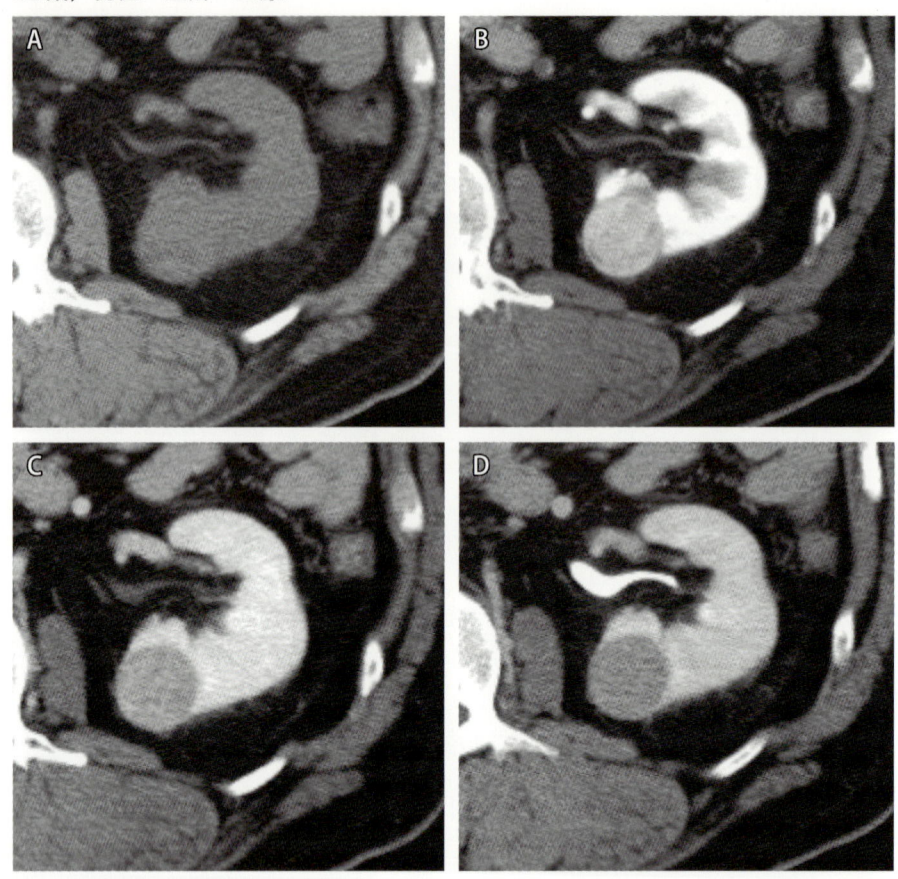

図5　症例2：初診時のCT画像
　　A）単純CT，B）造影CT（皮髄相），C）造影CT（腎実質相），D）造影CT（排泄相）

初診担当医の診断：左腎中極に多血性腫瘤を認める．腎細胞癌と考える．
本当の診断は　　：腎細胞癌（淡明細胞癌）．

## ■ どこを見逃しやすいのか？ 見逃さないためには？
### 〜CTでここまでわかる！（症例1，2）

　AFBNは腫瘤様形態を呈し，造影効果もあるため，腫瘍性病変と誤る可能性がある．2つの症例（症例1，2）を対比しながら，下記のポイントを読んでいただきたい．

**1）腎実質感染の一過程である**

　AFBNは腎盂腎炎→AFBN→腎膿瘍と進行する一過程であるため，腎盂腎炎や腎膿瘍の所見が混在していることが多い．また複数の腎葉に病変がみられることが多い．腫瘍との鑑別の一助となる所見である．

　症例1では軽度造影されAFBNと考えられる部分と，全く造影されず膿瘍と考えられる部分が混在している（図6 B，C）．また右腎中極に楔状造影不良域があり多発病変である（図6 D）．

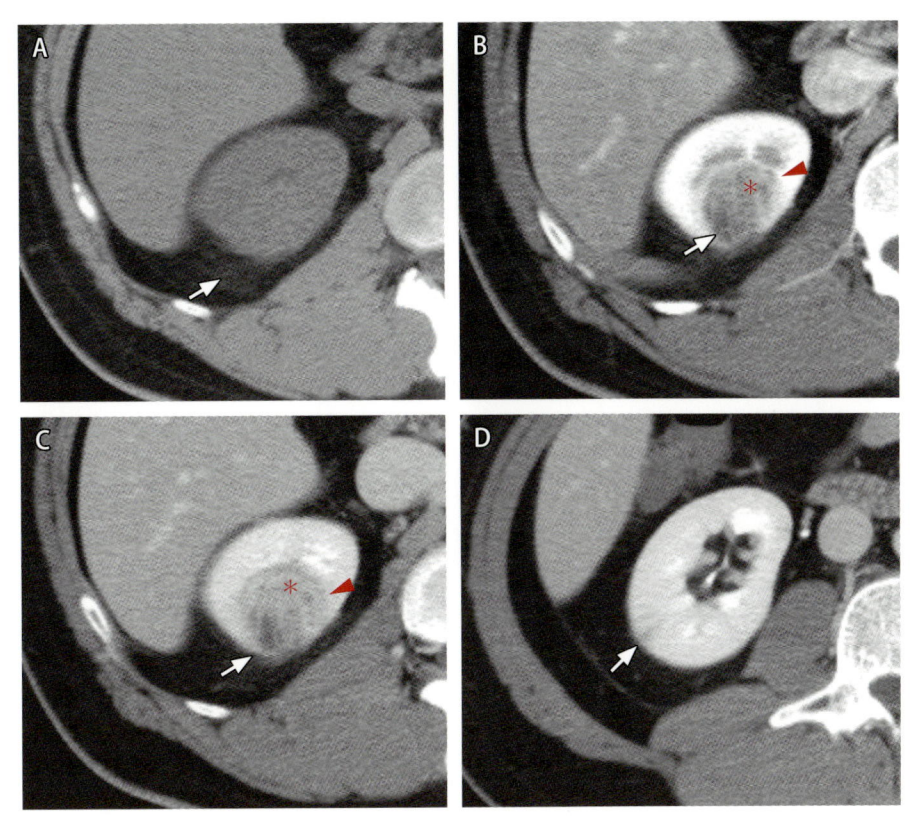

**図6　急性巣状腎盂腎炎（AFBN），腎膿瘍（図4再掲）**
A) 単純CT，B) 造影CT（皮髄相），C，D) 造影CT（腎実質相）
腎周囲脂肪織に濃度上昇を認める（A⇨）．右腎上極の病変内に造影効果が軽度造影される部分（B，C＊）と全く造影されない部分（B，C⇨）が混在している．病変部と腎実質の境界は不明瞭である（B，C▶）AFBNと微小膿瘍の混在が考えられる．
右腎中極の皮質に楔状の造影不良域（D⇨）がみられ，多発病変であることがわかる

## 2）占拠性効果（mass effect）が乏しい

　AFBNでは腎実質に炎症細胞浸潤が生じ，感染巣は炎症のため軽度腫大する．病変部が腎外に突出したり，周囲組織を変位したり，破壊することは稀である．
　一方，腫瘍は正常組織を圧排あるいは浸潤するように増大する．病変部が腎外に突出する（図7参照）．周囲組織が変位したり，破壊されたりする所見もみられる．

## 3）偽被膜がない

　AFBNでは病変辺縁で炎症細胞が浸潤するため，境界は不明瞭となる．一方，膨張性に発育する腎細胞癌は偽被膜を有し，境界明瞭である．CTでの検出率は30％と言われているが，有用な所見である．症例2では動脈相で腫瘍辺縁に線状低濃度がみられ，偽被膜と考えられる（図7B）．もちろん例外もあり，血管筋脂肪腫，浸潤性に発育するBellini管癌や悪性リンパ腫では偽被膜はみられない．また膿瘍は被膜を有することがある．偽被膜だけにとらわれずに，ほかの所見と総合して評価する必要がある．

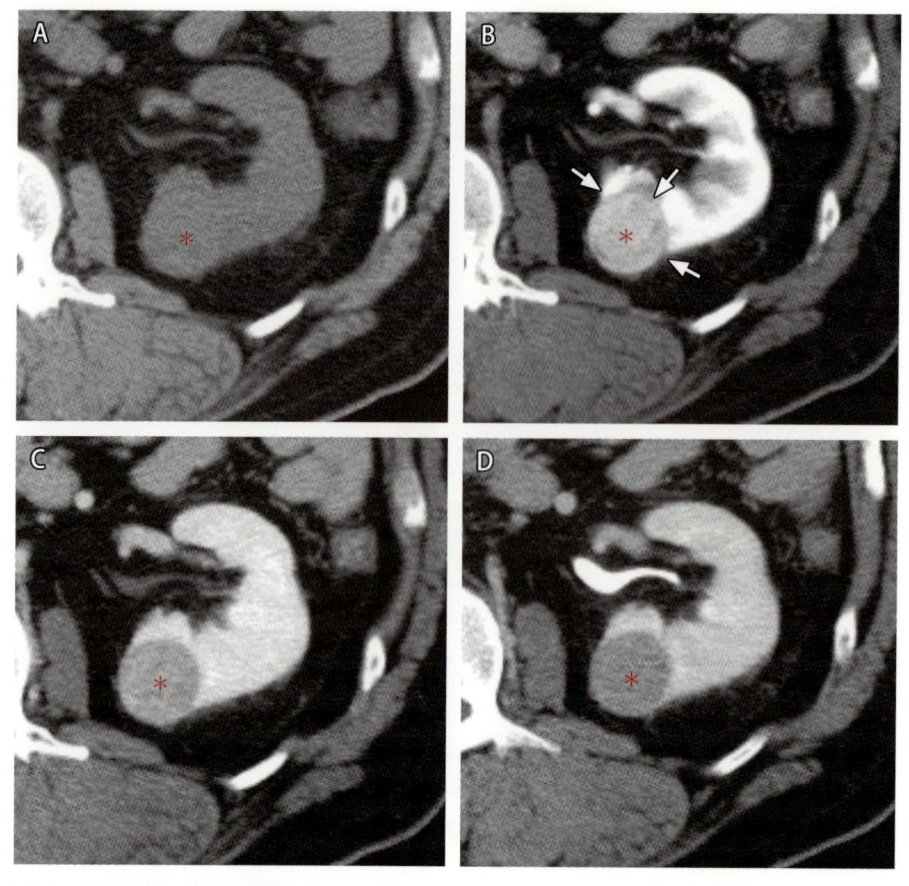

**図7 腎細胞癌（図5再掲）**
A）単純CT，B）造影CT（皮髄相），C）造影CT（腎実質相），D）造影CT（排泄相）．
58歳，男性．主訴は血尿．単純CTで左腎中極に約2cmの境界明瞭な腫瘤を認める（A＊）．皮髄相で最も強く造影され，腎実質相，排泄相で徐々に造影効果が減弱している（B，C，D＊）．腫瘤は腎外に膨隆している．正常腎実質の間には低濃度の偽被膜を認める（B⇨）

> ●**ここがピットフォール**
> 発熱，腹痛，腰背部痛といった臨床症状，尿検査は参考になる重要な情報であるが，例外もありうる．疼痛や発熱は腎癌の症状として知られているし，尿中に細菌や白血球がみられない腎感染症もある．臨床症状やほかの検査所見からの先入観に惑わされず，正確に画像を評価する必要がある．

## ■ 見逃し注意症例3

> **症例3**
> 
> 63歳，女性．主訴：右側腹部痛．
> 心房細動でワルファリンカリウム（ワーファリン）内服中．突然の右側腹部痛のため救急受診した．
> 発熱の原因検索のため造影CTが撮影された．

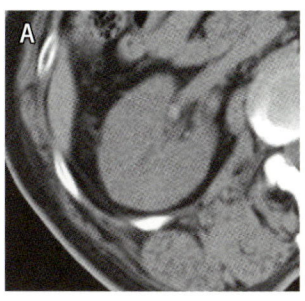

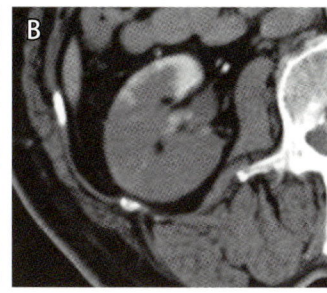

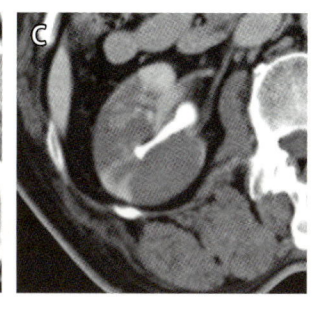

**図8　症例3：初診時のCT画像**
A) 単純CT，B) 造影CT（皮髄相），C) 造影CT（腎実質相）

> 初診担当医の診断：右腎輪郭の不明瞭化と腎実質の造影不良を認める．AFBNと考える．
> 本当の診断は　　　：腎梗塞．

## ■ どこを見逃しやすいのか？ 見逃さないためには？ ～CTでここまでわかる！（症例3）

### ●腎実質の造影範囲に注意！

　腎梗塞では腎実質の造影効果が完全に欠損し，病変範囲も広いことが多い．しかし，被膜に沿った造影効果が保たれることがあり，cortical rim signと呼ばれている（図9 B，C）．被膜動脈など側副路により血流が供給されるためである．腎梗塞の約50％に出現するが，腎静脈血栓症，急性尿細管壊死，腎膿瘍でもみられる．

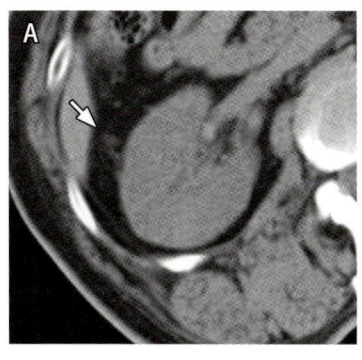

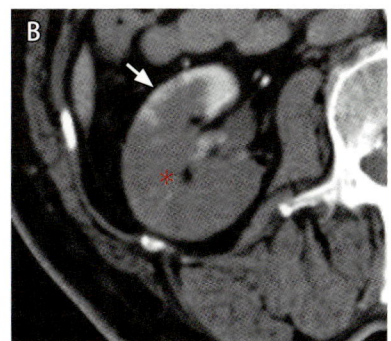

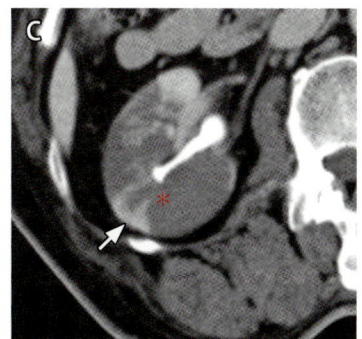

**図9　腎梗塞（図8再掲）**
A) 単純CT，B) 造影CT（皮髄相），C) 造影CT（腎実質相）．
62歳，女性．単純CTで右腎周囲脂肪織の濃度上昇を認める（A⇨）．造影後は広範な造影欠損域（B，C＊）がみられるが，被膜に沿って造影効果が保たれている（B，C⇨）．これをcortical rim signという

● **ここがピットフォール**
腎梗塞の原因の多くは心房細動による血栓塞栓，大動脈解離である．腎梗塞を診断した際には，心大血管を評価し，他臓器の梗塞を検索しなければならない．

● **誤診しないためのポイント**
・AFBNは腎盂腎炎→AFBN→腎膿瘍と進行する一過程で，それぞれの所見が混在する．
・AFBNでは強い占拠性効果，破壊性変化，偽被膜はみられない．
・1つの所見にとらわれず，先入観に惑わされない．

# Advanced Lecture

## ■ 急性腎盂腎炎とAFBN

　AFBNは，1979年にRosenfieldらにより，急性感染のため腎腫瘤を形成し，真の腫瘍性病変と鑑別を要する病態として報告された[3]．画像所見から定義された疾患概念であり，臨床症状，血液・尿検査で急性腎盂腎炎と区別することは困難である．

　AFBNが報告された時代にダイナミックCTは施行できなかった．そのため，ダイナミックCT各相での所見の定義が不明確である．本稿では，急性腎盂腎炎は腎実質相で正常に造影されると述べたが，楔状造影不良を急性腎盂腎炎，巣状造影不良をAFBNと分類する意見もある．また両者の所見が混在することも多く，クリアカットに分類できない．

　このように急性腎盂腎炎とAFBNの境界は不明確である．両者の治療方針が類似するため，疾患概念自体を急性腎盂腎炎に包括すべきとの意見もある[4]．腎実質感染症の一連のスペクトラムであり，AFBNの方がより重症であるという認識でよいかと考える．

## おわりに

　本稿ではAFBNと他疾患の鑑別点について述べた．しかしながら，救急医療の現場で，尿路感染症が疑われる患者すべてにCTを撮影することには異論がある．急性腎盂腎炎は患者背景および発熱，悪寒，背部痛などの症状から疑われ，肋骨脊柱角の叩打痛があること，白血球尿または膿尿があることから総合的に診断されるべきである．また，まず行われるべき画像モダリティは超音波検査であると思われる．

　画像診断において，AFBNは腫瘍との鑑別を要することがある．抗菌薬治療が可能なAFBNとドレナージが必要な場合がある腎膿瘍との鑑別も重要である．各疾患の病態およびCT所見を理解し，正しく診断していただきたい．

### 文献・参考文献

1）「ここまでわかる急性腹症のCT第2版」（荒木　力/著），pp.314-318，メディカル・サイエンス・インターナショナル，2009
　↑腎実質感染症のダイナミックCT所見が解説されている．

2）堀田昌利, 扇　和之：第3回急性腹症のCT読影をスキルアップ−腎臓の造影不良域から何を考える？−. レジデントノート, 12：2668-2672, 2011
　↑腎臓の造影不良域についてわかりやすく書かれている.
3）Rosenfield, A. T., et al.：Acute focal bacterial nephritis（acute lobar nephronia）. Radiology, 132：553-561, 1979
　↑はじめてAFBNの疾患概念を報告した論文.
4）松山　健ほか：ミニ特集　意見・異見　急性巣状性細菌性腎炎の検証. 小児科臨床, 1555-1588, 2006
　↑AFBNに肯定的, 批判的の両視点から議論されている.

### プロフィール

**井上明星（Akitoshi Inoue）**
滋賀医科大学放射線科
general radiologistをめざして, 放射線科医としての業務すべてに興味をもって臨んでいます. 臨床に役立つレポートを書けるように努力しています. 仕事を楽しむと言うと語弊がありますが, 興味をもつことが上達の一歩だと思います. 読者の皆さんにも, 画像診断に関心をもっていただければ幸いです.

第3章 腹部画像で見逃しやすい

# 18. 水腎症と間違いやすい腎盂病変

井上明星

### Point

- 拡張構造が尿路と連続すること，構造内が尿と等濃度であることを確認し，水腎症と診断する
- 水腎症と診断したら，拡張尿路を追跡して原因を同定する
- 造影CTで尿路病変を精査する際には，排泄相も撮影する

## はじめに

　水腎症とは尿路の通過障害により，腎盂，腎杯が拡張した状態を言う．救急では尿管結石により生じることが圧倒的に多いが，ほかの鑑別診断も忘れてはならない．尿路閉塞の主な機械的原因を示す（表）[1]．

　"parapelvic cyst"（傍腎盂囊胞），"peripelvic cyst"（腎盂周囲囊胞）は水腎症と類似する所見を呈することがある．また，単に腎外腎盂が大きいだけのこともある．これらの水腎症と類似する所見のほとんどは，治療を必要とせず，正確に水腎症と鑑別することが要求される．また腎盂癌も水腎症と間違いやすい像を呈するため，注意を要する．

　本稿ではCTでの水腎症の画像所見を提示し，水腎症と鑑別すべき病変について解説する．

表　尿路閉塞の主な機械的原因

|  | 尿管 | 膀胱出口 | 尿道 |
|---|---|---|---|
| 先天性 | 腎盂尿管（尿管膀胱）移行部狭窄，尿管瘤，下大静脈後尿管 | 膀胱頸部閉塞，尿管瘤 | 後部（前部）尿道弁，尿道狭窄，包茎 |
| 後天性 | 結石，感染症，悪性腫瘍，外傷，凝血塊，妊娠子宮，後腹膜線維症，大動脈瘤，子宮内膜症 | 結石，膀胱癌，前立腺肥大症，前立腺癌，脊髄疾患，抗コリン薬，α遮断薬 | 尿道狭窄，腫瘍，結石，外傷，包茎 |

文献1を参考に作成

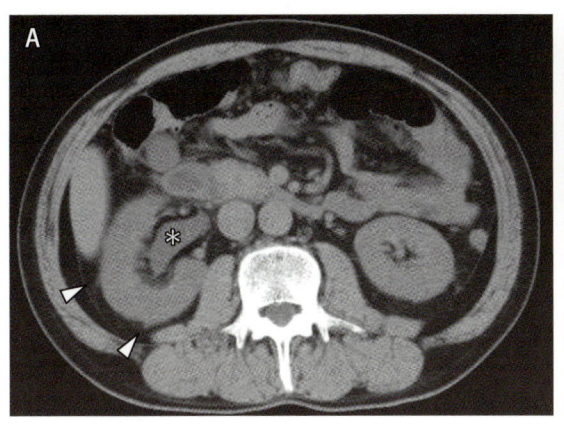

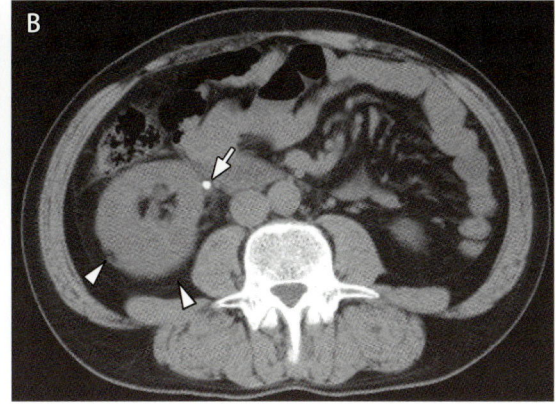

図1　尿管結石
A，B）単純CT．頭側からA，B．
48歳，男性．右側腹部痛．
右腎盂尿管に拡張を認める（A✱）．右腎輪郭に毛羽立ちがみられ，腎周囲脂肪織に軽微な濃度上昇がみられる（A，B▷）．
拡張した尿管を追うと結石を認める（B⇨）．右尿管結石による水腎症である

# 1. 水腎症の典型的な画像所見の特徴

　CTでは腎盂腎杯の拡張が認められ，通過障害部位よりも上流の尿管拡張も伴う．数スライスで判断するのではなく，拡張構造が尿路と連続していることを確認することが大切である．
　はじめに尿管結石の典型例を示す（図1）．尿管結石のCT診断では，尿管内の結石を直接見つけることが決め手となる．結石は尿管の生理的狭窄部である①腎盂尿管移行部，②腸骨動脈との交差部，③尿管遠位端に見つかることが多い．結石により尿の流れが鬱滞するため，水腎症を呈し，腎の輪郭は不明瞭化し，腎周囲脂肪織ではbridging septa（橋架様隔壁）が肥厚する．このような間接所見も尿管結石発見の契機になりえる．

### ●ここがピットフォール

尿管から膀胱内へ移動，あるいは，体外に排石された後にCTが撮影された場合，尿管内に結石が見つからない．CTでは膀胱や尿道内に結石がないかを確認する．もちろん，身体所見，検査所見から総合的に判断するべきであるが，排石された直後なら，水腎症，腎輪郭不明瞭化といった間接所見が残っているので参考になる．

　次に下大静脈後尿管の症例を示す（図2）．同様に水腎症を呈しているが，水腎症の程度は尿管結石と比べて高度である．また腎輪郭不明瞭化やbridging septaの肥厚はみられないが，腎実質に瘢痕が散見される．本疾患は先天奇形であり，慢性的な尿路通過障害をきたす．
　同じ水腎症でも経過の違いにより，腎盂拡張の程度や腎周囲の所見が異なる．尿管結石のように急性の水腎症では，腎盂腎杯の拡張は比較的軽度で腎周囲の所見が目立つ．時には尿路が破綻して尿溢流を生じることもある．一方，下大静脈後尿管のように慢性の水腎症では，腎盂腎杯の拡張は高度で，反復する感染のため腎実質に瘢痕がみられることがある．

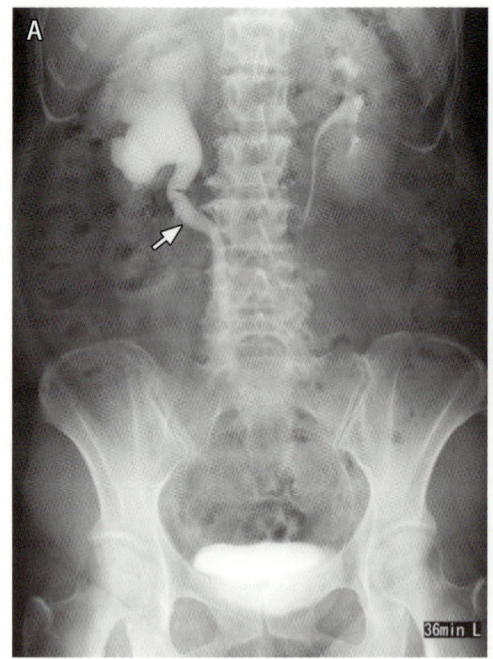

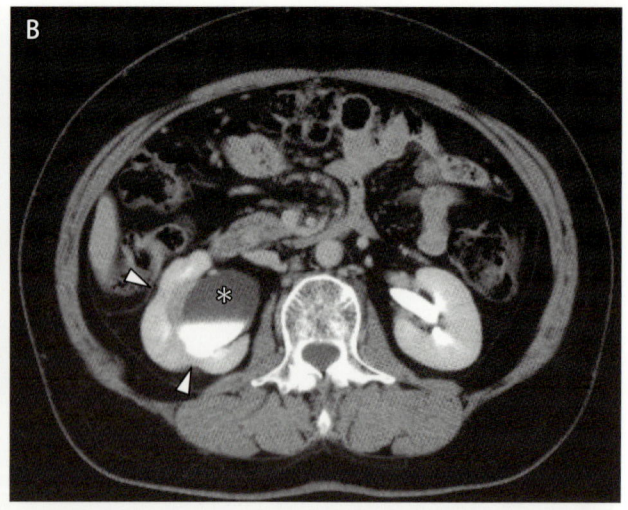

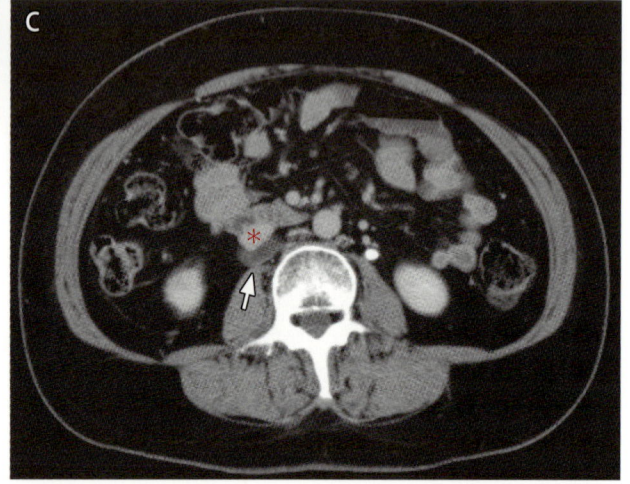

### 図2 下大静脈後尿管

A) DIP（36分後），B, C) 造影CT（排泄相），頭側からB, C.
56歳，女性．右背部痛．
右腎盂尿管は著明に拡張している（A）．右上部尿管は急峻に内側に走行している（A▷）．
右腎盂は著明に拡張している（B✲）．右腎皮質は菲薄化しており，くり返す尿路感染による瘢痕と考えられる（B▷）．右尿管（C▷）は下大静脈（C✲）の背側を走行している．
下大静脈後尿管による水腎症である．
DIP：drop infusion pyelography（点滴静注腎盂造影）

## 2. 見逃し注意！ 症例と画像診断のポイント

### ■ 見逃し注意症例1

#### 症例1

65歳，男性．主訴：両側腹部痛．
両側腹部に痛みを自覚した．両側肋骨脊柱角に叩打痛（CVA tenderness）を認める．尿検査で潜血陽性であった．

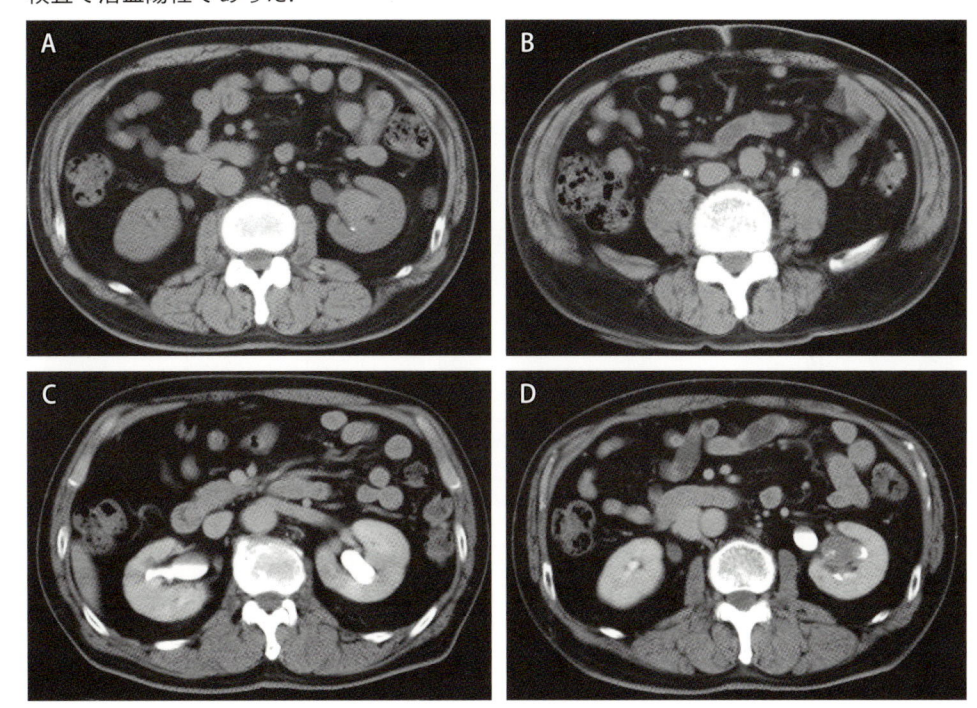

図3　症例1：初診時のCT画像
　　A，B）単純CT，C，D）造影CT（排泄相）．
　　A，D）腎下極レベル，B）臍レベル，C）腎中極レベル

初診担当医の診断：両側尿管結石と水腎症を認める．両側尿管結石．左腎結石．
本当の診断は　　：左腎盂癌．両側尿管結石．左腎結石．

### ■ どこを見逃しやすいのか？ 見逃さないためには？
### 〜CTでここまでわかる！（症例1）

拡張腎盂の一部の濃度がやや高いことに注意を払う必要がある．尿管結石があり，単なる水腎症と早合点してはならない．

#### 1）腎盂内の濃度に着目する

水腎症は尿が鬱滞して腎盂が拡張している状態である．よって，内容物は水に近い濃度を呈する．この症例では両側腎盂が拡張しており，尿管結石による水腎症と考えられる（図4 A〜C）．しかし，左腎盂の一部は高濃度であり，凝血塊や充実性腫瘍を考えるべきである（図4 A※）．造影CT排泄相（図4 D）では，左腎下極の腎盂は充実性腫瘍により占拠され拡張していることがわかる（図4 D※）．

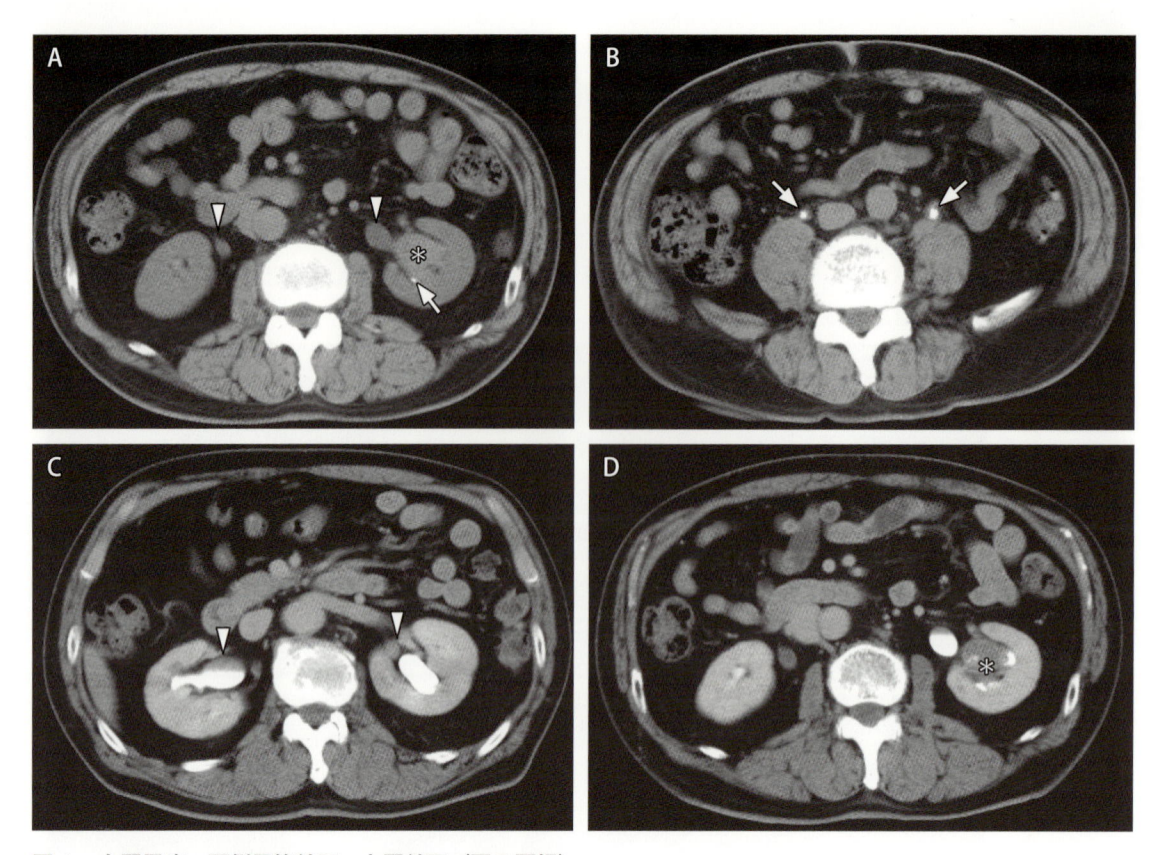

**図4　左腎盂癌，両側尿管結石，左腎結石（図3再掲）**
A）単純CT腎下極レベル，B）単純CT臍レベル，C）造影CT（排泄相）腎中極レベル，D）造影CT（排泄相）腎下極レベル．
両側腎盂尿管に拡張（A，C▷）があり，その尾側で両側尿管結石を認める（B⇨）．両側水腎症の原因は尿管結石と考えられる．なお左腎盂内にも結石を認める（A⇨）．左腎盂内は高濃度を呈している（A✳）．排泄相では高濃度域内を排泄された造影剤が通過している（D✳）．凝血塊や腫瘍が疑われる．精査の結果，左腎盂癌と診断された．

### 2）所見を1つ見つけて満足しない

本症例では，両側腹部痛，尿潜血陽性は両側尿管結石で説明しうる症状であるが，左腎盂癌が潜んでいた．1つの所見を見つけた時点で満足してしまい，ほかの所見を見逃してしまう現象が知られており，satisfaction of search と呼ばれている．上手く診断できたと思う症例ほど，改めて慎重に読影するべきである．

## ■ 見逃し注意症例2

### 症例2

63歳，男性．主訴：腰痛．
食道癌術後．尿検査で異常なし．

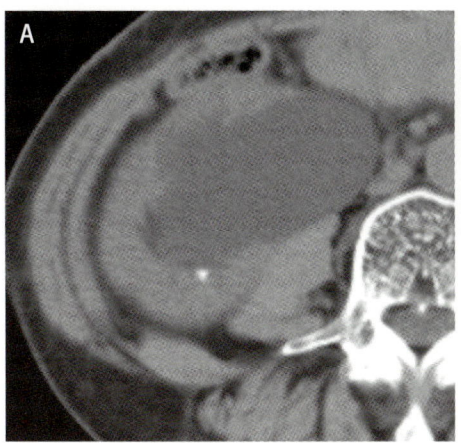

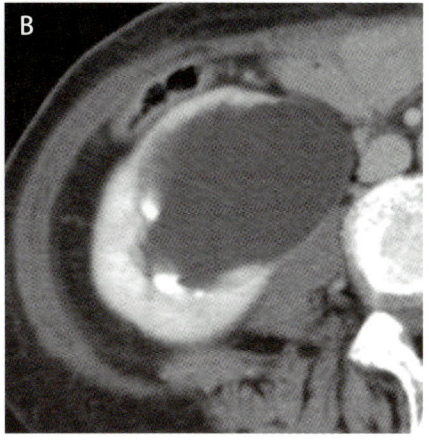

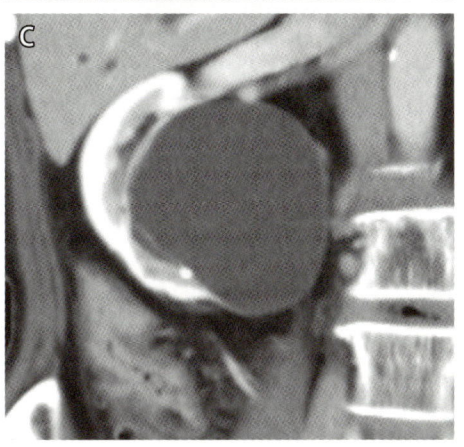

**図5 症例2：初診時のCT画像**
A）単純CT水平断，B）造影CT（排泄相）水平断，C）造影CT（皮髄相）冠状断像．
造影CT（排泄相）では尿管内に造影剤が排泄されているが，低濃度域内は造影されない．尿路と独立した構造であり，腎洞に突出した嚢胞（parapelvic cyst）と考えられる

初診担当医の診断：右水腎症．閉塞原因は不明．
本当の診断は　　：傍腎盂嚢胞（parapelvic cyst）

## ■ どこを見逃しやすいのか？ 見逃さないためには？
　～CTでここまでわかる！（症例2）

### 1）尿路全体をみる
　単純CT（図6A）では右腎洞には低濃度域を認める（図6A※）．右腎結石もみられる（図6A▷）．ただし，水腎症と考えるのは早計である．造影CT（排泄相）（図6B）で，この低濃度域内に造影剤が流入せず，尿路とは無関係であるとわかる．単純CTでも，丹念に尿管を追うと，尿路病変でないとわかることが多い．

### 2）閉塞原因を探す
　水腎症を疑った際には閉塞原因を探す．腎臓側から追いにくい場合は，膀胱側から追いかけてみる．この症例では閉塞原因はなかった．腰痛は変形性腰椎症が原因と考えられた．

### 3）発生部位を同定する
　造影CT冠状断像（図6C）で嚢胞との境界で腎実質が圧排され，菲薄化している（beak sign）（図6C▷）．腎実質から発生した嚢胞と考えられる．

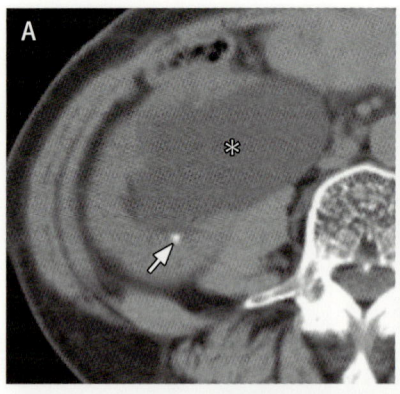

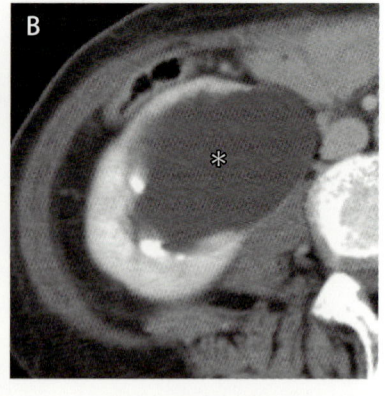

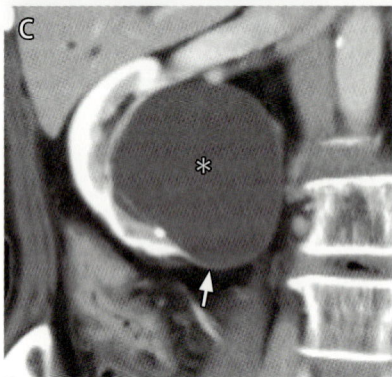

**図6 傍腎盂嚢胞（parapelvic cyst）（図5再掲）**
A）単純CT水平断像，B）造影CT（排泄相）水平断像，C）造影CT（動脈相）冠状断像．
右腎洞部の病変は単純CTで水濃度を呈している（A✱）．造影効果はみられず，嚢胞性病変と考えられる（B, C✱）．造影CT冠状断像で，右腎皮質は嚢胞性病変の境界で菲薄化しており，右腎由来と考えられる（beak sign：C⇨）．なお右腎結石が存在する（A⇨）．腎嚢胞が腎洞内に突出したparapelvic cystと考えられる．

## ■ 見逃し注意症例3

### 症例3

50歳，女性．主訴：特になし．
超音波検査で左腎に異常を指摘された．

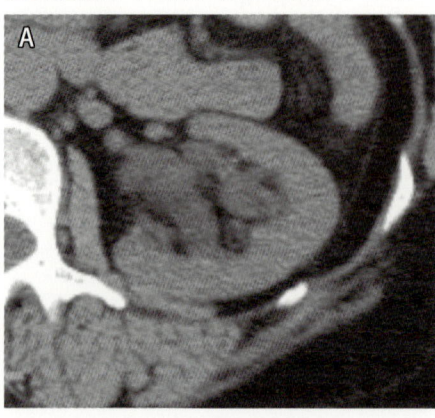

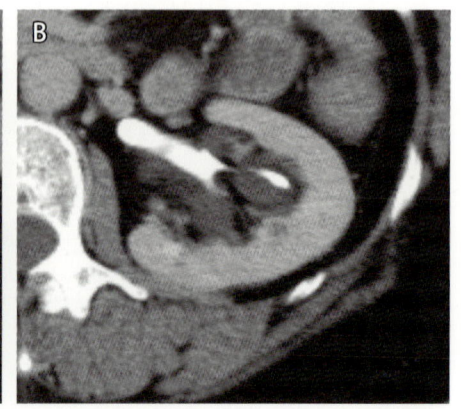

**図7 症例3：初診時のCT画像**
A）単純CT，B）造影CT（排泄相）

初診担当医の診断：左水腎症．閉塞原因は不明．
本当の診断は　　：腎盂周囲嚢胞（peripelvic cyst）

## ■ どこを見逃しやすいのか？ 見逃さないためには？
　～CTでここまでわかる！（症例3）

### ●単純CTで判断できないときは造影CTを検討する

　尿管を丹念に追うことで水腎症と鑑別できることが多いが，単純CTで判断できないときは，ヨード造影剤の禁忌事項がないことを確認し，造影CTの追加を考慮する．尿路評価を目的とした場合は，排泄相（造影剤投与後3〜5分後）を撮影すべきである．造影剤が流入するかを確認し，尿路との連続性を評価する必要がある．症例3の腎洞部の病変は水腎症と紛らわしい（図8A※）．造影CT（排泄相）では造影されず，尿路と無関係であることがわかる（図8B※）．

### ● "parapelvic cyst" と "peripelvic cyst"

両者が明確に区別されていない文献も散見される．厳密には，"parapelvic cyst"は腎洞へ突出した腎嚢胞を指し，単発で大きい傾向がある．"peripelvic cyst"は腎洞から発生する嚢胞性病変でリンパ管の拡張と考えられている．小さい嚢胞が多発し，時には両側性にみられることが特徴である[2, 3]．

　図9に水腎症，parapelvic cyst，peripelvic cystのシェーマを示す．水平断像で観察すると，紛らわしい像を呈することもある．

### ●見逃さないためのポイント
・拡張構造と尿路との連続性を確認する．
・発生部位を特定する．
・造影CT撮影では排泄相を撮影する．

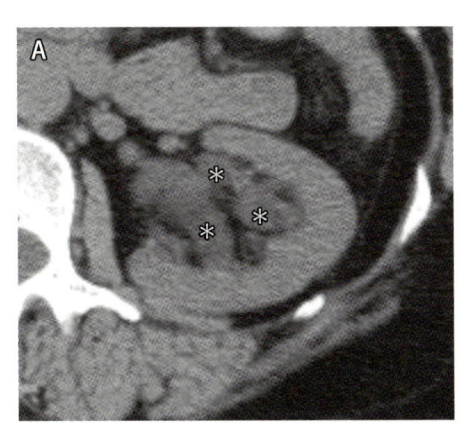

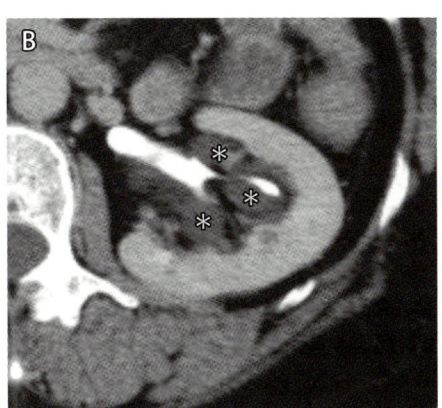

**図8　腎盂周囲嚢胞（peripelvic cyst）（図7再掲）**
A）単純CT，B）造影CT（排泄相）．
単純CTで左腎胴部に複数の水濃度を示す領域を認める（A※）．造影CT（排泄相）で造影されない（B※）．腎洞部から発生したperipelvic cystと考えられる

A　　　　　　　　　　B　　　　　　　　　　C

水腎症　　　　　　parapelvic cyst　　　　peripelvic cyst

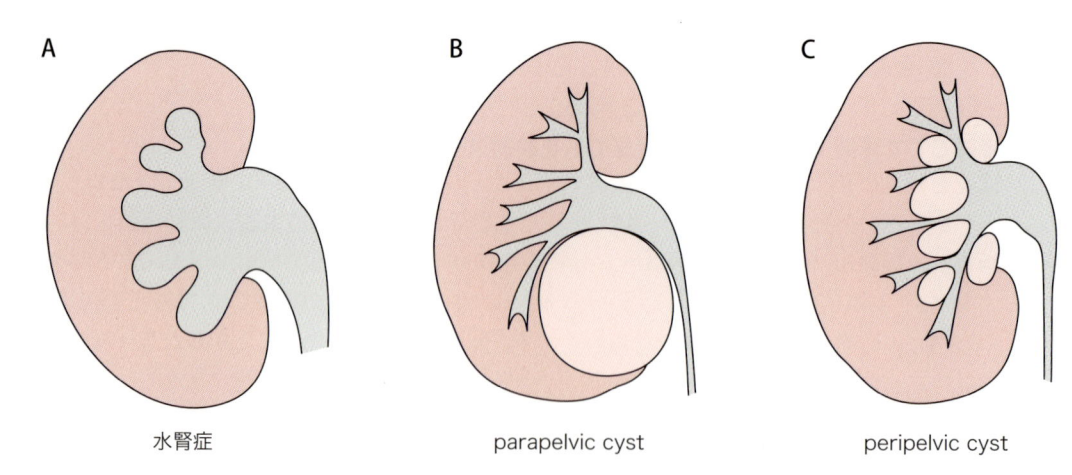

図9　水腎症，parapelvic cyst，peripelvic cystの違い

# Advanced Lecture

## ■ 腎臓のダイナミックCT

造影剤の急速静注開始から30～60秒後の皮髄相，90～130秒後の腎実質相，3～5分後の排泄相がある．尿路の評価を目的とした場合，排泄相を撮影する必要がある．

## ■ 妊娠による生理的水腎症

約90％の妊婦に水腎症がみられると言われている．右側に生じることが多い（80～90％）．大部分は無症状であるが，稀に腹痛を伴うことがある．ホルモンによる尿管拡張や妊娠子宮や拡張した卵巣静脈による尿管圧迫が原因として考えられている[4]．

## ■ 流れを読む

管腔臓器の拡張を認めた場合，下流の閉塞原因を疑い読影することを心がけるべきである．これは尿路に限らず，消化管，胆管，膵管，血管にも言えることである．小腸拡張では，拡張小腸を肛門側に追跡して閉塞原因を探すことが要求されるし，主膵管拡張では，膵癌の可能性を考えて診療を進めるべきである．

これは脳室の脳脊髄液や子宮の経血など液体の流れがある臓器にも応用できる．水頭症の原因が脳室内腫瘍であることや子宮留血症の原因が子宮頸癌であることは，時に経験する．

画像は時間軸の1点を撮影したものだが，画像所見が完成するまでの経緯を推測することも可能であり，画像診断の醍醐味と言える．

# おわりに

血尿と背部痛を主訴に救急外来に来院する患者の多くは尿管結石である．画像検査としては超音波検査がはじめに施行され，水腎症から尿管結石を疑われることもある．実際にCTを撮影す

ると水腎症ではなく，拡張した腎外腎盂やparapelvic cyst，peripelvic cystのことがある．本稿が水腎症の正しいCT診断の役に立てば幸いである．

### 文献・参考文献

1) Seifter, J, L., et al.（大野岩男/訳）：283 尿路閉塞症.「ハリソン内科学 第3版」（福井次矢，黒川　清/監修），1892-1894, メディカル・サイエンス・インターナショナル, 2013
   ↑言わずと知れた内科の教科書.
2) N, R. Dunnick., et al.：Chapter7 Renal cystic disease. Textbook of Uroradiology 5$^{th}$ edition, 121-125, Wolters Kluwer, 2012
   ↑腎尿路の画像診断について網羅的に記載されている洋書.
3) Rha, S. E., et al.：The renal sinus：pathologic spectrum and multimodality imaging approacn. Radiographics, 24：117-131, 2004
   ↑腎洞病変の画像診断について詳しく書かれている.
4) Spalluto, L. B., et al.：MR imaging evaluation of abdominal pregnancy: appendicitis and other nonobesteric cause. Radiographics, 32：317-334, 2012

### プロフィール

**井上明星（Akitoshi Inoue）**
滋賀医科大学放射線科
プロフィールは第3章-17参照.

# 索引 Index

## 欧文

### A～C

| | |
|---|---|
| acute focal bacterial nephritis | 194 |
| AFBN | 171, 194 |
| air-fluid level | 150 |
| beak sign | 209 |
| bridging septa | 194 |
| calcified embolus | 44 |
| caliber change | 107, 109, 110, 111 |
| closed loop | 111, 150 |
| closed loop obstruction | 106, 109, 184 |
| comb sign | 182 |
| cortical rim sign | 201 |
| CT検査 | 14 |

### D～G

| | |
|---|---|
| dirty fat sign | 109, 110 |
| early CT sign | 41 |
| edematous cholecystitis | 79 |
| eGFR | 21 |
| entry | 136 |
| FHCS | 65 |
| filling defect sign | 25 |
| Fitz-Hugh-Curtis syndrome | 65 |
| fogging effect | 47 |
| Gross分類 | 85 |

### H～N

| | |
|---|---|
| hemorrhagic transformation | 47 |
| HUS脳症 | 179 |
| hyperdense basilar artery sign | 46 |
| hyperdense MCA sign | 41 |
| hyperdense sign | 41 |
| Interventional Radiology | 20 |
| IVR | 20 |
| mass effect | 37, 199 |
| MCA dot sign | 42 |
| necrotizing cholecystitis | 79 |
| NOMI | 92 |

### O～R

| | |
|---|---|
| O-157 | 176, 178 |
| O-157腸炎 | 176 |
| parapelvic cyst | 204 |
| peripelvic cyst | 204 |
| phleboliths | 166 |
| pseudo SAH | 31 |
| PTGBA | 88 |
| PTGBD | 88 |
| RCVS | 30 |
| re-entry | 136 |
| reversible cerebral vasoconstriction syndrome | 30 |
| Richter型ヘルニア | 126 |
| rim sign | 169 |

### S～W

| | |
|---|---|
| SAM | 139 |
| small bowel feces sign | 184 |
| smaller SMV sign | 92 |
| SMA塞栓症 | 91, 92, 93 |
| superior mesenteric artery | 91 |
| suppurative cholecystitis | 79 |
| target sign | 107 |
| tear drop sign | 61 |
| tubo-ovarian abscess | 68 |
| whirl sign | 107 |
| white-eyed medial blowout fracture | 61 |

## 和文

### あ行

| | |
|---|---|
| 亜急性期脳梗塞 | 47 |
| ウインドウとレベル | 136 |
| 壊疽性胆嚢炎 | 76, 79 |

### か行

| | |
|---|---|
| 外ヘルニア | 117 |
| 可逆性脳血管攣縮症候群 | 30 |
| 拡張 | 71 |
| 下大静脈後尿管 | 205 |
| 活動性出血 | 146 |
| 化膿性胆嚢炎 | 76, 79 |
| 下部消化管穿孔 | 186 |
| 壁肥厚 | 71 |
| 眼窩内側壁骨折 | 58 |
| 眼窩壁骨折 | 58 |

| | | |
|---|---|---|
| 眼窩壁閉鎖型筋絞扼型骨折 | 61 | |
| 肝周囲炎 | 65 | |
| 冠状断 | 16 | |
| 眼底検査 | 56 | |
| 顔面外傷 | 58 | |
| 機械性イレウス | 127 | |
| 機械性小腸閉塞症 | 127 | |
| 機械性腸閉塞 | 106 | |
| 気腫性腎盂腎炎 | 188 | |
| 気腫性胆嚢炎 | 81 | |
| 偽胆石 | 82 | |
| 機能性イレウス | 127 | |
| 機能性腸閉塞 | 106 | |
| 偽被膜 | 199 | |
| 偽膜性腸炎 | 178 | |
| 救急疾患 | 19 | |
| 急性期脳梗塞 | 41 | |
| 急性硬膜下血腫 | 33, 52 | |
| 急性腎盂腎炎 | 194 | |
| 急性巣状細菌性腎炎 | 171, 194 | |
| 急性胆管炎 | 70, 74 | |
| 急性胆嚢炎 | 77 | |
| 橋架様隔壁 | 194 | |
| くも膜下出血 | 24 | |
| クラミジア感染 | 65 | |
| 経皮経肝胆嚢吸引穿刺法 | 88 | |
| 経皮経肝胆嚢ドレナージ | 88 | |
| 血性腹水 | 142, 150 | |
| 結石 | 71 | |
| 硬膜下血腫 | 33, 55 | |
| 硬膜下水腫 | 37 | |
| 絞扼性イレウス | 150 | |
| 絞扼性腸閉塞 | 105 | |
| 骨折 | 56 | |

## さ行

| | |
|---|---|
| 細菌性腸炎 | 176 |
| 再構成画像 | 136 |
| 撮影時間 | 15 |
| 撮影範囲 | 15 |
| 撮影プロトコル | 14 |
| 子宮外妊娠 | 149 |
| 子宮外妊娠中絶 | 152 |
| 矢状断 | 16 |
| 出血性梗塞 | 108 |
| 出血性脳梗塞 | 47 |
| 出血性変化 | 47 |
| 消化管穿孔 | 131, 182 |
| 上腸間膜動脈解離 | 135 |
| 上腸間膜動脈塞栓症 | 91 |
| 小腸穿孔 | 186 |
| 小児虐待 | 50 |
| 静脈石 | 166 |
| 腎盂癌 | 207 |
| 腎盂周囲嚢胞 | 204 |
| 腎機能低下症例 | 22 |
| 腎筋膜肥厚 | 194 |
| 腎結石 | 207 |
| 腎梗塞 | 201 |
| 腎細胞癌 | 198 |
| 腎周囲腔脂肪織の乱れ | 194 |
| 腎臓のダイナミックCT | 212 |
| 腎膿瘍 | 194 |
| 水腎症 | 204 |
| 推定糸球体濾過量 | 21 |
| 頭蓋内出血 | 50 |
| ステント留置 | 140 |
| 石灰化塞栓子 | 44 |
| 占拠性効果 | 199 |
| 造影CT | 19 |
| 造影タイミング | 16 |
| 造影プロトコル | 15, 16 |
| 総胆管結石症 | 70 |
| 装置の性能 | 14, 15 |

## た行

| | |
|---|---|
| 大腿ヘルニア | 117 |
| 胆嚢炎 | 76 |
| 胆嚢捻転症 | 84, 86 |
| 腸管虚血 | 135 |
| 腸管虚血全般に共通するCT所見 | 92 |
| 腸管出血性大腸菌O-157 | 176 |
| 腸管嚢状気腫症 | 120 |
| 腸管壁 | 130 |
| 腸管壁内ガス | 108 |
| 腸間膜血腫 | 150 |
| 腸閉塞 | 182 |
| 糖尿病 | 188 |
| 動脈内のフラップ | 136 |
| 動脈瘤形成・破裂 | 135 |

## な行

| | |
|---|---|
| ニコニコサイン | 25 |
| 尿管結石 | 205 |
| 尿路感染症 | 188 |
| 尿路結石 | 165 |
| 脳梗塞様所見 | 54 |
| 脳実質内血腫 | 53 |
| 脳実質内出血 | 52 |
| 脳底動脈閉塞症 | 46 |

## は行

| | |
|---|---|
| 肺野条件 | 190 |

白質裂傷·················· 54, 55
汎発性腹膜炎··············· 185
腹水······················· 142
浮腫性胆囊炎············ 76, 79
プロトコル··················· 14
閉鎖孔ヘルニア············· 117
傍腎盂囊胞················· 204

### ま行

麻痺性イレウス········ 127, 128

マルチスライスCT············ 14
慢性硬膜下血腫·············· 33
迷走神経反射················ 58
網膜出血···················· 56
門脈ガス··················· 108
門脈内ガス················· 119

### や行

揺さぶられっ子症候群········ 55
溶血性尿毒症症候群········· 179

ヨード造影剤················ 20

### ら行

卵巣茎捻転················· 154
卵巣出血··················· 149
卵巣膿瘍··················· 162
卵巣卵管膿瘍················ 68
輪状膵····················· 140

## 執筆者一覧

### ■編　集

| | |
|---|---|
| 早川克己 | 京都市立病院診療部 |

### ■執筆（掲載順）

| | |
|---|---|
| 尾関裕彦 | 京都市立病院放射線技術科 |
| 早川克己 | 京都市立病院診療部 |
| 立元将太 | 京都市立病院放射線診断科 |
| 赤澤健太郎 | 京都府立医科大学放射線診断治療学 |
| 山内哲司 | 京都市立病院放射線診断科 |
| 谷掛雅人 | 京都市立病院放射線診断科 |
| 井本勝治 | 公立甲賀病院放射線科 |
| 伊藤誠明 | 京都第一赤十字病院放射線診断科 |
| 増井浩二 | 京都府立医科大学放射線科 |
| 越野幸子 | 京都第一赤十字病院放射線診断科 |
| 森下博之 | 京都第一赤十字病院放射線診断科 |
| 小林清和 | 京都ルネス病院放射線科 |
| 下山恵司 | 京都ルネス病院放射線科 |
| 大田信一 | 滋賀医科大学放射線医学講座 |
| 加藤彩子 | 京都市立病院放射線診断科 |
| 三品淳資 | 宇治徳洲会病院放射線科 |
| 佐藤滋高 | 市立長浜病院放射線科（診断部門） |
| 井上明星 | 滋賀医科大学放射線科 |
| 古川　顕 | 首都大学東京健康福祉学部放射線学科 |

## 編者プロフィール

### 早川克己（Katsumi Hayakawa）

| | |
|---|---|
| 1974年3月 | 京都大学医学部 卒業 |
| 1982～1984年 | アメリカ合衆国 ロチェスター大学留学 造影剤研究 |
| 1984～1987年 | 福井医科大学医学部附属病院放射線科講師 |
| 1987～2012年 | 京都市立病院放射線科部長 |
| 2012年10月～ | 京都市立病院診療部長，現在に至る |

［学会・資格］
第1種放射線取扱主任者
放射線科診断専門医
日本医学放射線学会
日本神経放射線学会
日本血管造影・IVR学会
日本小児神経学会など

放射線診断学全般ができる general radiologist をめざしてきた．なんでも読める，できる放射線科専門医が目標であるが，実際にはまだ目標の達成にはほど遠い．特に興味をもってやってきたことは，①ヨード造影剤の基礎的な研究，②急性腹症を中心とする救急画像診断，③脳性麻痺や新生児の脳の発達，未熟児の脳損傷などを中心とした小児神経放射線診断学，などがあるが，それ以外に，研修医教育や放射線科若手教育にも，熱心に取り組んできた．2014年3月にて定年を迎える．その後は，好きな小説などをゆっくりと読みたいと考えている．

---

レジデントノート Vol.15 No.17（増刊）

# 見逃さない！救急CTの読み方
### 急性腹症や頭部疾患などで誰もが悩む症例から学ぶ

編集／早川克己

---

# レジデントノート

2014年2月10日発行〔第15巻 第17号（増刊）〕
2016年5月10日第2刷発行

Vol.15 No.17（増刊） 2014〔通巻183号〕

ISBN978-4-7581-0562-0

定価（本体4,500円＋税）（送料実費別途）

発行人　一戸裕子

発行所　株式会社 羊土社
〒101-0052
東京都千代田区神田小川町2-5-1
TEL 03（5282）1211
FAX 03（5282）1212
E-mail eigyo@yodosha.co.jp
URL www.yodosha.co.jp/

装幀　野崎一人
印刷所　広研印刷株式会社
広告申込　羊土社営業部までお問い合わせ下さい．

© YODOSHA CO., LTD. 2014
Printed in Japan
郵便振替 00130-3-38674

本誌に掲載する著作物の複製権・上映権・譲渡権・公衆送信権（送信可能化権を含む）は（株）羊土社が保有します．
本誌を無断で複製する行為（コピー，スキャン，デジタルデータ化など）は，著作権法上での限られた例外（「私的使用のための複製」など）を除き禁じられています．研究活動，診療を含み業務上使用する目的で上記の行為を行うことは大学，病院，企業などにおける内部的な利用であっても，私的使用には該当せず，違法です．また私的使用のためであっても，代行業者等の第三者に依頼して上記の行為を行うことは違法となります．

JCOPY＜（社）出版者著作権管理機構 委託出版物＞
本誌の無断複写は著作権法上での例外を除き禁じられています．複写される場合は，そのつど事前に，（社）出版者著作権管理機構（TEL 03-3513-6969，FAX 03-3513-6979，e-mail : info@jcopy.or.jp）の許諾を得てください．

# 羊土社のおすすめ書籍

## ERでの非典型症状にだまされない！救急疾患の目利き術

寺沢秀一／監，安藤裕貴／編

救急専門医ですら時に診断が難しい非典型症状の患者さん，本書では同一疾患のさまざまな非典型例をとりあげ，重篤な疾患を見逃さないための"目利き"のポイントを解説します．救急に携わるすべての医師必携！

- 定価（本体 4,200円＋税）
- B5判　215頁
- ISBN 978-4-7581-1746-3

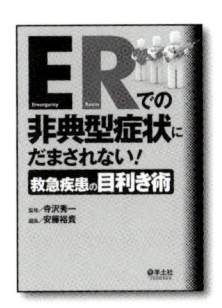

## M&Mで改善する！ICUの重症患者管理

何が起きたか？なぜ起きたか？今後どうすべきか？同じエラーをくり返さないために

讃井將満／編

重大事例検討会"M&Mカンファレンス"を誌上に再現！ICUで出会う重大なトラブルを網羅し，原因の究明と再発防止，適切な治療・管理のポイントが身につきます．また，M&Mの概要，進め方，導入法も学べます．

- 定価（本体 4,300円＋税）
- B5判　181頁
- ISBN 978-4-7581-1744-9

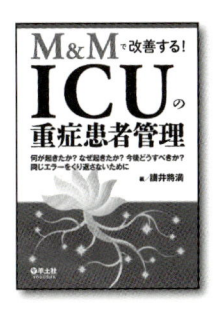

## Surviving ICUシリーズ　ARDSの治療戦略

「知りたい」に答える、現場の知恵とエビデンス

志馬伸朗／編

ARDSにどう対応すべきか？ 新しい診断基準や，鑑別のしかた，人工呼吸管理や薬物治療まで，エキスパートの経験とエビデンスをふまえて，とことん丁寧に解説．意見のわかれる問題は，pro-conをあげた解説ですっきり理解できます．

- 定価（本体 4,600円＋税）
- B5判　238頁
- ISBN 978-4-7581-1200-0

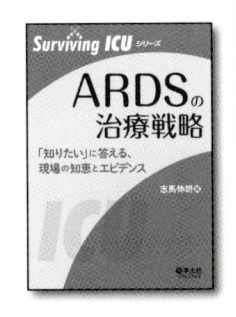

## 必ず診療に役立つスポーツ傷害の画像診断

スポーツ傷害ならではの診断・撮影の基本と読影のポイント、治療方針の考え方と患者への上手な説明

帖佐悦男／編

スポーツ傷害の画像診断に強くなる！野球やラグビーなど，多様なスポーツによる全身の疾患画像が満載で，読影のコツとポイントがよくわかる！治療方針の考え方や，復帰を見据えた患者説明の要点も簡潔に解説！

- 定価（本体 6,300円＋税）
- B5判　253頁
- ISBN 978-4-7581-1176-8

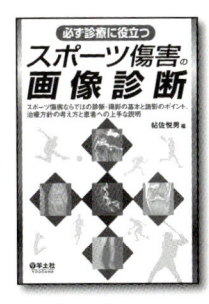

---

発行　羊土社 YODOSHA　〒101-0052　東京都千代田区神田小川町2-5-1　TEL 03(5282)1211　FAX 03(5282)1212
E-mail：eigyo@yodosha.co.jp
URL：http://www.yodosha.co.jp/
ご注文は最寄りの書店，または小社営業部まで

## 羊土社のおすすめ書籍

### どう診る？どう治す？
### 皮膚診療はじめの一歩
すぐに使える皮膚診療のコツとスキル

宇原 久／著

誰も教えてくれなかった皮膚診療の基本スキルをやさしくマスターできる入門書．問診，視診，触診から検査・処置のポイントなど，上手に診るコツを写真を多用して丁寧に解説．すべての診療科の方にオススメ！

- 定価（本体 3,800円＋税）
- A5判　262頁
- ISBN 978-4-7581-1745-6

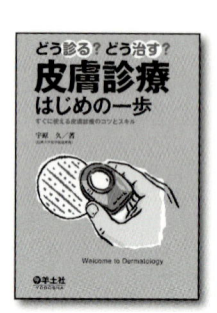

### 本当にわかる
### 精神科の薬はじめの一歩
疾患ごとの具体的な処方例で，薬物療法の考え方とコツ，治療経過に応じた対応が身につく！

稲田 健／編

プライマリケア医のために，向精神薬の使い方を必要なポイントに絞ってやさしく解説！薬の特徴や使い分けはもちろん，疾患別の処方例で，薬のさじ加減や副作用への対処など，状況に応じた実践的な対応が身につく！

- 定価（本体 3,200円＋税）
- A5判　223頁
- ISBN 978-4-7581-1742-5

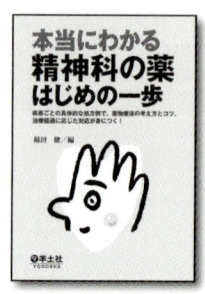

### 診断に自信がつく
### 検査値の読み方教えます！
異常値に惑わされない病態生理と検査特性の理解

野口善令／編

異常値は何を意味しているのか，どう解釈するのか，代表的な検査を病態生理から解説し，診断に結びつける考え方を伝授！豊富なイラストやフローチャートでイメージしやすく，診断までの流れを示した症例も充実！

- 定価（本体 3,600円＋税）
- A5判　318頁
- ISBN 978-4-7581-1743-2

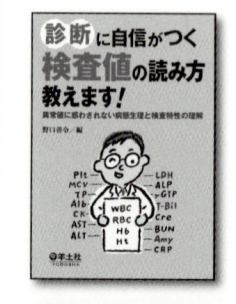

### 人工呼吸に活かす！
### 呼吸生理がわかる、好きになる
臨床現場でのモヤモヤも解決！

田中竜馬／著

「呼吸生理はイマイチわからない」「臨床で必要なの？」という方，必携！症状・病態と結びつけながら，呼吸管理に必須の考え方をやさしく解説，症状や人工呼吸器設定の本当の意味がわかる！Case Studyで実践力もアップ

- 定価（本体 3,300円＋税）
- A5判　287頁
- ISBN 978-4-7581-1734-0

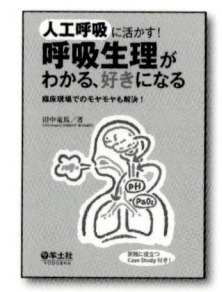

発行　羊土社 YODOSHA
〒101-0052　東京都千代田区神田小川町2-5-1　TEL 03(5282)1211　FAX 03(5282)1212
E-mail：eigyo@yodosha.co.jp
URL：http://www.yodosha.co.jp/
ご注文は最寄りの書店，または小社営業部まで

# 羊土社のおすすめ書籍

## 本当に使える！抗菌薬の選び方・使い方ハンドブック

具体的な処方例から代替薬、フォローアップ、効果がなかった場合の対応まで

戸塚恭一／編

薬剤ごとの解説に加え、病原微生物・感染部位別に抗菌薬の選び方と使い方が探せる！すぐに役立つ具体的な処方例や、代替薬、フォローアップ、効果がないときの対応など、知りたいことがハンディサイズで一目瞭然！

- 定価（本体3,800円＋税）
- B6変形判　388頁
- ISBN978-4-7581-1740-1

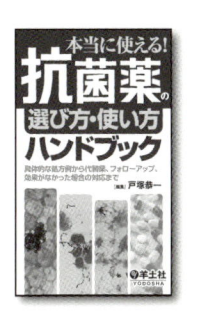

## あらゆる診療科で役立つ皮膚科の薬 症状からの治療パターン60

これだけは知っておきたい！

梅林芳弘／著

あらゆる診療科でよく出会う60の皮膚症例を厳選し、症状ごとの治療パターンを伝授！診断のポイントとなるキーワードを導き出し、診断につなげるワザも紹介。落とし穴、専門医への紹介など、すぐ役立つコツが満載！

- 定価（本体3,800円＋税）
- A5判　158頁
- ISBN978-4-7581-1741-8

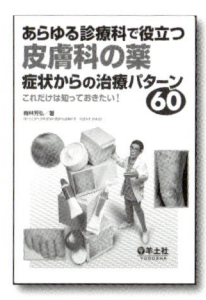

## レジデントノート別冊 できる！見える！活かす！グラム染色からの感染症診断

検体採取・染色・観察の基本とケースで身につく診断力

田里大輔，藤田次郎／著

感染症診断に必須のグラム染色がまるごとわかる、医師のための入門実践書！豊富な写真とイラストで分類をわかりやすく整理！検体の取扱い・染色法から各感染症の診断の実際まで基本からひと通り学べる！

- 定価（本体3,300円＋税）
- B5判　151頁
- ISBN978-4-7581-1739-5

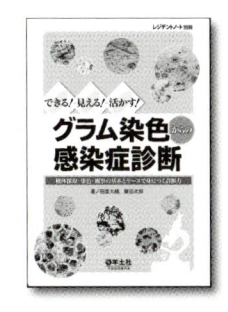

## 血液浄化療法に強くなる

やさしくわかる急性期の腎代替療法・アフェレシスの基本から、ケースで学ぶ状況・疾患別の実践的対応まで

木村健二郎，安田 隆／監
柴垣有吾，櫻田 勉
聖マリアンナ医科大学病院腎臓・高血圧内科／編

血液浄化療法の初学者にオススメの入門書！腎代替療法・アフェレシスの基本から透析導入・施行時のトラブル対応、疾患ごとのアフェレシスの使い分けまで、簡潔な解説と、研修医＆指導医の対話形式で楽しく学べる！

- 定価（本体4,700円＋税）
- B5判　271頁
- ISBN978-4-7581-1738-8

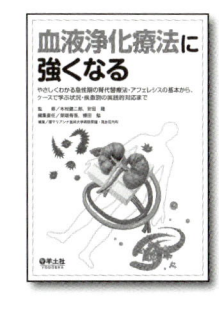

---

発行 羊土社 YODOSHA
〒101-0052　東京都千代田区神田小川町2-5-1　TEL 03(5282)1211　FAX 03(5282)1212
E-mail：eigyo@yodosha.co.jp
URL：http://www.yodosha.co.jp/

ご注文は最寄りの書店、または小社営業部まで

## レジデントノート別冊

# 救急・ERノート ⑨

## 犯人は誰だ！急性中毒を推理・解決する

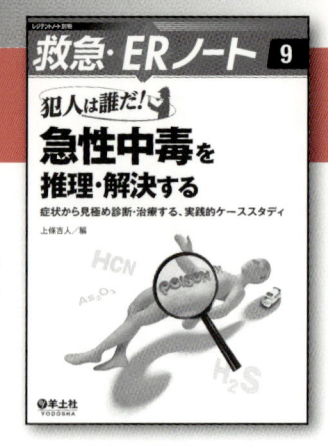

症状から見極め診断・治療する、実践的ケーススタディ

編集／上條吉人

□ 定価（本体5,400円＋税）　□ B5判　□ 229頁　□ ISBN978-4-7581-1349-6

❖ 急性中毒の原因薬毒物を見抜く洞察力が自分のものになる！中毒物質の推定・特定から治療まで，多彩な知識とスキルが身につく実践書！

❖ ケーススタディで中毒診療の専門家の頭の中を覗いて，あらゆる中毒に対処できる思考プロセスを身につけよう！

### シリーズ好評既刊

**1 もう怖くないめまいの診かた、帰し方**
致死的疾患の見逃しを防ぎ、一歩進んだ診断と治療を行うために
編／箕輪良行
□ 定価（本体4,500円＋税）　□ B5判　□ 262頁　□ ISBN978-4-7581-1341-0

**2 ショック—実践的な診断と治療**
ケースで身につける実践力とPros & Cons
編／松田直之
□ 定価（本体4,500円＋税）　□ B5判　□ 244頁　□ ISBN978-4-7581-1342-7

**3 症例から学ぶERの輸液**
—まず何を選び、どう変更するか
編／三宅康史
□ 定価（本体4,600円＋税）　□ B5判　□ 261頁　□ ISBN978-4-7581-1343-4

**4 胸背部痛を極める**—あらゆる原因を知り、対処する
ケースで身につく専門医の実践的アドバンストスキル
編／森脇龍太郎，石川康朗
□ 定価（本体4,600円＋税）　□ B5判　□ 260頁　□ ISBN978-4-7581-1344-1

**5 まずい！から始める意識障害の初期診療**
ケーススタディとコーマ・ルールで系統的な診療を身につける
編／堤　晴彦，輿水健治，中田一之
□ 定価（本体4,700円＋税）　□ B5判　□ 276頁　□ ISBN978-4-7581-1345-8

**6 症候と疾患から迫る！ERの感染症診療**
疑い、探し、組み立てる実践的な思考プロセス
編／大野博司
□ 定価（本体5,500円＋税）　□ B5判　□ 364頁　□ ISBN978-4-7581-1346-5

**7 直伝！救急手技プラチナ テクニック**
手技はもちろん，合併症や施行後に考えることなど，次の一手まで見据えた王道アプローチを伝授
編／太田祥一
□ 定価（本体4,900円＋税）　□ B5判　□ 301頁　□ ISBN978-4-7581-1347-2

**8 あの手この手で攻める！腹痛の診断戦略**
解剖学的アプローチから落とし穴回避のワザまで
編／林　寛之
□ 定価（本体4,700円＋税）　□ B5判　□ 277頁　□ ISBN978-4-7581-1348-9

発行　羊土社 YODOSHA　〒101-0052 東京都千代田区神田小川町2-5-1　TEL 03(5282)1211　FAX 03(5282)1212
E-mail：eigyo@yodosha.co.jp
URL：http://www.yodosha.co.jp/

ご注文は最寄りの書店，または小社営業部まで

プライマリケアと救急を中心とした総合誌

# レジデントノート

**年間定期購読料**（送料サービス）
- 月刊のみ　12冊
  定価（本体24,000円＋税）
- 月刊＋増刊
  増刊を含む定期購読は羊土社営業部までお問い合わせ
  いただくか、ホームページをご覧ください。
  URL：http://www.yodosha.co.jp/rnote/

## 月刊
毎月1日発行　B5判　定価（本体2,000円＋税）

### 初期研修医から指導医まで日常診療を徹底サポート！

現場に出てすぐに使える日常診療の基本から
一歩進んだ最近のエビデンス，進路情報まで
かゆいところに手が届く！

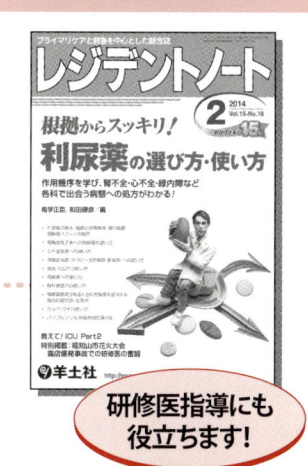

研修医指導にも役立ちます！

## 増刊 レジデントノート
1つのテーマをより広くより深く

□ 年6冊発行　　□ B5判

---

レジデントノート Vol.15 No.14 増刊（2013年11月発行）

### 意外と知らない!?
### 日常治療薬の基本と新常識

編集／仲里信彦　　定価（本体4,500円＋税）　● 今までよりも，さらに良い処方がある！

---

レジデントノート Vol.15 No.11 増刊（2013年9月発行）

### 担当医が絶対知っておきたい がん診療のキホン

がん患者の診かた・支え方，化学療法の副作用対策や緩和医療，
緊急事態への対応がわかる！

編集／勝俣範之　　定価（本体4,500円＋税）　● 実践的な対応，考え方が身に付く！

---

レジデントノート Vol.15 No.8 増刊（2013年7月発行）

### 消化器診療の疑問、これで納得!

外来・病棟・当直での初期対応や鑑別診断から検査・画像・薬物治療まで，
よくある悩みに答えます

編集／花田敬士　　定価（本体4,500円＋税）　● 必ず抱く疑問や悩み事を解決！

---

発行　**羊土社 YODOSHA**　〒101-0052　東京都千代田区神田小川町2-5-1　TEL 03(5282)1211　FAX 03(5282)1212
E-mail：eigyo@yodosha.co.jp
URL：http://www.yodosha.co.jp/

ご注文は最寄りの書店、または小社営業部まで

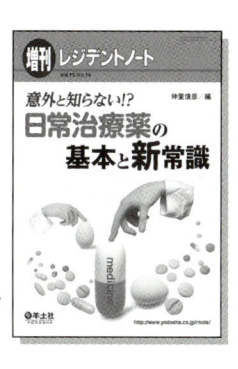

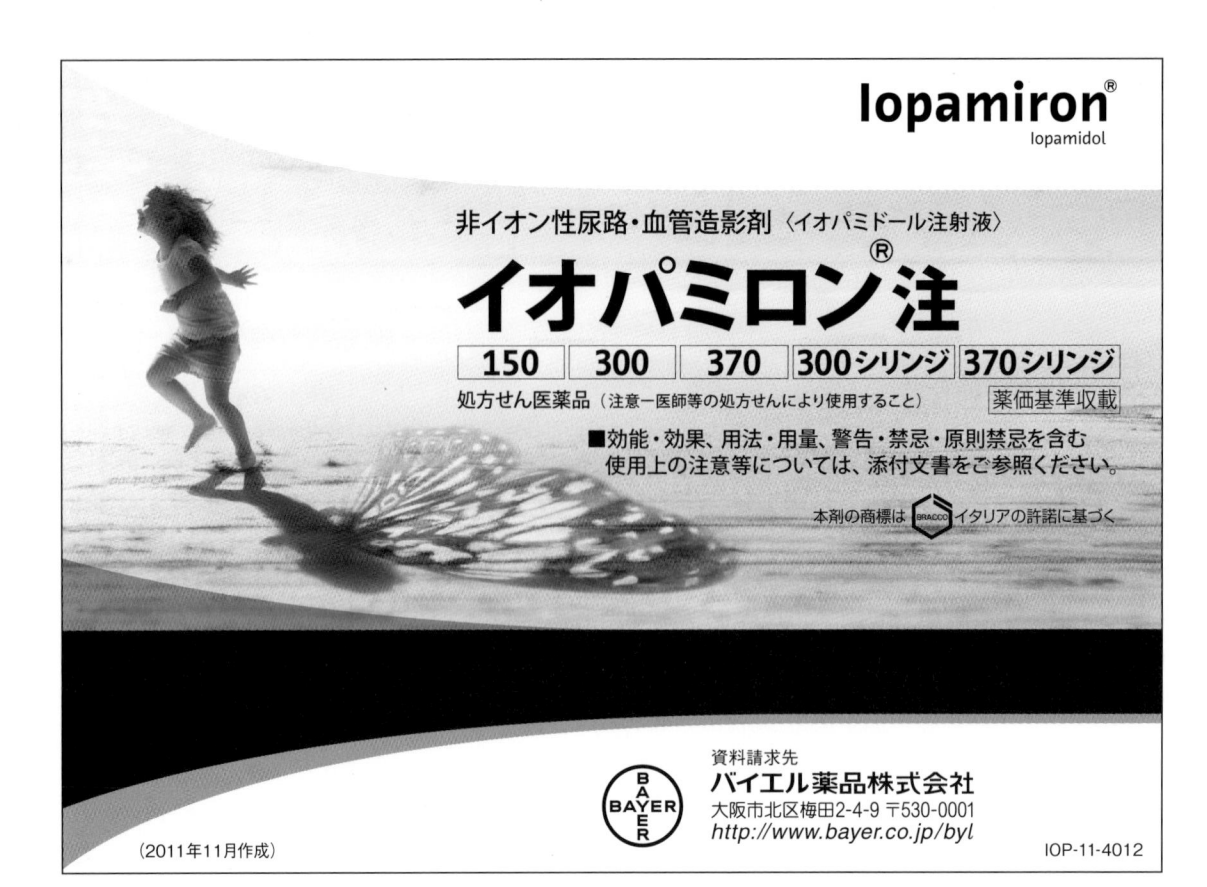

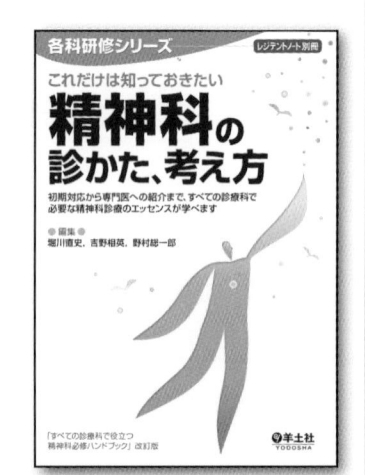